全国高等卫生职业教育创新型人才培养"十三五"规划教材

供医学美容技术等专业使用

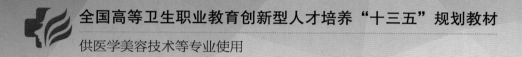

美容外科学概论

主　编　赵自然　武　燕

副主编　周　羽　许莲姬　盛冠麟

编　者　（以姓氏笔画为序）

王　波　沧州医学高等专科学校

兰珊珊　吉林大学白求恩第一医院

许莲姬　首都医科大学附属北京同仁医院

张可佳　吉林大学白求恩第一医院

武　燕　安徽中医药高等专科学校

周　羽　盐城卫生职业技术学院

周丽艳　江西医学高等专科学校

郑春梅　吉林大学白求恩第一医院

赵自然　吉林大学白求恩第一医院

胡劲松　大连医科大学

盛冠麟　鄂州职业大学

董　雪　吉林大学白求恩第一医院

华中科技大学出版社
http://www.hustp.com
中国·武汉

内 容 简 介

本书是全国高等卫生职业教育创新型人才培养"十三五"规划教材。

本书共十六章,主要内容包括绪论、美容外科基本知识和基本技术、美容手术的麻醉、常用面部美容手术、面部年轻化美容术、乳房手术、吸脂术及脂肪注射术等。全书内容删繁就简,突出实用性,力求符合教育教学规律和学生的认知规律。

本书可供高职高专医学美容技术等专业使用,也可作为医学美容医师的参考书。

图书在版编目(CIP)数据

美容外科学概论/赵自然,武燕主编. —武汉:华中科技大学出版社,2017.1(2024.8 重印)
全国高等卫生职业教育创新型人才培养"十三五"规划教材. 医学美容技术专业
ISBN 978-7-5680-2520-1

Ⅰ.①美⋯　Ⅱ.①赵⋯　②武⋯　Ⅲ.①美容术-高等职业教育-教材　Ⅳ.①R622

中国版本图书馆 CIP 数据核字(2017)第 001321 号

美容外科学概论　　　　　　　　　　　　　　　　　　　赵自然　武　燕　主编
Meirong Waikexue Gailun

策划编辑:居　颖
责任编辑:罗　伟　余　琼
封面设计:原色设计
责任校对:何　欢
责任监印:周治超
出版发行:华中科技大学出版社(中国·武汉)　　　电话:(027)81321913
　　　　　武汉市东湖新技术开发区华工科技园　　　邮编:430223
录　　排:华中科技大学惠友文印中心
印　　刷:湖北恒泰印务有限公司
开　　本:787mm×1092mm　1/16
印　　张:16
字　　数:403 千字
版　　次:2024 年 8 月第 1 版第 6 次印刷
定　　价:79.80 元

本书若有印装质量问题,请向出版社营销中心调换
全国免费服务热线:400-6679-118　竭诚为您服务
版权所有　侵权必究

全国高等卫生职业教育创新型
人才培养"十三五"规划教材
（医学美容技术专业）
编委会

委　员（按姓氏笔画排序）

申芳芳	山东中医药高等专科学校	周　围	宜春职业技术学院
付　莉	郑州铁路职业技术学院	周丽艳	江西医学高等专科学校
孙　晶	白城医学高等专科学校	周建军	重庆三峡医药高等专科学校
杨加峰	宁波卫生职业技术学院	赵　丽	辽宁医药职业学院
杨家林	鄂州职业大学	赵自然	吉林大学白求恩第一医院
邱子津	重庆医药高等专科学校	晏志勇	江西卫生职业学院
何　伦	东南大学	徐毓华	江苏建康职业学院
陈丽君	皖北卫生职业学院	黄丽娃	长春医学高等专科学校
陈丽超	铁岭卫生职业学院	韩银淑	厦门医学院
陈景华	黑龙江中医药大学佳木斯学院	蔡成功	沧州医学高等专科学校
武　燕	安徽中医药高等专科学校	谭　工	重庆三峡医药高等专科学校
周　羽	盐城卫生职业技术学院	熊　蕊	湖北职业技术学院

前言

QIANYAN

随着科技的迅猛发展，新材料、新设备、新技术不断涌现，美容外科的方法也不断变化和更新，以往的教材已经远远跟不上科技发展的速度，因此编写了本书。

本书编写内容删繁就简，突出实用性，力求符合教育教学规律和学生的认知规律，力求使本书成为教师好用、学生爱用、学了有用的好教材。

本书在原有传统经典术式基础上，参考国内外文献著作，吸收了近几年新的手术方法及新的美容技术。但是由于科技发展迅速，新技术不断出现，因此本书难以包括目前所有的美容项目。

由于个人无法完成所有章节的编写，因此邀请在各个领域有专长的老师、团队合作，共同完成，在此谨向有关参编单位和作者表示诚挚的感谢。

虽然我的团队勤奋阅读了大量文献，但是由于时间短，水平有限，因此有一定的局限性，疏漏及不足之处在所难免，敬请各位专家、同道予以指正。

赵自然

目录

MULU

第一章　绪论 / 1
　　第一节　美容外科学概述 / 1
　　第二节　美容外科学发展简史 / 2
第二章　美容外科基本知识和基本技术 / 5
　　第一节　美容外科的摄影 / 5
　　第二节　无菌技术 / 11
　　第三节　美容外科的基本原则和基本技术 / 16
　　第四节　美容外科的术前准备、术后处理 / 22
　　第五节　美容外科的就诊流程 / 24
第三章　美容手术的麻醉 / 26
　　第一节　美容手术麻醉的特点 / 26
　　第二节　麻醉前的估计和准备 / 27
　　第三节　麻醉的方法和选择 / 29
　　第四节　麻醉的并发症及其处理 / 35
第四章　瘢痕的预防和治疗 / 38
　　第一节　正常伤口的愈合过程和瘢痕的形成机制 / 38
　　第二节　瘢痕的病因 / 39
　　第三节　瘢痕的分类及特点 / 40
　　第四节　瘢痕的治疗 / 42
第五章　皮肤软组织扩张术在美容外科的应用 / 46
　　第一节　概念和原理 / 46
　　第二节　适应证 / 49
　　第三节　并发症 / 50
　　第四节　皮肤软组织扩张术的临床应用 / 51
第六章　生物材料在美容外科的应用 / 56
　　第一节　美容外科常用生物材料概述 / 56
　　第二节　美容外科常用生物材料应用 / 56
第七章　常用面部美容手术 / 60
　　第一节　眼部美容手术 / 60
　　第二节　眉整形术 / 83
　　第三节　鼻部美容手术 / 84
　　第四节　口唇部美容手术 / 97

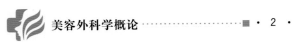

第五节 耳部美容手术 / 100

第八章 面部年轻化美容术 / 106
第一节 面部年轻化的历史和现状 / 106
第二节 面部年轻化手术的应用解剖 / 106
第三节 皮肤老化的原因与皮肤衰老皱纹的评估等级 / 117
第四节 面部除皱术的解剖学 / 118
第五节 面部除皱术 / 130
第六节 内窥镜除皱术 / 132

第九章 注射美容 / 139
第一节 肉毒素在美容外科的应用 / 139
第二节 透明质酸在美容外科的应用 / 142

第十章 面部轮廓的美容手术 / 146
第一节 下颌角肥大整形术 / 146
第二节 颧骨复合体整形术 / 150
第三节 颏部整形术 / 155
第四节 颊脂垫摘除术 / 158
第五节 颞部凹陷填充术 / 160

第十一章 乳房手术 / 164
第一节 乳腺解剖 / 164
第二节 隆乳术 / 166
第三节 自体脂肪注射隆乳术 / 167
第四节 硅橡胶假体隆乳术 / 169
第五节 乳房缩小整形术 / 175
第六节 乳房下垂矫正术 / 180
第七节 乳头内陷矫正术 / 183
第八节 乳头乳晕缩小整形术 / 185
第九节 副乳 / 186
第十节 男性乳房肥大整形术 / 186

第十二章 吸脂术及脂肪注射术 / 189
第一节 标准体重与肥胖 / 189
第二节 吸脂术 / 192
第三节 脂肪注射术 / 198

第十三章 会阴部的美容手术 / 201
第一节 应用解剖 / 201
第二节 小阴唇肥大整形术 / 204
第三节 阴道紧缩术 / 205
第四节 包皮环切术 / 206
第五节 阴茎延长术 / 209

第十四章 毛发移植整形术 / 212
第一节 头皮及毛囊解剖 / 212

第二节　毛发移植术　/ 215

第三节　植眉术　/ 220

第四节　植睫术　/ 222

第十五章　常见皮肤肿物　/ 224

第一节　色素痣　/ 224

第二节　睑黄疣　/ 226

第三节　皮脂腺囊肿　/ 228

第四节　皮脂腺痣　/ 229

第五节　脂肪瘤　/ 230

第六节　粟丘疹　/ 231

第七节　扁平疣　/ 231

第八节　汗管瘤　/ 232

第九节　腋臭　/ 233

第十六章　文刺术　/ 235

第一节　简介　/ 235

第二节　仪器设备及药品　/ 235

第三节　无菌文刺术　/ 236

第四节　术后护理　/ 240

第五节　并发症的处理　/ 240

参考文献　/ 242

第一章 绪 论

"生活从来都不缺少美,只是缺少发现美的眼睛。"

——罗丹

随着我国经济高速发展和生活水平的提高,人们对美的追求热情日益高涨,对人体形体健美提出更高要求。因而,在当前新形势下我国美容外科异军突起,取得迅猛发展,远远超出了其他医学临床专科。本章节就美容外科学的定义、研究范畴、特点及美容外科学国内外发展简史进行较为系统的归纳和介绍,目的是使相关专业学生及美容工作者对本课程建立初步印象,激发学习及研究热情,为后续学习奠定基础。

第一节 美容外科学概述

一、美容外科学和整形外科学的定义及治疗范畴

美容外科学(cosmetic surgery)是整形外科学的一个分支,是以人体美学理论为基础,运用审美心理与外科技术相结合的手段,对具有正常解剖结构及生理功能的人体进行美学修复和重塑的一门医学分支学科。

整形外科学(plastic surgery)是外科学的一个分支,又称整复外科或成形外科,是应用外科手术技术或组织移植的方法,对人体组织器官的缺损、畸形,进行修复重建、功能恢复和再造,以及对正常人组织结构外形的重塑,以达到形态改善及美化的学科。

临床外科学中专业学科的范围按人体解剖部位划分,各学科之间有明显的界线。由于美容外科起源于整形外科,其治疗内容常与整形外科交叉。因而,利用外科手段对人体某部分进行塑造、改善功能与外形以增进美感,均属于美容外科范畴。根据其定义大致可分为:①头、面部美容;②五官美容;③乳房及形体雕刻;④毛发移植;⑤注射美容。

可以预见的是,美容外科学未来的范畴将随着科技的进步及人们审美情趣的丰富而不断拓展。

二、美容外科学的特点

美容外科学具有临床外科的属性,又有其美学的属性,它的服务对象是对美有更高追求的特殊群体——求美者。所以学习本课程不仅需要基础医学知识的积累,更应该重视人文知识和美学素养的熏陶。美容外科涉及人体全身各个部位的器官,从头颈到四肢,从五官到躯干均包括在内。美容外科与外科系统的其他各分科存在紧密的相互关联。因此,学习美容外科学应当熟悉人体解剖及生理特点,掌握美容外科操作技术,理解美容外科学基础知识,同时

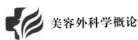

必须熟悉普通外科、骨科、泌尿外科、五官科、眼科、颅面外科及妇产科等相关知识和医疗技术常规。只有具备扎实的美容外科学"三基"技能和丰富的临床学科知识,才能在临床工作中做到游刃有余,在临床实践中总结创新。

第二节 美容外科学发展简史

一、西方美容外科发展简史

公元前 1500 年,印度婆罗门教圣典《波塔》中,割鼻作为一种刑罚被确定下来。受刑后的人努力寻求修复颜面的方法,公元前 600 年印度外科鼻祖斯鲁塔所著《斯鲁塔大医典》中记载了用额部皮肤移植再造鼻的方法,被誉称为"印度法",并应用至今。而在罗马帝国兴盛时期,医学得到了迅速的发展,同时把人体美的塑造作为一种艺术,此期整形外科也得到了相应的发展。但随着罗马帝国的崩溃,宗教势力统治了中世纪的欧洲,即所谓的"黑暗时代",基督教会认为,世间一切均为上帝所创造,人的身体是上帝赐予的,是神圣不可侵犯的,改变人的身体是"恶魔的行为"。当时所有外科手术都被禁止,而在人身体上进行组织移植的整形外科更是严遭禁杀。15 世纪性病梅毒在意大利迅速流行,由于梅毒晚期病症之一就是外鼻的破坏、缺损,于是许多患者都寻求鼻的整形、修复。此期意大利西西里 Branca 家族的 Antonio Branca 发明了将前臂皮肤转移至鼻部形成新的鼻子,称为"意大利法"。随着欧洲文艺复兴时期的到来,教会统治逐渐结束,医学事业又得到了很大的发展,但由于教会仍有很大势力,而整形外科由于其特殊的组织移植等治疗手段,故仍被视为"异端学说"。虽然如此仍产生了达里阿里齐、巴利等卓越的外科医生。达里阿里齐在其所著的《植皮外科手术学》序中指出,"漂亮的容貌使人产生愉快,丑陋的容貌令人厌恶,整容手术不单纯是恢复人的容貌美,还可以改变人的精神状态,祛除心理疾病",这一理论至今仍然十分精辟。由于他对整形美容外科的巨大贡献,其被西方医学界誉为"整形外科之父"。但这位外科伟人仍受到教会势力的残酷迫害,被视为"异端者",死后被葬于"罪人"的坟墓。18 世纪欧洲暴发了工业革命,封建时代的结束和资本主义的产生,标志人类文明又前进了一步。法国的 Labet(1834)和 Blandin(1836)编写了《整形外科》专著,德国 Zeis 编写的《整形外科手册》也在 1838 年出版。因此一般认为,在 19 世纪初整形美容外科才在欧洲形成一门独立的医学专科。随着欧美帝国主义的产生,世界发生了巨大的动荡,尤其 20 世纪以来,先后发生了两次世界大战,战争中受伤致畸、致残的人员很多,他们都希望通过整形外科手术,解除他们的痛苦,并重返社会。战后工业革命的进一步发展,带动了许多国家尤其是欧美国家的经济高速发展,人们在物质生活获得满足的情况下,亦在追求精神生活的高质量,包括希望经过外科手术来改善和再塑容貌及形体,以增进自身美感,这样促使美容外科成为整形外科学的主要部分,以至现今称为整形美容外科。

近 50 年来科学技术的高速发展,为医学界带来了许多先进的设备和器械,以及优质的生物材料,使得美容外科的手术种类和手术范围都有了明显的增加,从而使美容外科发展到了今天的盛况。

二、我国古代美容外科发展简史

我国历史悠久,文化源远流长。历史典籍、出土墓葬、诗词及壁画,均反映了我国美容外科的发展与悠久历史。战国时期的《韩非子·显学》中也记载了"故善毛,西施之类,无益吾面,用脂泽粉黛,则位其初。脂以染唇,泽以染发,粉以敷面,黛以画眉"。上述记载充分说明,在 2000 年以前,我国妇女已经适应了润发、护发、画眉、施脂及涂口红等一整套面部美容化妆术。我国在汉代以前,即有穿环戴环的记录,当时的耳环称为耳铛,从耳垂孔直接横插进去,露其两端在耳外以显示其美,后经逐渐发展才出现各式各样的环坠。晋代《晋书》记载,荆州名医曾为魏生的"兔缺"(唇裂)施行了"割而补之"的唇裂修复术。可见当时的手术效果已达较高的水平。我国唐代徐陵在《玉台新咏序》中记载以手术施(造)圆靥(即人造酒窝)的记录。唐代到宋代几百年间,我国的假眼矫形水平迅速提高。宋代装配假眼的技术已经到了以假乱真的地步,《南村辍耕录》所载:"宋时杭州张存,幼失一目,遇巧匠,为之安一磁眼。障蔽于上,人皆不能辨其伪"。我国元代载良所撰《九灵山房集》就有了修补鼻缺损的记载:"闽夫长陈君,临陈为刀砍其面,崤和鼻不能合,乃赴项彦章(元代名医)求诊。项命壮士按其面,肤肉尽热腐,施治以法,左右数日复效也。"在我国几千年的封建社会中,劳动人民对美容外科学的贡献巨大,其中尤为突出的是化妆美容、美容外科用保健品及药膳等,在世界史上堪称无与伦比。纵观我国美容外科学发展历史,我国美容始于先秦,兴于汉唐,到了明、清时代,由于封建后期的保守腐朽,以致我国美容外科学遭遇发展的瓶颈逐渐滞后于西方。

三、我国近代美容外科发展简史

近代随着西方美容外科的发展,中国美容外科也逐渐兴起。新中国成立前,在上海等地已有专门从事美容外科的医师,进行眼睑、鼻及乳房整形。新中国成立后,在北京、上海等地的整形外科医师为演员、特种工作人员等开展了面部除皱及眼睑、鼻、乳房、臀部、腹部的美容手术。但是,20 世纪 60—70 年代在全国范围内,美容外科手术仍被列为禁止的项目,导致美容外科的萎缩,只有少数城市大医院的整形外科医师对个别持有工作需要证明者,才可施行美容外科手术。20 世纪 70 年代末期,社会发展为美容外科的发展创造了良好的条件,并且在整形外科发展的基础上又推动了美容外科的发展。张涤生、赵平萍(1990)主编出版了《实用美容外科学》;宋儒耀、方彰林(1990)主编出版了《美容整形外科学》;王大玫主编了《美容外科简明手术学》;高景恒(1988)主编出版了《实用美容手术》;张其亮(1996)主编出版了《美容医学》,这一切对我国美容外科的发展起到了推动作用。在此期间,我国北京、上海等地举办了美容外科学习班;1986 年在北京举办了国际整形外科美学研讨会;中华医学会于 1990 年批准成立了"中华医学美学与美容学会"。1990 年沈阳创办了我国第一部美容外科杂志《实用美容整形外科》,其后西安创办了《中国医学美学美容学》杂志。中华医学美学与美容学会创办了《中华医学美容杂志》,以及安徽创办了《临床医学美容学杂志》等,为从事美容医学的工作者进行广泛深入的学术交流创造了园地。

我国近代美容外科的特点是起步晚、发展快、队伍水平不一、市场混乱,由以下原因造成:①社会经济的快速发展和人民生活水平的迅速提高,求美者迅猛增加,社会需求明显增加。②陈旧思想的破除,解除了以往难以被认可的身体禁锢和排斥心理,社会已经较为广泛和普遍地接受美容外科的合理性。③真正从事美容外科的工作者满足不了社会需求,大量非手术专业人员开始从事美容外科专业;更有甚者,非医务人员也开始从事美容医学和美容外科工作。因此,改革开放初期我国医疗美容市场曾经一度混乱,不仅为求美者带来苦恼,而且美容整形失败毁容的负面新闻报道导致美容专业在社会上造成严重不良的影响。近年来,我国美容外科学的发展,无论是从规模上、治疗水平上,还是就诊人数上都达到了空前的规模。随着政府职能的加强,《医疗美容服务管理办法》的出台,美容主诊医师认证制度的推行,医疗质量控制标准的制定,从多个管理层面上规范了医疗美容的行为。美容外科技术水平已有了长足的进展和提高,随着美容外科基础研究和临床应用不断加强,我国美容外科技术也在不断地改进和完善,今天全国各地城市的各级医院几乎都开展了美容外科的工作,而沿海经济发达的地区甚至在乡镇医院也相继设立了整形美容外科。一大批技术熟练和水平较高的美容外科医生队伍已经形成,国内美容外科的整体水平已接近国际水平。

因此,我们有理由相信我国医疗美容外科事业在老中青几代人的共同努力下,必将走向世界先进行列。

四、怎样学习美容外科学

(一)具备高尚的道德情操

创造美的美容外科医师从外表到内心都应该是美的。美容外科工作者,面对不同心态的求美者应该设身处地为求美者解除心理上的压抑,重塑美的外形。美容外科工作者应该具备崇高的职业道德,给予求美者信任和安全感。用平等、关切、同情的语言向求美者询问,了解其美容动机。解除其心理障碍,并以诚恳的态度站在求美者的角度权衡手术效果和预期,以期达到良好的沟通。对不适宜选择美容手术的求美者也应直言相告。尤其在我国当前的市场经济条件下,我们更应强调美容外科的科学性和严谨性。

(二)以美学基础理论为指导

求美者的形体条件各不相同,美容外科手术术后效果的优劣,与术者的美学修养和素质有密切关系。学习美容外科学应重视医学美学基础理论,并将人体形体美的理解结合美容外科操作技术,创造出满足大众审美需求、带有外科印记、独具求美者个性的自然美。因此,美容外科医师应从各种艺术形式中不断丰富、熏陶自己的美学内涵,以美学的基础理论指导美容外科实践,实现雕塑美化人体的目的。

(三)重视基础医学知识和交叉学科知识

美容外科学是以医学美容为指导,以人体形式美法则为基础,利用外科学手段维护、修复、塑造人体形态美和增进神态美的临床医学学科,是外科学的分支学科之一。由此可见,外科学是美容外科学的基础理论和临床实践的理论依据,美容外科学是医学美学、外科学、整形外科学三者结合的产物。学习美容外科学必须重视美容应用解剖学、医学美学、美容心理学等基础医学知识和其他临床各学科知识的积累,在各学科之间融会贯通才能全面掌握美容外科学的知识内涵。

(四)坚持理论与实践相结合

要理论联系实际,讲究学习方法。美容外科学是一门实践性较强的应用学科,各项美容操作技术均为手工操作,不但要有理论指导,还要掌握实际操作方法。在学习过程中,要注重理论联系实际,讲究学习方法,结合以往的学习经验,积极参加各项教学活动,主动汲取营养,充分利用各种学习资源和手段,满足个人学习要求,避免死读书、读死书,逐渐学会发现问题,并通过查阅参考书、参加病例讨论和教学查房、利用网络资源等寻求解决问题的办法。

(盛冠麟)

第二章　美容外科基本知识和基本技术

第一节　美容外科的摄影

不论是美容外科医生,还是患者,面对美容外科技术时首先考虑的都是外观的改善。当然,外观的"改善"是所有人都希望看到的现象,不过有的时候术后效果并不令人满意,或者看不出什么明显的变化。每一个美容外科医生都希望能够客观地捕捉到治疗前后患者的外貌变化,分析并总结其中的奥妙而得以获得技术和理念上的进步;患者更是希望能够在第一时间知道自己的外貌到底有没有得到预想的提升——毕竟付出了不小的精力、时间和金钱的代价,而唯一能够准确、客观、详实地记录下每一个时间点上患者容貌状态的技术便是摄影。

一、摄影在美容外科工作中的意义

(一)减少医疗纠纷

美容外科是临床诸多外科中最容易发生医疗纠纷的学科,一方面是由于人类的生物复杂性及每个人对美的认识并不完全一致,另一方面,人的视觉记忆具有选择性,有限且短暂,患者和外科医生皆如此。有时术后才短短几天,患者就忘记了他们手术前的样子,将手术换来的改善视作理所应当。外科医生的视觉记忆一样不可靠,他们关注的焦点可能是在某个特定的结构,却往往忽略了仅距离其关注点毫厘之外的情况,某种需要关注的形态或状态可能在治疗前就已经存在,但直到手术结束后才被发现。这种情况对患者和医生来说同样令人沮丧,因为患者相信是手术导致了一个"新"问题的出现。这时,如果没有高质量的影像记录,外科医生无法证明自己的清白,发生医疗纠纷也就在所难免了。

(二)利于品牌宣传

美容外科是各外科中市场化程度最高的一门学科。无论是美容外科医生还是美容外科诊所都少不了不断地宣传自己,扩大影响。随着信息化时代的到来,宣传的途径和方式越来越多,但美容外科永远少不了的就是手术前后的对比图像。如果平时不注意患者照片资料的收集和整理,关键时刻拿不出足以吸引求美者眼球的照片,面对竞争激烈的美容外科市场,相信每个美容外科医生和美容外科医疗机构的经营者都会十分着急。

(三)促进外科医生水平的提高

尽管现有的美容外科学资料浩如烟海,有无数前人总结的经验和原则可供遵从,但具体到每一个病例,依然千变万化。每个美容外科医生业务水平的提高有赖于临床工作中不断地实践和总结。同其他外科学不同的是,美容外科学着重关注的焦点是容貌的改变,或者说是外观和形态的变化。这种变化靠文字记录十分不便,千言万语不及一张高质量的照片。通过对比和分析手术前后及术中的影像资料,外科医生可以得到大量有价值的学术信息。经常对这些信息进行归纳和总结,深入思考内在的道理并创新性地提出解决方案,然后在接下来的临床工作中加以实践,外科医生的业务水平必然会逐步提升。

（四）利于学术交流

无论多么五光十色,美容外科学终归还是一门严肃的医学专科。无论在国际还是国内,美容外科医生们常常聚在一起分享各自的经验,对新技术加以探讨。另外,在诸多整形美容外科学相关杂志或书籍中,外科医生们也都在努力展示自己的工作成果,分析其中的利害。在各类临床资料中,最必不可少的便是照片。一组足够震撼人心的手术前后对比照片往往胜过滔滔不绝的万语千言。不论一个医生手术做得多么漂亮,如果拿不出高质量的照片资料,很难想象他在同行中能够一鸣惊人。

二、与美容外科摄影相关的基本知识

（一）常用的摄影概念

1. 曝光 被摄影物体发出或反射的光线,通过照相机镜头投射到感光片上,使之发生化学或物理变化,产生显影的过程。一张未经过曝光的照片只会呈现出漆黑一片,而一张经过无限制曝光的照片则很可能就是一张白纸。如何恰当地控制曝光量,即如何恰当地控制投射到感光片上的光量便是摄影的关键。光圈和快门便是我们用来控制曝光的最佳装置。

2. 光圈 镜头里调节进光孔径大小的装置（图 2-1）。在其他条件不变的情况下,光圈越大,进光量越多,照片越白;光圈越小,进光量越少,照片越黑。表达光圈的大小用 f 值表示,光圈 f 值＝镜头的焦距/光圈口径。f 数值的大小和光圈的实际大小相反。光圈越大,f 值越小;光圈越小,f 值越大。常见的光圈 f 值如下:1.8、2、2.8、4、5.6、8、11、16、22。相邻两档光圈孔径面积相差一倍。如光圈 f 值从 4 调整到 2.8,进光量便多一倍,从 2.8 到 2 又多一倍。光圈对照片的影响:光圈越大,f 值越小,进光量越大,照片越白,景深越小。

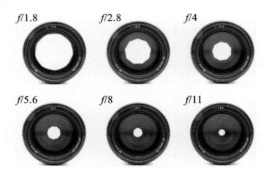

$f/1.8$ $f/2.8$ $f/4$
$f/5.6$ $f/8$ $f/11$

图 2-1 光圈

3. 快门 相机里控制曝光时间的装置。快门越快,意味着可供光线穿过镜头投射到感光元件上的时间越短,在其他条件不变的情况下,进光量则越少,照片越黑;快门越慢,意味着可供光线穿过镜头投射到感光元件上的时间越长,在其他条件不变的情况下,进光量则越多,照片越白。快门可控的曝光时间从数分钟到几千分之一秒不等。快门越快,越便于捕捉到被拍摄物体的"一瞬",越不受该物体移动的影响,得到的照片也越清晰,但同时由于曝光时间的缩短,进光量会减少,为了保证照片的"亮度",需要保证被拍摄物体足够明亮或被充分照明。

对于美容外科摄影来说,一个专业的摄影工作室必须配备专业的摄影照明设备,以保证被拍摄者在较快速的快门下还能够被反射出足够的光线穿过镜头抵达感光元件上。

4. 安全快门速度 手持相机拍摄时,不会由于心跳或手抖等生理性不稳定因素导致照片出现抖动类模糊的快门速度,一般为所用镜头焦距数值的倒数,单位为 s。例如,使用 50 mm 的标准镜头时的安全快门速度为 1/50 s,使用 85 mm 人像镜头时的安全快门速度为 1/85 s。

5. 焦距 镜头的焦距就是从镜片(或镜片组)的中心到底片或感光元件的距离,单位是毫米(mm)。广角镜头(焦距小于 35 mm)体积较小,能够让照相机"看得更宽阔",因为它视角大;长焦镜头(焦距大于 70 mm)体积较大,能让照相机"看得更远",但视角窄。美容外科摄影最常拍摄的主题是人像(五官、四肢或躯干),既不适合使用广角镜头,也不适合使用焦距过长的镜头,常用的焦距在 50～110 mm。小于这个焦段的镜头拍摄近距离人像时画面容易畸形变,长于这个焦段的镜头需要较大的拍摄空间,同时镜头也很重。如经典的尼康人像镜头就是 85 mm 的定焦镜头。另外,有时工作中也需要微距镜头(一种用作微距摄影的特殊镜头,主要用于拍摄十分细微的物体),如拍摄倒睫患者的睫毛特写,或者眼部、鼻部美容手术术中的局部特写。

6. 对焦 通过照相机对焦结构变动物距和相距的位置,使被拍物成像清晰的过程就是对焦。未经过准确对焦而拍摄的照片就像近视或远视患者裸眼视物的效果——一片模糊。数码相机的视窗中一般会存在多个可供选择的对焦点,如果对焦点恰巧对准了一片没有皱纹和斑点的皮肤上,相机可能无法自动对焦,此时可以选择同等距离和亮度的另外一个拍摄点半按快门锁定对焦,然后重新构图后释放快门。

7. 白平衡 在任何光源下都能将白色物体还原为白色的功能。光线具有颜色,如荧光灯的光偏绿、钨丝灯的光偏红或偏橘色,如果在相机的参数设置上不对颜色进行相应的干涉,同样一幅画面就可能颜色失真。白平衡的功能就是对光线颜色的影响进行补偿,以达到接近真实色彩的目的。这对于美容外科摄影的意义主要体现在色素斑类疾病治疗前后影像记录的准确性和可对比性上面。为避免因复杂环境造成的相机计算白平衡失准,尽量在专门的照相室,固定色温和亮度的照明下拍摄,同时将照相机的白平衡设置为与光线相匹配的色温,以保证每次拍摄时色温都一致。

8. 曝光补偿 在摄影过程中通过对曝光值的调整以达到最佳效果的一种技术手段。虽然有些照相机能够自动运算得出曝光值,但是得到的未必绝对正确,而且也可能不是拍摄者所想要的。这时拍摄者可以根据需要调整曝光补偿。由于被拍摄者肤色、服饰颜色或头发在画面中所占的比例各不相同,数码相机自动测算出的曝光值可能过大或不足,导致得到的照片偏白或偏黑。在实际操作中可以通过观察试拍的照片明暗度对曝光值加以调整,即进行正补偿或负补偿,以达到准确曝光的效果。

9. 景深 景深是指相机对焦点前后相对清晰的成像范围。当景深很小的时候,如果我们在拍摄正面观的面部特写,而且焦点对在眼睛上,那么得到的照片可能只有眼睛是清晰的,而鼻子、口唇和耳朵是不同程度模糊的。这并不利于五官的整体展示,所以我们要控制景深不可过小。景深同光圈、物距和焦距相关:光圈越大,景深越小;焦距越长,景深越小;离被摄物体越近,景深越小。

10. 感光度(ISO) 对于数码相机来说,感光度是指感光元件对光线敏感的程度。ISO 值越大,代表感光度越高,意味着同样的光线投射到感光元件上得到的照片越白。高感光度的好处是可以使用较快的快门速度,以降低因抖动造成画面模糊的发生概率,但感光度过高时照片会变得粗糙——噪声加重,这同照相机的档次相关。因此,在临床工作中,在保证画质精细度的前提下尽量使用高感光度。

(二)美容外科摄影需达到的标准

1. 清晰 清晰是每一张美容外科照片最基本的要求,尤其是核心区域。例如,手术中术区的局部特写类照片,往往由于距离被摄物体很近,景深较浅,画面中很难保证每一处都在景深范围内,景深范围以外的区域很容易模糊。但只要拍摄者关注的核心区域是清晰的即可。要防止照片模糊,首先需要知道哪些因素可以造成模糊。

(1)对焦:无论是上文提到的术中微距拍摄局部术区特写,还是手术前后对患者的标准构图摄影,都离不开精准的对焦。当然,即便是有经验的摄影师也可能没有对准。所以,每拍一张照片后都应该立即查看回放的照片,而且最好将拟对焦的部位放大到原尺寸观察是否失焦。

(2)抖动:当快门释放的一瞬间,如果持相机的手发生了位移,被摄物体在感光元件上的投影便会相应地移动,导致模糊。这种模糊的特点同失焦不同:失焦是影像整体虚幻,类似近视眼裸眼视物;而因抖动导致的模糊往往在画面上显示为被拍摄物体沿着某一条不规则的轨迹行进了一段路程。这在回看经过放大的照片时很容易发现。可以考虑的解决办法包括:应用三脚架固定相机;增加照明,以提高快门速度;加大光圈,以提高快门速度;增加感光度,目的同样是提高快门速度;必须手持拍摄时尽量在按下快门时屏住呼吸并将快门速度设定到安全快门以上的标准,同时应用闪光灯;被拍摄部位也要保持尽可能的静止。

2. 色彩真实 白平衡设置需准确,最好能够将照明色温标准化,每次用固定色温的照明和相机白平衡设置,以确保拍摄同一张脸时不会出现这次偏黄,下一次偏蓝的情况出现。

3. 主题突出 构图时要表现的主体部分需要占据大部分画面,切忌画面中留有大量的背景空间,或者拍摄的主体部分过度偏于画面一侧。当景深较小时,如使用微距镜头拍摄睫毛或手术中局部术区特写,确保对焦点在希望表现的被拍摄区域上。

4. 具备可对比性 对比性建立在去除掉其他混淆因素的基础上。构图、照明、色温、光圈、感光度、白平衡、拍摄距离及被拍摄者的发型、表情、服饰等因素尽量保持一致,越一致,可对比性越高,照片的价值也越大。

5. 资料齐全 针对不同拍摄部位(手术部位)已有成型的拍摄角度,手术前后一定要把每一个经典的构图都拍摄到位并保存好照片资料。另外对于重要的手术,术中的照片记录同样具有重要的价值。

6. 经济 尽管如今数码时代下的我们已不必再为胶卷及冲洗照片相关的成本担忧,但日积月累的大量数码照片对于分类和查找也是不小的挑战。因此每次拍摄时应充分利用数码相机背后的液晶屏幕,反复确认每一个角度已经拍到了最佳的照片,拍摄过程中试验或失败的照片资料在相机上即可操作删除,免得日后坐在电脑前一张一张回忆和整理。

(三)常用美容外科摄影构图

拍照前的准备:签"手术知情同意书"时需注明术前、术中及术后摄影相关事项说明。拍照前用发卡或发带将患者面部的头置于耳后,摘掉首饰、眼镜,并清除面部浓妆。拍摄面颈区域时患者可以取坐位,挺直腰背。拍摄侧面及斜面观时全身整体水平转动。

1. 颜面局部构图(图 2-2)

(1)构图:横向构图,上缘切眉毛上缘,正侧面构图时下缘达到红唇下缘。正面观构图时保持鼻背居中。鼻基底观构图时鼻尖位于双侧上睑缘连线水平。斜面观时鼻尖位于面部轮廓线或经瞳孔垂直线上。

(2)适用范围:眼周美容手术和鼻部美容手术。

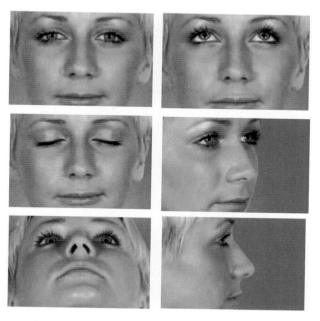

图 2-2　颜面局部构图

2. 全面部构图(图 2-3)

(1)纵向构图:下缘位于锁骨下缘,上缘距离顶部保持一定距离。将鼻尖置于纵向中间水平线上。

(2)适用范围:面颈部年轻化、面部轮廓相关手术。另外,眼周、鼻部、口唇及外耳整形手术也应当保留全面部摄影资料。

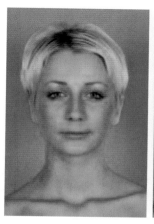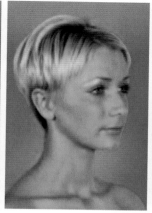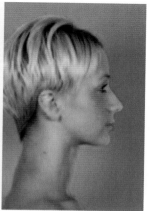

图 2-3　全面部构图

3. 耳部构图（图 2-4） 正面构图要求与全面部构图基本相同,此外需要背侧及耳部特写照片。

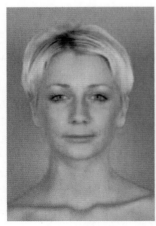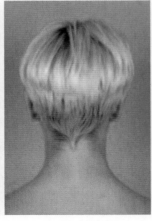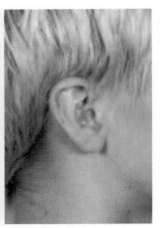

图 2-4　耳部构图

4. 躯干构图（图 2-5） 斜面观时嘱患者将上臂向背侧移动以暴露躯干轮廓线。

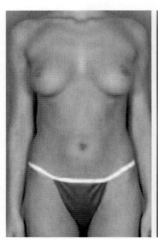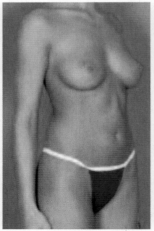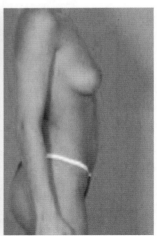

图 2-5　躯干构图

5. 胸部构图（图 2-6） 构图上缘位于锁骨水平,斜面观时将近端乳房置于照片水平方向的中部。

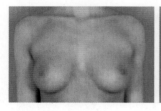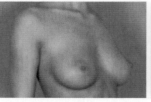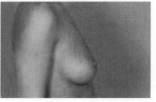

图 2-6　胸部构图

6. 腹部构图（图 2-7） 拍摄腹部照片时嘱患者抬高双侧上臂。

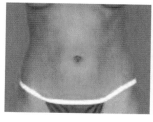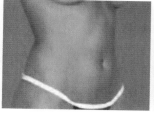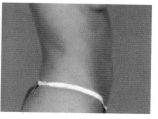

图 2-7 腹部构图

7. 大腿及臀部构图（图 2-8） 采用纵向构图，上缘位于脐水平，下缘位于膝关节水平。嘱患者抬高上臂以 45°角旋转拍摄。

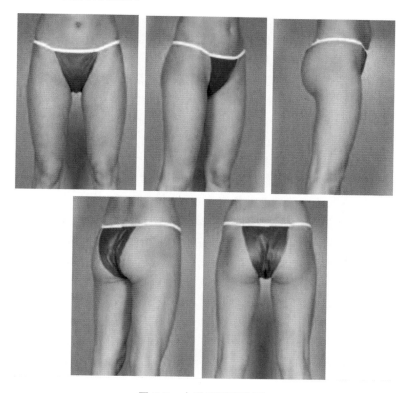

图 2-8 大腿及臀部构图

（张可佳）

第二节　无　菌　技　术

无菌技术是指在执行医疗、护理技术过程中，保持无菌物品及无菌区域不被污染、防止病原微生物侵入机体的一系列操作技术和管理方法。外科手术前，手术人员和患者身上都携带大量细菌和病原体，如不经消毒等处理，手术时将会导致或加重患者感染。为了避免感染的发生，必须在术前、术中有针对性地采取一系列预防措施，其涵盖了手术用品、手术人员及手术区域等的无菌处理。其中包含两个概念：消毒和灭菌。消毒是指用物理或者化学的方法清除或杀灭除芽胞外的所有病原微生物。灭菌是指用物理或者化学的方法杀灭所有微生物，包括致病的和非致病的,以及细菌的芽胞。

一、手术用品的准备

手术使用的医疗器械物品必须达到灭菌标准。常用灭菌方法有高温灭菌法、低温灭菌法和电离辐射灭菌法三种方法。消毒法适用于医院环境内物体表面及皮肤黏膜的消毒、室内空气消毒等。

(一)高温灭菌法

利用高温使微生物的蛋白质及酶发生凝固或变性而死亡。这种灭菌法的应用最普遍,效果亦很可靠。

1. 压力蒸汽灭菌法 适用于耐湿、耐热的器械物品的灭菌,如金属器械、玻璃、搪瓷、敷料、橡胶制品等,可分为下排气式和预真空(或称脉动真空)式两类,根据待灭菌物品的种类,选择适宜的压力蒸汽灭菌器和灭菌程序。一般下排气式灭菌器的灭菌条件为121～126 ℃,102.9 kPa,保持20～30 min,灭菌物品需要干燥的,在灭菌后进行干燥处理。预真空(脉动真空)式蒸汽灭菌器需要2～4次进气操作,最终蒸汽压力达到205.8 kPa,温度达到132 ℃,维持灭菌4 min,整个过程需30～35 min。使用压力蒸汽灭菌时应注意:①包裹不应过大、过紧,一般下排气式要求小于30 cm×30 cm×25 cm,预真空式小于30 cm×30 cm×50 cm;②包裹不宜排列太密,灭菌包之间应留有间隙;③指示带上和化学指示剂应出现已灭菌的色泽和状态;④易燃、易爆物品,如碘仿、苯类等,禁用高压蒸汽灭菌;⑤专人负责,每次灭菌前都应仔细排查,保证安全使用;⑥从灭菌器卸载取出的物品应待温度降至室温时方可移动。

2. 快速压力蒸汽灭菌法 适用于灭菌少量和急用物品,灭菌对象需要裸露以加快消毒速度,该法不包括干燥程序。一般要求物品取出后4 h内使用,不能储存。

3. 干热灭菌法 烧灼灭菌法对器械有损害,不推荐使用。干热灭菌法适用于耐高温、不耐湿、蒸汽或气体不能穿透的物品灭菌,如玻璃、油脂(如凡士林纱布条等)、粉剂等。干热灭菌条件:160 ℃维持2 h;170 ℃维持1 h;180 ℃维持30 min。

(二)低温灭菌法

对于反复使用的不耐高温、湿热的手术器材,以及电子仪器、塑料制品、内镜、介入器械、整复材料等需选用低温灭菌法,目前常用的方法有环氧乙烷低温灭菌法、过氧化氢等离子低温灭菌法及低温甲醛蒸汽灭菌法。

1. 环氧乙烷低温灭菌法 该法适用范围广,不损伤灭菌物品,穿透力强,是目前应用最多、最主要的低温灭菌法。该方法由专业人员将器械按常规步骤清洗、包装后,放入指定的灭菌器中,并启动灭菌程序,一般的小型环氧乙烷灭菌器的灭菌参数:环氧乙烷作用浓度450～1200 mg/L,灭菌温度37～63 ℃,相对湿度40%～80%,灭菌时间1～6 h。解析可以快速去除灭菌物品表面的环氧乙烷,可以在灭菌柜内进行,也可以放入专门的通风柜,医院需设置专用的排气系统,并保证足够的时间进行灭菌后的通风换气。

2. 过氧化氢等离子低温灭菌法 优点为时间较短、安全方便且无残留,但灭菌过程中需要专人看管,适用于紧急和连台手术时手术器械灭菌,提高器械使用率和周转率。灭菌物品应使用专用包装材料和容器,灭菌物品及包装材料不应含植物性纤维材质,如纸、海绵、棉布、油类、粉剂类。此外,其还具有强氧化性,无法对含有金属铜材质的器械进行全面灭菌,且成本较高,操作复杂。

3. 低温甲醛蒸汽灭菌法 甲醛气体毒性较大,应使用专门的甲醛灭菌器进行灭菌,该设备配合专用的排气系统可排放残留的甲醛气体。该类灭菌器昂贵,使用普遍性较差。

(三)电离辐射灭菌法

该法属于工业灭菌法,^{60}Co 电离辐射,灭菌效果可靠。适用于所有的医疗器械、大规模生产的一次性物品,如缝线、注射器等,也用于某些药物的灭菌。医院内应用较少。

(四)消毒法

1. 常用的消毒剂

(1)乙醇:乙醇属于中效消毒剂,无毒,对皮肤黏膜有刺激性,对金属无腐蚀性,适用于皮肤、环境表面及医疗器械的消毒等。

(2)碘伏:碘伏属于中效消毒剂,低毒,对皮肤黏膜无刺激性,对铜、铝、碳钢等金属有腐蚀性,不应做相应金属制品的消毒。消毒不同部位皮肤时,可根据有效碘含量用灭菌蒸馏水将碘伏稀释成所需浓度。

(3)过氧乙酸消毒剂:过氧乙酸属于灭菌剂,广谱、高效、低毒、对金属及织物有腐蚀性,适用于医院环境的室内物体表面消毒,包括台面、桌面、地面及墙面。用 0.2%~0.5%过氧乙酸消毒溶液擦拭或喷洒消毒 30 min。

(4)有效氯消毒剂:有效氯消毒剂属于高效消毒剂,低毒、有强烈的刺激性气味、对金属有腐蚀性、对织物有漂白作用。适用于医院环境及地面、墙面消毒。

常用的化学消毒剂还有碘酊、10%甲醛溶液、1∶1000 苯扎溴铵溶液、1∶1000 氯己定溶液等。

2. 空气消毒法 医院手术间的无菌条件是预防医院感染的重要环节,空气消毒的效果直接影响医院感染。传统的消毒方法为紫外线灯照射,照射过程中产生的臭氧对人体有害,工作期间室内不能存在工作人员。现在较常用的为空气消毒器,可以在有人的房间内进行消毒处理。有循环风紫外线空气消毒器和静电吸附式空气消毒器,工作 30 min 均可达到国家卫生标准。

二、手术人员的准备

(一)一般准备

参加手术人员进入手术间之前,应更换手术室准备的清洁鞋和衣裤,戴好口罩和帽子,盖住鼻孔和头发。剪短指甲,剔除污物。患有上呼吸道感染或手臂皮肤破损、有化脓感染者,不应参加手术。

(二)外科洗手法

包括洗手和消毒两个步骤,是基本的和必须遵守的。甲沟、皮肤皱褶、毛囊和皮脂腺等处都藏有细菌,因此,必须对双手及手臂进行清洗消毒。

1. 洗手 早先为刷洗清洁洗手法,但该法对手部皮肤的感觉、外观和完整性有明显的影响,甚至会产生较严重的损害。研究表明,频繁用刷子或海绵机械性擦洗皮肤,会去除外层表皮造成皮肤干燥,皮肤深层常居菌聚集繁殖和释放也会加速,更易引起医院感染。此外,严重的皮肤不适感会降低医务人员的依从性,从而无法保证外科手消毒的效果。因此,揉搓洗手法的出现具有重要意义,该法满意度高,消毒效果可靠。但揉搓洗手法相对刷洗清洁洗手法仍具有一定风险。

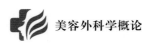

（1）揉搓洗手法：首先用流水冲洗双手臂，取洗手液4～5 mL（或肥皂）涂抹。接下来按七步洗手法洗手（图2-9）。①内：掌心相对，手指并拢相互揉搓。②外：洗背侧指缝，手心对手背沿指缝相互揉搓，双手交换进行。③夹：洗掌侧指缝，掌心相对，双手交叉沿指缝相互揉搓。④弓：洗指背，弯曲各手指关节，半握拳把指背放在另一手掌心旋转揉搓，双手交换进行。⑤大：洗拇指，一手握另一手大拇指旋转揉搓，双手交换进行。⑥立：洗指尖，弯曲各手指关节，把指尖合拢在另一手掌心旋转揉搓，双手交换进行。⑦腕：洗手腕、手臂，揉搓手腕、手臂至上臂下1/3，双侧在同一平面交替上升，不得回搓。洗手过程要保持双手位于胸前并高于肘部，双前臂保持拱手姿势。最后取无菌毛巾擦干手和臂。

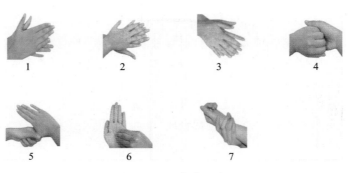

图 2-9 七步洗手法

（2）刷洗清洁洗手法：先用普通肥皂和清水将手及臂部清洗一遍，用无菌刷蘸肥皂液顺序刷洗手臂，一般由指甲开始向上至上臂肘上10 cm处，依次为指尖（甲缘）、手掌面、手背面、各指侧面、前臂、肘上，双侧在同一平面交替上升，不得回搓。刷手时要适当用力，特别注意甲缘、指间、皮肤皱纹和肘后部，然后用水冲净。冲洗时双手上举，使水自手部流向肘部，不可倒流，冲净肥皂泡沫，刷洗3 min后另换一无菌刷，按上述方法再刷洗两遍，总共刷洗时间约为10 min。刷手完毕用无菌小毛巾从手部向上擦干，注意不可返回再擦，勿使无菌小毛巾接触未刷洗过的皮肤。

2. 消毒 强调先洗手再消毒。取手消毒剂8～10 mL，按揉搓洗手法揉搓双手、前臂至肘上6 cm，至消毒液干燥。双手取拱手位，不可触摸未经消毒灭菌的物品，否则，必须重新洗手消毒。手消毒剂应取得卫生许可批件，在有效期内使用。

也可用碘伏（聚维酮碘溶液）洗手，用肥皂洗净双手及双臂后，取浸泡碘伏的毛刷或海绵块刷洗双手及前臂至肘关节以上，刷洗3～5 min，至少两遍，流水冲净。取无菌巾擦干双手及前臂，再取浸泡好的碘伏纱布块涂擦双手及前臂，接着穿无菌手术衣和戴无菌手套。

（三）穿无菌手术衣和戴无菌手套

需在较大的空间内进行，最好面对无菌手术器械台穿衣。双手持衣领的两角，轻轻抖开，使手术衣内面对着自己。稍掷起手术衣，顺势将两手伸入衣袖内并伸向前方，将两手自袖腕口伸出，由巡回护士系好颈带和背带。如果是传统手术衣，需本人交叉双手，提起左右两侧衣带并小心递向后方，由巡回护士接过系好，如图2-10所示。现在应用较广泛的为遮背式手术衣，需在戴好无菌手套后，提起一侧腰带由器械护士接取或由巡回护士用无菌持物钳取取，将腰带由术者身后绕到前面，术者将腰带系于腰部前方，带子要保持无菌，使手术者背侧全部由无菌手术衣遮盖，如图2-11所示。

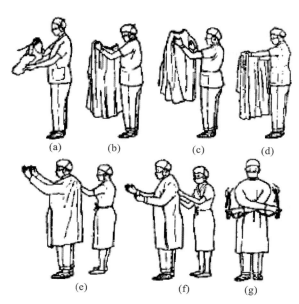

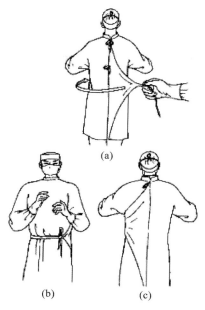

图 2-10　传统手术衣穿法示意图

图 2-11　遮背式手术衣穿法示意图

穿好手术衣后的腰以上、肩以下,两侧腋中线之前及两手臂的范围应视为无菌区,该范围之外则为有菌区。

戴无菌手套:选好尺码适合的无菌手套,用左手自手套袋内捏住两只手套反折部将两只手套一并取出,没戴手套的手只能接触手套套口的向外翻折部分,不应碰到手套的外面。用左手捏住手套的翻折部,右手先伸入手套内;再用戴好手套的右手指插入左手手套的翻折内,帮助左手伸入手套内;最后将手套翻折部翻回盖住手术衣的袖腕,如图 2-12 所示。最好由器械护士用双手将手套翻折部拉开,医生直接将手插入手套内,再将手套戴好。如手套表面有滑石粉,最好用灭菌盐水将手套外面的滑石粉冲洗干净,以免将滑石粉带入手术视野和切口内。

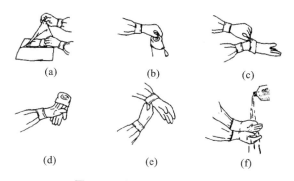

图 2-12　戴无菌手套示意图

(四)连续进行手术的洗手消毒法

若清洁手术完毕,手套未破,在需连续施行另一手术时,可不用重新刷手,仅需重复手消毒步骤即可。若前一次为污染手术,则应重新刷手。

三、手术区的准备

(一)手术患者的皮肤准备

不同的手术对患者手术区域皮肤的准备不同,一般外科手术,患者最好于前一日洗浴,并用肥皂清洗皮肤,去除皮肤上的污垢及油脂。按护理常规剃除手术区的毛发(美容外科常不需剃除毛发,但清洗后需用消毒药液清洗、浸泡处理),注意勿刮破皮肤,以防细菌侵入伤口。

(二)手术区的皮肤消毒

目前国内普遍使用碘伏作为皮肤消毒剂。碘伏属于中效消毒剂,不刺激皮肤亦不伤害黏膜,在有效浓度内极少引起皮肤过敏,尤其在麻醉状态下,同时方法简单,可直接用于皮肤、黏膜和切口消毒。用碘伏涂擦患者手术区域两遍即可。

消毒注意事项:①皮肤黏膜消毒前应做好清洁处理,否则影响消毒效果;②一般以拟定的切口区为中心向周围涂擦,如为感染手术或肛门会阴处手术,则应从外周向感染手术或肛门会阴处涂擦;③手术区域皮肤消毒范围,应包括切口周围至少15 cm的区域,无论消毒顺序由中心向四周或由四周向中心,已经接触污染部位的纱布球,不可返回清洁处涂擦;④婴儿、会阴和生殖器等处的消毒,可用稀释的碘伏或安尔碘Ⅲ型皮肤黏膜消毒剂,亦可用新洁尔灭溶液或氯己定溶液擦洗两遍即可;⑤消毒腹部皮肤时,可先将消毒液滴入脐部,待皮肤涂擦完毕后,再将脐部消毒液蘸净;⑥胸部手术时,若无需在乳头周围做切口,可在消毒铺单结束后,手术开始前,用无菌胶贴将乳头乳晕区域覆盖,可以避免残留在皱褶中的细菌在术中传播。

(三)铺无菌手术单

手术区消毒后,须铺盖无菌单,只显露手术切口及术中观察所必需的区域,尽量减少术中的污染。操作简单、时间较短的手术,铺一块小孔巾即可。较复杂的手术,须先铺治疗巾,再铺中单及大单。通常为四块治疗巾,铺置一般由助手在手术区皮肤消毒之后,未穿手术衣和戴手套之前进行。铺治疗巾的顺序是先盖好相对污染侧,再盖清洁侧,最后铺盖靠近自己的一侧。以腹部手术为例,顺序是先盖好手术区脏侧(会阴侧),再铺盖净侧(头侧)或对侧,最后铺盖靠近自己的一侧。若为面部手术,有时也用三块治疗巾铺盖,呈倒三角形,显露面部眉、眼、鼻及口唇,如无需要,一般覆盖双耳及头发。治疗巾相交处用布巾钳固定,注意患者全身麻醉(简称全麻)时,勿钳夹患者的皮肤。治疗巾铺好后,应避免移动,如有必要,只许由中心向外移动,不可相反。铺好治疗巾后,助手再重新进行外科手消毒,穿手术衣,戴手套,中单及大单由穿好手术衣的手术人员铺盖。铺中单时先铺下方,后铺上方。铺大单时,先将洞孔对准预定的手术切口部,然后将大单向手术台两侧展开,再向手术台两端展开,使上端遮盖患者头部和麻醉架,下端盖过足部,至少超过手术台边缘30 cm。注意双手及无菌单勿与周围的人员或物品接触,以防污染。

(董　雪)

第三节　美容外科的基本原则和基本技术

一、基本原则

1. 严格无菌操作　美容外科手术的患者多为健康群体,加之美容手术的特殊性,患者很难接受术后感染的发生。面部手术时尤其要做好口鼻区域的消毒,此外头发的管理也很重要,要防止污染的发丝进入手术视野内。

2. 减少组织损伤 任何外科手术对组织都会有一定的损伤,但美容手术要把这种损伤减小到最低程度。过度的夹持、按压、牵拉、电凝均可造成细胞组织的损伤,术中禁忌粗暴操作,准确地使用精巧、锋利的器械,以减少附加损伤。

3. 消灭无效腔,防止血肿 因局部组织缺损,创面闭合后在皮下或深层出现空隙即为无效腔,这是造成血肿、感染的根源。小的无效腔要借缝合及加压包扎去处理,大的无效腔可以通过转移组织瓣填充及放置负压引流管来消灭。

4. 无张力缝合 切口对合时一定要张力适中,存在一定张力的切口可以通过适度游离皮缘下组织或皮下组织的减张缝合来对皮缘进行减张,争取达到皮肤切口的无张力缝合。若存在张力过大的缝合,会导致皮缘缺血坏死及纤维组织过度增生形成瘢痕,甚至牵拉周围器官引起畸形移位。皮缘过松者需适当修剪组织。

二、基本技术

美容外科注重手术区的外表及功能,尽可能减少手术留下的痕迹。因此,美容外科在切开、剥离、止血及缝合等操作方面也要求更加精细、巧妙。

(一)切开

1. 切口的设计 接受美容外科手术的患者都不希望留下可见的手术操作痕迹,还想达到满意的手术效果。因此切口的选择应尽量细小、隐蔽且不影响功能。设计切口时应遵循以下原则。

(1)切口的位置应该尽量设计在隐蔽部位,使术后瘢痕不可见。如面颊部手术可选口内切口,除皱手术选择发际内切口,鼻部手术选择鼻黏膜内切口等。

(2)当切口无法隐蔽时,应选择尽量与生理性皱纹一致,如皮纹线(朗格纹)、皱纹线、器官外部轮廓线及皮肤松弛线。

皮纹线是 Lanser 在研究人体皮肤张力的基础上绘制出的人体皮纹走向线,如图 2-13 所示,与皮肤大部分弹性纤维平行,沿此线切开可最大程度减少弹性纤维的切断量,缝合时组织张力较小,切口愈合后瘢痕增生也就不明显,从而达到美容的目的。皱纹线与皮纹线基本一致,因此某些面部手术可沿鼻唇沟、额纹等走行来设计切口。临床常用的器官轮廓线有发际线、唇线、眉周边、耳后、乳房下皱襞等。松弛线主要指颈部、关节等部位皮肤松弛所产生的褶

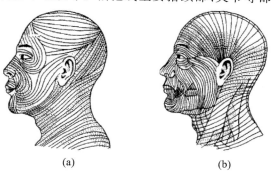

(a)   (b)

图 2-13 皮纹线和皱纹线

(a)面部皮纹线;(b)面部皱纹线

皱线。

（3）避免直线瘢痕挛缩。在四肢关节部位做切口时应避免与关节长轴平行，切口不可纵向穿过关节，应平行于关节切面。否则，愈合后形成的线形瘢痕挛缩会影响关节活动。如横行切口不能满足手术视野的暴露，可行"Z""S""L"形切开，非关节部位的手术为了避免直线瘢痕挛缩也可采用此方法。

2. 切开的方法 首先应正确执刀，一般大切口用握持式，小切口用执笔式。切开皮肤时刀刃应与皮肤呈90°，垂直切入皮下，然后刀柄与皮肤呈45°～60°角平滑而连续地运行，至末端时再竖起刀刃呈90°切入，使切口全长与深度一挥而就，见图2-14。注意创缘应垂直，不做来回切割的拉锯动作。在毛发部位切开时，应沿毛发生长方向，切口略倾斜以减少毛囊损伤。若需切除部分组织时，要求斜行切开组织，使切除后的创面外口略小，内口略大，如此缝合后的切口轻度隆起，见图2-15，可以预防术后因弹力纤维牵拉作用造成的切口瘢痕变宽，达到美观的目的，见图2-16。

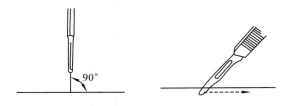

图 2-14　切开时刀与皮肤的角度

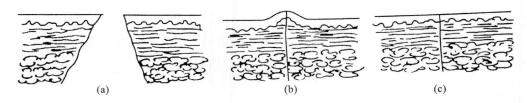

图 2-15　切开与愈合（一）

（a）外口略小，内口略大；（b）缝合后轻度隆起；（c）愈合后切口平整

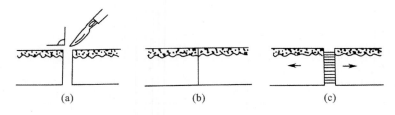

图 2-16　切开与愈合（二）

（a）刀与皮肤面呈直角切开；（b）术后对合平坦；（c）数月后瘢痕变宽

（二）剥离

剥离方式有两种。一种为锐性剥离，即用手术刀或手术剪在直视下做准确而细致的割剪，优点是组织损伤小、剥离层次精准；另一种为钝性剥离，是用刀柄、血管钳或手指等用力分离组织，多在非直视下，虽创伤大，但不易损伤较粗的神经、血管。美容外科主要采用锐性剥离，其要点是将皮肤切口创缘牵引后，刀片与剥离面垂直推剥组织，刀刃行锐性分离；或使用手术剪在直视下纵向分离，再剪断层次之间的组织，一定要熟悉解剖结构，避免损伤神经、

血管。

(三)止血

彻底止血是美容外科手术成功的关键之一,大多数美容外科手术集中在面部,而头面部血运丰富,出血较多,止血就显得格外重要。除大外科常用的结扎、压迫、止血带止血法外,美容外科在切开、剥离的过程中,应采用单极电凝或双极电凝进行精细、细致的止血,这样对组织损伤较小且术后止血彻底。局麻药中加入 1∶10 万或 1∶20 万的肾上腺素,能达到减少创面出血及止血的目的。

(四)缝合

美容外科最讲究术后的外形和功能,因此缝合技巧显得十分重要。要求创缘按组织层次严密而正确地对合,张力适度,选用最佳的缝合方法和组织反应小而细的缝合针线,使切口愈合后,瘢痕尽可能细小、平整、隐蔽及美观。缝合皮肤时应尽量做到没有无效腔、无张力对合,因此分层关闭切口显得十分必要,见图 2-17,即使用可吸收缝线关闭皮下组织,达到皮肤的无张力对合,再用较细的针线关闭皮肤全层。

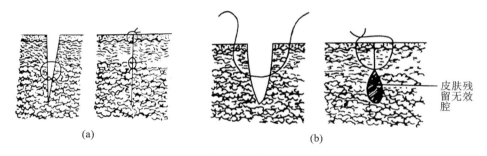

(a)   (b)

图 2-17　缝合

(a)正确分层缝合方法;(b)错误分层方法,残留无效腔

1. 常用缝合方法　以最常用的间断缝合为例,即每逢一针打一个结,每针之间互不相连。缝合时进针应与皮面垂直,两侧进针深度一致,打结后皮缘轻度隆起,防止皮缘内陷,理想的关闭张力应当使皮缘靠拢而不压窄缝线内的组织。注意针距与边距尽量均匀。

常用的缝合方法还有连续缝合、连续锁边缝合、连续皮内缝合、水平褥式缝合、垂直褥式缝合(图 2-18、图 2-19、图 2-20)。

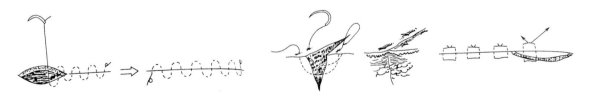

图 2-18　连续皮内缝合法　　　　　　图 2-19　水平褥式缝合法

2. 特殊缝合技巧

(1)三角瓣尖端缝合法:又称三点缝合法,用于缝合三角形皮瓣的尖端。缝合时,缝针先自一侧皮肤进针穿入创缘,从创缘内出针后再横行穿过三角形皮瓣尖端的真皮下或皮下,然后在对侧创缘相应厚度处进针,穿出皮肤,轻轻拉拢打结,注意皮瓣尖端的进针深度,防止皮瓣尖端血运障碍(图 2-21)。

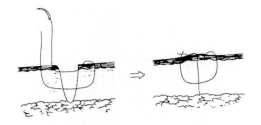

图 2-20　垂直褥式缝合法

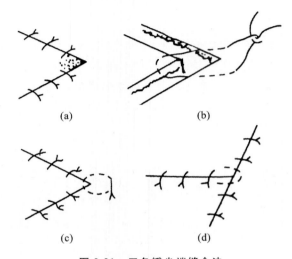

(a)　　　　　　　　　　(b)

(c)　　　　　　　　　　(d)

图 2-21　三角瓣尖端缝合法

(a) 尖端易坏死；(b)、(c)、(d) 三图的缝合方法均可

（2）创缘厚薄不等时的缝合：缝合时，从创缘厚的一侧入针后浅出针，薄的一侧深进针，打结时，将薄的一侧向上提，厚的一侧向下压，打结后可使切口变平整（图 2-22）。

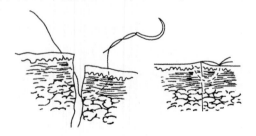

图 2-22　创缘厚薄不等时的缝合方法

（3）"猫耳"修整：当一个梭形切口较宽，而长度有限时，缝合后的两端往往会出现组织突起，临床上常称为"猫耳"。这种多余突出的组织常常需要修整，有两种方法：①线性延长切口法：往往用于梭形切口两边对称时，即将原梭形切口以两侧对称的方式延长，缝合后使切口线性延长来减小"猫耳"（图 2-23）。②斜行延长切口法：适用于两侧组织不对称时，可在原切口末端做一个有一定角度或弧度的切口延长线，最好沿组织的自然解剖曲线走行，再将另一侧皮瓣舒平，仔细沿创缘修剪掉多余的组织后缝好（图 2-24）。

（4）创缘不等长的缝合：可用均分法缝合，适用于创缘两边长度不等，但不能相差太多的切口。缝合时采用一分为二的方法，即第一针定在两边的中点，而后再取一半的中点缝合，重复上述步骤直至关闭切口，这样可以将多余的皮肤均匀地分散开（图 2-25）。

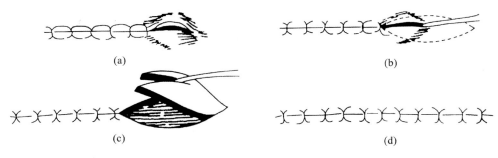

图 2-23 线性延长切口法修整猫耳

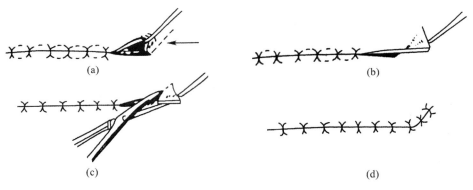

图 2-24 斜行延长切口法修整猫耳

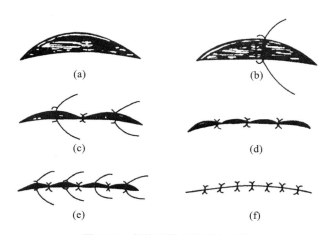

图 2-25 创缘不等长的缝合方法

（5）减张缝合：可减小创缘缝合的张力。①皮下减张缝合，又称张力分散法，创缘周围皮下分离后，将真皮向创口中心拉近，与其皮下组织或筋膜缝合，可由远及近缝合数针以分散张力（图 2-26）。②创缘外减张缝合，即用较长的脱敏纸胶布将两侧皮肤向创口拉近，以降低分散到缝线上的张力（图 2-27）。③皮肤减张缝合法，实质是水平褥式缝合，在两侧线套内放置橡皮管或穿引纽扣来降低对皮肤的压力和切割力，但常会引起循环障碍，缝线也会产生附加瘢痕，现已很少用。

（6）斜行创缘的缝合：缝合时，与皮肤成锐角、较薄的一侧应多缝合一些组织，以防撕脱（图 2-28）。

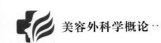

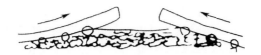

图 2-26　皮下减张缝合法

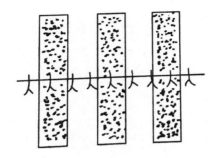

图 2-27　创缘外减张缝合法

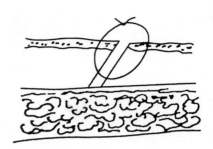

图 2-28　斜行创缘的缝合

（五）包扎与固定

许多美容手术的患者都希望尽可能地缩短恢复期,因此为了加快恢复,除了术中轻柔操作外,术后适当地加压包扎预防血肿的出现也显得十分重要。除此之外,对某些美容外科的手术来讲,术后的包扎与固定对手术最终的形态影响很大。如植皮手术的打包固定,需要十分确切的压力和足够的时间,才能使得皮片与其下的组织形成血运;鼻整形术后的固定对形态的维持也有着十分重要的作用;隆乳术后早期正确的包扎固定可以防止假体向上移位;大面积吸脂术后的加压包扎可以预防血肿的出现。

（董　雪）

第四节　美容外科的术前准备、术后处理

一、术前准备

大多数整形手术都属于择期手术,通常有充分的时间做好各种准备。可将患者的心理和身体状况调整到最佳,为手术的成功打下良好的基础。

（一）接诊与沟通

美容手术与一般的外科手术有所不同,大多数的美容手术的术前准备从接诊就开始了。患者就诊时往往带着某些主观的意愿和方案来与医生探讨手术计划,而其中可能存在一些不恰当的适应证或者超乎实际的预想,这时医生需要凭借经验及专业知识来让患者理解并接受最佳的手术方案,同时对患者进行心理、生理等方面的评估,看其是否适合接受美容手术,这样可以使医生最大限度地预防术后并发症及纠纷。此外,沟通的艺术也十分重要,许多美容手术都是锦上添花的需求,可以做,也可以不做,那么沟通是否顺畅直接决定了患者是否愿意手术。

（二）初步确定手术方案

通过与患者的详细沟通,确定其需要的手术项目。若同一个患者计划接受若干项美容手

术时,需要规划各项手术的先后顺序,必要时应选择合适的时间分期进行,以防互相影响手术效果。

(三)完善术前检查

美容外科手术与大外科手术一样,都需要进行系统全面的检查,以确保患者的安全及手术的成功。若患者存在凝血功能异常、心肺功能不全、血象异常或某些手术禁忌证,则应停止该美容手术项目。

(四)预约手术时间

确定其不存在手术禁忌后,可继续预约手术时间。女性患者应尽量避开月经期及其前后三日。若身体其他部位存在某些炎症或不适,应待痊愈后再接受手术。

(五)病史采集及病历书写

详细采集病史,包括既往的疾病和手术,尤其是是否接受过与本次手术部位相关的美容手术。详细记录其手术时间、手术方案及愈后现状,并在病历中详细恰当地描述。

(六)签署手术知情同意书

手术知情同意书的签订是术前准备十分重要的一个环节,一经签订就会产生法律效力,为日后一旦发生医疗纠纷找到解决途径。签订同意书之前,术者或其助手需向患者说明手术的切口设计、方案设计、术后预期的效果、恢复的过程及可能出现的并发症。患者需理解和认同后,再在同意书上签字、按手印。

(七)术前用药

若患者存在高血压或糖尿病等,术前需遵医嘱坚持用药,将指标控制在适合手术的范围内。某些创伤大、时间长的手术,即使是清洁手术,也可根据其必要性预防性使用抗生素。若某些颌面整形手术,预计出血量较多者,应提前备血。

二、术后处理

术后处理是指针对麻醉的残余作用及手术创伤造成的影响,采取综合治疗措施,防止可能发生的并发症,尽快地恢复生理功能,早日康复。

(一)体位

全麻的患者术后应去枕平卧 6 h,未完全清醒者应头转向一侧,避免误吸。清醒后,尽量根据手术需要,勿压迫术区,保持方便术区引流的体位。

(二)监护

合理的术后监护是及时了解术后病情变化的重要保证,尤其是一些全麻后、创伤大、时间长的手术,以及涉及口内切口影响呼吸通道的手术。最基本的监护项目应该包含血压、脉搏、呼吸、心率等生命体征,还应注意患者的体液平衡,记录入量、失血量、尿量、引流量等,及时评估和补液治疗。

(三)输液

美容外科大部分手术不影响胃肠功能,因此待患者可以自行进食的时候,尽可能减少补液,多经口来补充营养。某些创伤大、失血量多的手术,术后应严密观察体液平衡,及时补充晶体和胶体,必要时应输血。

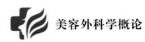

（四）引流液的观察

根据不同的手术需要,会放置引流片及引流管,负压引流或者无负压。原则上大部分的手术引流片应在术后 24 h 内拔除,引流管应在术后 48 h 内拔除。但这并非绝对,还应根据引流液的量、性质、具体体式来决定拔除的时机。某些手术术后引流管需放置多日,则应每日检查引流管有无阻塞、扭曲、脱落,按时换药消毒,避免逆行感染。

（五）拆线

美容手术术后,为避免引起明显的线结反应,一旦组织愈合后,应尽早拆线。通常头面、颈部切口如无张力,可术后 4~5 天拆线;胸腹部切口术后 7 天拆线,若有张力则应术后 10 日拆线;上、下肢切口术后 10~12 天拆线,手足切口术后 14 天拆线;对于一些缝合张力大的伤口,应延迟拆线,可于术后 10~14 天拆线,必要时可根据伤口情况,间断拆线。

拆线后皮肤切口的瘢痕在术后 3 个月内尚不稳定,创缘张力大时,会刺激纤维细胞异常增生,使瘢痕增厚变宽,因此拆线后可以使用减张脱敏胶带、松紧带压迫等进行持续的减张,常会收到较好的效果。拆线时应留取当时的影像资料,方便与术前做对比,并告知患者复诊时间,加强随访。

（六）各种不适的处理

麻醉作用消失后常出现的是疼痛,此外还会伴随肿胀,针对这些可以对症处理,给予止痛、促进静脉回流等的药物。若术后早期出现血肿,应判断其是否存在活动性出血,若无法压迫止血,应尽快二次手术,找到出血点,彻底止血再加压包扎。若术后 3 天以后出现的血肿,无持续性加重,应待合适时机进行血肿抽吸、加压治疗。若术后 24 h 内出现轻度发热,常常是由于代谢性或内分泌异常、输血等所致,若术后 3~6 天出现的发热,则要警惕感染的可能。恶心、呕吐的出现最常见的原因是麻醉反应,待麻醉作用消失后即可停止。

（董　雪）

第五节　美容外科的就诊流程

美容外科的就诊与普通疾病的就诊有所不同,它的就诊流程更加烦琐与细致。首先应挂取医师的诊号,然后医生开始接诊,接诊咨询在整个治疗过程中十分重要,它对手术的成功与否、患者的满意度等都有着非常大的影响。接诊时不仅要明确患者的真正需求,同时还应对患者进行心理状况的评估,看其是否适合接受美容手术。有些患者对美容手术抱有不切实际的幻想,以为接受了手术就可以改变他的人生或婚姻等。此时,应在接诊时就辨别出哪些患者可以进行美容手术,而哪些患者只需咨询而不需手术。

在问诊中还应注意患者是否使用真实姓名,以及职业情况。有些职业,比如演员、时装模特,在做一些美容手术时可以适当地夸张一些,以适应舞台演出的需要;而一般性职业者,通常追求自然、和谐一些。此外,还应注意其现病史、既往史、个人史、家族史等,确定有无手术禁忌。

初步沟通后确定可以进行美容手术的患者可以进一步完善术前准备,确定没有手术禁忌后,预约手术时间,待手术之日完善病历书写,签署手术知情同意书,术前照相。手术结束后应告知患者术后注意事项及换药、拆线和复诊的日期。在切口完全愈合后,可根据患者的需求,适当采取预防瘢痕增生的治疗方案。图 2-29 是美容外科的就诊流程。

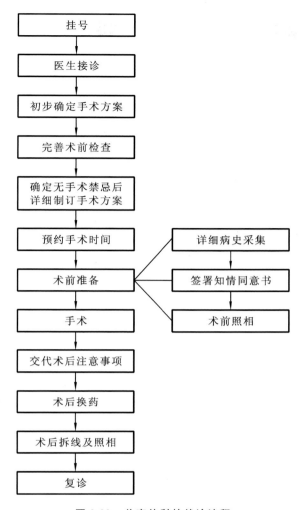

图 2-29 美容外科的就诊流程

（董　雪）

第三章　美容手术的麻醉

爱美使患者有勇气进入手术室,但患者在真正面对手术时,会感到紧张、恐惧,出现心慌、气短、对疼痛敏感等症状,为了让患者放松,更好地配合手术,应实施有效的麻醉,使患者无痛苦地度过手术期。

麻醉的目的是消除疼痛、保障安全和便于外科手术。

麻醉是指用麻醉药(简称麻药)、针刺、电针或激光等方法,抑制机体的中枢神经或周围神经,使全身或局部出现暂时的痛觉消失。

第一节　美容手术麻醉的特点

美容手术患者的年龄跨度大,涉及各个年龄段。对于任何手术,手术者都应根据患者的年龄、性别、身体状况、精神状态、手术的大小和难易程度来选择合适的麻醉方法,目的是使患者手术中不感到痛苦,配合医师完成手术。美容外科手术麻醉在实施过程中和其他外科手术麻醉有一定的共同之处,但也有自己的一些专业特点。

(1)相对安全:受术者中多为青壮年,大多数身体条件良好,没有严重的器质病变,对麻药的耐受性较好,并且许多美容项目为体表手术,故美容手术麻醉相对安全。

(2)常用局部麻醉(简称局麻):与普通外科手术不同,美容手术以增加美感为目的,手术中需观察手术效果,特别是有些手术需观察动态效果,需要患者按医师的要求做规定动作。手术中为了让患者保持清醒,除不能配合手术的儿童采用全身麻醉外,其他患者以选用局部麻醉为宜。因此,局部麻醉是美容手术最常采用的麻醉方法。并且选用局部麻醉更简单安全,而手术者多为女性,其耐疼痛力较好,在配制麻药中可加入适量肾上腺素以减缓吸收麻药且加强麻药的效果。

(3)要求高:美容外科医师作为手术者和局部麻醉实施者,应掌握麻醉的相关解剖知识、麻醉前用药及麻药的药理及毒理、局麻技术、常用麻药、处理并发症及心肺复苏术等知识,以便手术前合理选择药物,实施有效的麻醉,使者无痛苦地度过手术期,故对美容外科医师要求较高。

(4)准备充分:美容手术是"锦上添花",故许多求美者对整个手术的过程也有比较高的要求,术前均有不同程度的焦虑,其强度因其年龄不同、文化背景不同、宗教信仰不同而不同,美容医师应做好充分的麻醉前准备,且对患者进行及时的心理疏导,若需大手术者应在麻醉专科医师的配合下手术。

第二节 麻醉前的估计和准备

美容手术涉及全身,手术复杂多样,而在麻醉方法的选择和实施使用、监测及恢复等方面都常常与普通手术不同,有着自身固有的特点。因此,麻醉医师在麻醉前必须要充分掌握求美者的身体状况,选择合适的麻醉方式,消除受术者对麻醉的疑虑。

一、麻醉前访视

1. 收集相关病例的信息 首先要复习病历,对受术者有个全面的了解。

2. 询问病史 补充询问与麻醉有关的病史,如了解既往的麻醉与手术史,有无药物依赖、特异体质或过敏反应,药物治疗中是否使用过类固醇、降压药、强心药、单胺氧化抑制药、抗凝药、抗生素、抗胆碱酯酶药等对麻醉有影响的药物。

3. 体格检查、辅助检查 参照化验和各种特殊检查包括肝功能、肾功能、胸片、心电图等的数据和结果,重点掌握心、肺、肝、肾、脑等主要脏器的功能状态,发现能影响麻醉及手术危险性的异常情况。一般手术均应做血常规、凝血时间、胸部 X 线透视、心电图等常规检查;较大手术或需输血的手术还应做肝肾功能等检查。在美容外科手术前,保持身体主要器官的功能状态良好是很重要的。

4. 沟通与交流 了解求美者的心理状态也非常重要,毕竟手术都是有一定疼痛感的,而求美者的情绪状态会决定其疼痛耐受度。所以麻醉前的心理疏导可以让求美者保持一个良好心态,有助于疼痛的缓解,也使得手术更顺利地完成。

5. 签署麻醉同意书 这和签署手术知情同意书是一样地重要。

二、危险性评估

美国麻醉医师协会于麻醉前根据患者体质状况和对手术危险性进行分类,将患者分为五级。

Ⅰ级:正常健康人。各器官功能正常,发育营养良好。对麻醉和手术的耐受情况良好,正常情况下没有什么危险。

Ⅱ级:有轻微系统性疾病,机体代偿功能良好。伴有系统性疾病,尚无功能受限。例如:控制良好的高血压、非复杂性糖尿病。对一般麻醉和手术可以耐受,风险较小。

Ⅲ级:有严重系统性疾病,日常活动受限,但未丧失工作能力,尚在代偿范围内。伴有严重系统性疾病,已出现功能不全。例如:糖尿病伴有血管系统并发症、既往心肌梗死史。施行手术和麻醉有一定的顾虑和风险。

Ⅳ级:有严重系统性疾病,已丧失工作能力,机体代偿功能不全。伴有严重系统性疾病,经常威胁生命。例如:充血性心力衰竭,不稳定型心绞痛。施行麻醉和手术风险很大。

Ⅴ级:病情危急,生命难以维持的濒死患者。濒死患者,无论手术与否,不抱挽回生命的希望。例如:主动脉破裂、颅内出血伴颅内高压。麻醉和手术异常危险。

而大于 65 岁及急诊的患者都要在相应基础上加一级,美容受术者多为Ⅰ、Ⅱ级者,对于Ⅲ级应谨慎考虑,Ⅳ级及Ⅴ级者应待全身情况调整和控制后才可行较简单的手术。

三、麻醉前患者准备

美容手术多数可为择期手术,故为了保障手术的顺利完成,可进行充分的准备。为预防麻醉时的呕吐和误吸,部分麻醉方式要求成人于麻醉前 12 h 内禁食、4 h 内禁饮,乳婴儿于麻醉前 4 h 内禁饮和哺食,术前晚应灌肠或给予轻泻剂;称体重;去除义齿及其他饰物;排大小便;较大手术前留置尿管;术前一周内禁烟;高血压、糖尿病患者术前用药把相关指标调至正常范围;对于大出血手术应备血。

受术者精神方面的准备着重于消除受术者对麻醉的顾虑,以充分取得受术者的信任和合作。麻醉前还应检查和准备麻醉时必需的器械和药品。

四、麻醉前用药

(一)麻醉前用药目的

(1)消除受术者对手术的恐惧和紧张情绪。

(2)提高痛阈,增强止痛效果,提高对疼痛和麻醉的耐受力。

(3)抑制口腔和呼吸道腺体分泌,以便于麻醉操作和减少术后肺部的并发症。

(4)抑制迷走神经反射,预防手术中发生呕吐、心律失常或心搏骤停的意外。

(二)常用麻醉前用药

(1)镇静催眠药与安定药:巴比妥类、苯二氮类及酚噻嗪类药物均有镇静、催眠、抗焦虑及抗惊厥作用,并能预防局麻药的毒性反应,常用者有苯巴比妥钠、安定、异丙嗪等。

(2)镇痛药:阿片类药能解除或减轻疼痛并改变对疼痛的情绪反应。常用哌替啶和吗啡,哌替啶镇痛效能约为吗啡的 1/10,抑制呼吸和咳嗽反射较轻,对腺体分泌有较弱的抑制作用,对平滑肌的收缩作用也弱,较少发生恶心、呕吐。

(3)抗胆碱药:常用阿托品或东莨菪碱。能阻断节后胆碱能神经支配的效应器上的胆碱受体、抑制腺体分泌,便于保持呼吸道通畅,松弛胃肠平滑肌,较大剂量时抑制迷走神经反射。此外,阿托品有兴奋中枢作用,东莨菪碱有抑制中枢作用。

(三)麻醉前的特殊用药

根据不同的病情决定麻醉前的特殊用药。如有过敏史者给予地塞米松或苯海拉明,有支气管哮喘者给予氨茶碱,有糖尿病者给予胰岛素等。

(四)麻醉前用药选择

麻醉前用药应根据病情和麻醉方法确定用药的种类、剂量、给药途径和时间。手术前晚可口服镇静催眠药或安定药,手术日麻醉前半小时肌内注射(简称肌注)镇静催眠药或安定药,剧痛患者加用镇痛药,全麻或椎管内麻醉患者加用抗胆碱药。

注意事项:①一般情况差、年老、体弱、恶病质、休克和甲状腺功能低下者,吗啡类及巴比妥类药剂量应酌减。②呼吸功能不全、颅内压升高或产妇应禁用吗啡等麻醉镇痛药。③体壮、剧痛、甲状腺功能亢进症(简称甲亢)、高热及精神紧张者,镇痛及镇静药均应酌增。④甲亢、高热、心动过速者应不用或少用抗胆碱药,必须用者可选用东莨菪碱。⑤小儿、迷走神经紧张型及使用硫喷妥钠、氟烷或椎管内麻醉时,抗胆碱药剂量应增大。

第三节 麻醉的方法和选择

选择麻醉方法的原则主要是根据病情特点、手术性质和要求,麻醉方法的使用指征和条件等进行全面估计,权衡利弊,选择比较安全而有效的麻醉方法。美容手术常用的麻醉方法有局部麻醉、椎管内麻醉、全身麻醉等。

一、常用麻醉方法介绍

(一)局部麻醉

局部麻醉简称局麻,作用于周围神经,只产生躯体某一部位的麻醉,患者神志清楚。

1. 局部麻醉的适应证和禁忌证

1)局部麻醉的适应证

(1)各种小型手术,以及全身情况差或伴有其他严重病变而不宜采用其他麻醉方法的病例。

(2)作为其他麻醉方法的辅助手段,增强其麻醉效果,减少全麻药量,减轻麻醉对机体生理功能的干扰。

(3)对于小儿、精神病或神志障碍者,不宜单独使用局部麻醉完成手术,必须辅助基础麻醉或浅全身麻醉。

2)局部麻醉的禁忌证 对局麻药过敏、穿刺部位感染、肿瘤或其他不宜者。

2. 局部麻醉的分类

1)表面麻醉 将穿透力强的局麻药施用于黏膜表面,使其穿透黏膜而阻滞其浅表的神经末梢以产生黏膜麻醉。适用于眉、眼、唇、耳鼻喉、气管、尿道等部位的浅表手术,见图 3-1。

常用的表面麻醉及麻醉方法:眼部滴入法表面麻醉,可用于重睑、祛眼袋手术等;鼻腔黏膜棉片浸药填敷法表面麻醉;咽喉、气管及支气管内喷雾法表面麻醉;尿道内灌入法表面麻醉;皮肤上放置冰块、表面冷冻剂或气雾冷冻剂等冷却麻醉法,均可迅速冷却皮肤,为局部注射或表浅美容外科操作提供足够的麻醉效果。

常用药为 0.5%~1%丁卡因,一次限量为 40 mg,2%利多卡因,一次限量为 100 mg。因黏膜供血丰富,药物可被迅速吸收而易中毒,故表面麻醉药的剂量应减至相当于浸润麻醉药最大剂量的 1/4~1/2。

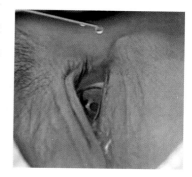

图 3-1 表面麻醉

2)局部浸润麻醉 沿手术切口线皮下注射或深部分层注射麻醉药,阻滞神经末梢。可以分为一针式浸润、线性浸润、深部浸润、肿胀浸润麻醉,是美容外科最常用的局麻方法之一。

(1)一针式浸润:做皮肤 1.0 cm 以内的微小良性病变切除时,将针头从病灶周边直接刺入中央真皮下层,注药使局部皮肤隆起,稍超过病灶边缘,退针后轻轻按摩使麻药扩散。

(2)线性浸润:皮点注射后沿切口线缓慢进针,均匀推注麻药形成条形皮丘,另于皮丘线末端进针,重复以上操作,完成整条切口线的局麻药注射。采用长细针头一次进针,回抽无血后,边推药边进针,减少局麻时的疼痛,注药完后轻轻按压局部,即可施术。

(3)深部浸润:皮下浸润麻醉后,深部逐层浸润麻醉,最好 3～5 min 后逐层切开。

(4)肿胀浸润麻醉:即采用超低浓度、大剂量、大容积的局麻药(目前常用利多卡因)注射浸润至皮下脂肪组织内,使皮下组织及其结构产生水肿、细胞组织间隙分离、压迫微小血管使之闭锁,由此达到局部麻醉止痛、止血及分离组织的作用。肿胀浸润麻醉是单独的局部麻醉,也可在全麻或区域阻滞麻醉时合并使用,是脂肪抽吸术不可或缺的组成部分。

肿胀麻醉液的配制:

①脂肪抽吸术肿胀麻醉液的配制:2％利多卡因 50 mL,肾上腺素 1 mg,5％碳酸氢钠 12.5 mL,生理盐水 1000 mL,利多卡因终浓度为 0.1％,肾上腺素终浓度为 1:100 万。

②低渗肿胀麻醉液的配制:2％利多卡因 30 mL,肾上腺素 1 mg,生理盐水 500 mL,注射用水 500 mL,利多卡因终浓度为 0.06％,肾上腺素终浓度为 1:100 万。此液适合于超声吸脂术。

③普通肿胀麻醉液的配制:2％利多卡因 10 mL,0.75％布比卡因 10 mL,肾上腺素 0.125～0.5 mg,生理盐水 80 mL,终容量 100 mL,适用于一般美容手术。头颈部手术时可加大肾上腺素量。

肿胀麻醉液配方中,肾上腺素可使皮下小血管收缩,减少出血,减慢局麻药的吸收,延长麻醉时效,减少渗出等;碳酸氢钠可中和肿胀麻醉液的 pH 值,减轻酸性物质注射时的不适,缓冲利多卡因的酸度,可减轻局部麻醉溶液的刺痛感,增加麻药的作用时间;加入糖皮质激素(如地塞米松)是为了增加皮肤耐受缺血的能力,降低组织基础代谢率或增加代谢产物利用率,并能抗炎,调理中性粒细胞功能状态,防止白细胞在组织中过度浸润。

肿胀麻醉有许多优点:安全性高,组织损伤轻;失血少,术中一般无需输血;止痛效果好,术中基本无痛,麻醉时效长;术后感觉良好,恢复快;可以单独作为一种麻醉使用而不需要全麻或阻滞麻醉,从而可避免全身麻醉或其他麻醉的风险;不需要由专业麻醉师来实施,可完全由手术医生独立完成,尤其适合在中小型的美容整形专业机构应用。

3)区域阻滞麻醉　围绕手术区四周和底部注射局麻药,以阻滞进入手术区的神经干和神经末梢,适用于短小手术及避免穿刺病理组织的手术。操作方法同局部浸润麻醉。

(1)环形浸润:操作时用多条皮丘构成一个麻醉区,较大的环形浸润麻醉区内要追加几个条形皮丘。

(2)间接式浸润:操作时先做皮下环形浸润,然后在已做好的条形皮丘上进针,向深部注射麻药,形成麻醉墙。

4)神经阻滞麻醉　将局麻药注射至神经干(丛、节)旁,暂时阻断神经的传导功能,使受该神经支配的区域产生麻醉作用。

(1)眶上神经和滑车上神经阻滞麻醉:

①标志点:眶上神经从眶缘中内 1/3 交界处的眶上切迹(或孔)穿出,距中线 2.5 cm。滑车上神经在眼眶上鼻角处出眶,距中线 1.7 cm。两条神经均位于骨膜浅面。

②麻醉方法:左手拇指保护眶缘,左手食指扪及眶上孔处,垂直进针至骨面,有异样感或针进入眶上孔时注药 1～1.5 mL 阻滞神经;退针至皮下,沿眶缘向内侧进针至眼眶上鼻角处,注药 1 mL 阻滞滑车上神经,或在眶缘上鼻角处穿刺注药阻滞滑车上神经。

(2)眶下神经阻滞麻醉:

①穿刺点:眶下缘中点下方 0.5～1 cm,左手扪及眶下缘,注射针自同侧鼻翼旁 1 cm 处刺入,见图 3-2。

②麻醉方法：与皮肤呈 45°角向上、后、外进针 1.5 cm，推注 1～1.5 mL 麻药。可麻醉范围：下睑、鼻、眶下区、上唇、上牙槽（上颌前牙、前磨牙及唇颊侧黏骨膜及牙龈、牙槽突）。

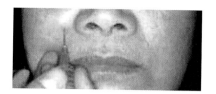

图 3-2　眶下神经阻滞麻醉

（3）鼻旁神经和滑车下神经阻滞麻醉：

①标志点：鼻旁神经在鼻骨下缘近中线的凹陷部与鼻上软骨交界处穿出至皮下层；滑车下神经在内眦部偏上的眶缘处出眼眶至皮下层。

②麻醉方法：左手食指扪及鼻骨下缘凹陷处，在鼻侧面鼻翼上方进针，针在皮下上行至鼻旁神经穿出点，注药 0.5 mL 阻滞鼻旁神经，稍退针后继续上行至内眦部偏上的眶缘处注药 0.5 mL 阻滞滑车下神经。

（4）耳颞神经阻滞麻醉：

①标志点：耳颞神经主干在耳屏以上 2～3 cm 范围内的颞浅筋膜下层中与颞浅动脉伴行。

②麻醉方法：左手食指扪及颞浅动脉搏动，在动脉后侧进针，刺入 0.5 cm 至深筋膜浅面，注药 1 mL，对耳屏为低位阻滞，耳上极为高位阻滞。

（5）颏神经阻滞麻醉：

①标志点：颏神经从下颌骨颏孔管穿出，颏孔管从后上向前下走行，其开口在下颌 1、2 前磨牙下方，牙面至下颌缘中点处，见图 3-3。

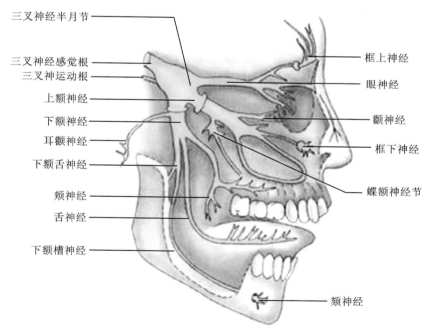

三叉神经半月节
三叉神经感觉根
三叉神运动根
上颌神经
下颌神经
耳颞神经
下颌舌神经
颊神经
舌神经
下颌槽神经
框上神经
眼神经
颧神经
框下神经
蝶颚神经节
颏神经

图 3-3　颏神经穿出点

②麻醉方法：左手食指触摸颏孔，在颏孔后上方向前下穿刺，进入颏孔后注药 1 mL，或在相当于颏孔处的骨面上注药 2 mL。

（6）肋间神经阻滞麻醉：

①麻醉方法：就医者仰卧，双手抱头，胸部稍垫高，以腋中线与各肋骨下缘交点为穿刺点，左手指端压住肋间隙，垂直进针至肋骨下缘的骨面，左手指将皮肤下移的同时右手轻轻提针

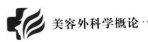

使针尖能滑过肋骨下缘,再进针 0.3~0.5 cm,回抽无血,即可注药 3 mL。

②注意事项:操作时不可穿透胸膜;行隆乳术麻醉时,做双侧第 3~6 肋间神经阻滞,注意防止用药过量。

③并发症:a. 出血及血肿:各径路穿刺时均有可能分别刺破颈内、外静脉,锁骨下动脉,腋动脉或腋静脉引起出血。如穿刺时回抽有血液,应拔出穿刺针,局部压迫止血,然后再改变方向重新穿刺。b. 气胸:多见于锁骨上方,穿刺针方向不对,刺入过深,定位偏低,或穿刺时患者咳嗽使肺尖过度膨胀,胸膜及肺尖均被刺破,使肺内气体漏至胸膜腔,此类气胸发展缓慢,有时数小时之后患者才出现症状。可行胸腔抽气或胸腔闭式引流。

3. 常用局麻药

(1)普鲁卡因:是一种弱效、短时效但较安全的常用局麻药。它的麻醉效能较弱,黏膜穿透力很差,故不用于表面麻醉和硬膜外阻滞。由于它毒性较小,适用于局部浸润麻醉。浓度 0.25%~1%,作用时间 45~60 min,成人一次限量为 1 g。其代谢产物对氨基苯甲酸有对抗磺胺类药物的作用,使用时应注意。

(2)丁卡因(地卡因):是一种强效、长时效的局麻药。此药的黏膜穿透力强,适用于表面麻醉、神经阻滞、腰麻及硬膜外阻滞。一般不用于局部浸润麻醉。成人一次限量表面麻醉 40 mg、神经阻滞为 80 mg。

(3)利多卡因(赛罗卡因):是中等效能和时效的局麻药。它的组织弥散性能和黏膜穿透力都很好,可用于各种局麻方法,但使用的浓度不同,最适用于神经阻滞和硬膜外阻滞。浓度 0.25%~0.5%,作用时间 90~120 min,成人一次限量表面麻醉为 100 mg,局部浸润麻醉和神经阻滞为 400 mg。但反复用药可产生快速耐药性。

(4)布比卡因(丁哌卡因):是一种强效和长时效局麻药。常用于神经阻滞、腰麻及硬膜外阻滞,很少用于局部浸润麻醉。它与血浆蛋白结合率高,故透过胎盘的量少,较适用于产科的分娩镇痛,浓度为 0.125% 以下,作用时间为 4~6 h,成人一次限量为 150 mg。使用时应注意其心脏毒性。

(5)罗哌卡因:是一新的酰胺类局麻药,其作用强度和药代动力学与布比卡因类似,但它的心脏毒性较低。使用高浓度、较大剂量时,对感觉神经和运动神经的阻滞比较一致,但低浓度、小剂量时几乎只阻滞感觉神经,又因它的血浆蛋白结合率高,故尤其适用于硬膜外镇痛。

(二)椎管内麻醉

椎管内麻醉又称脊髓麻醉,作用于脊神经根使得相应区域出现麻醉,即将局麻药注入硬脊膜外腔或是注入蛛网膜下腔隙内,产生下半身横断性或节断性部位麻醉。因此患者麻醉后通常会感到下肢或臀部等有发热感、麻木感、痛觉消失、运动消失至本体感觉消失(即感觉不到下肢存在)。

1. 特点　①患者神志清醒;②镇痛效果确切,肌松效果良好;③不能完全消除内脏牵拉反射;④可能引起生理紊乱。

2. 椎管内麻醉的类型

(1)蛛网膜下腔阻滞麻醉:简称腰麻,将麻药注入蛛网膜下腔阻滞脊神经,使其支配的相应区域产生麻醉作用的方法。该方法用药量少、麻醉效果确实、止痛完全、肌肉松弛好。多适用于 2~3 h 内的下腹部、下肢及会阴部的美容手术麻醉,特别对于肥胖受术者行美容手术时是最适宜、最常用的麻醉方法。

(2)硬膜外阻滞麻醉:将局麻药注入硬脊膜外腔产生节段性脊神经阻滞,使其支配的相应区域产生麻醉作用,简称硬膜外阻滞或硬膜外麻醉。适用于各种腹部、腰部、盆腔、下肢的美容手术,以及乳房、颈部、上肢及胸壁浅表美容手术。

(3)骶管阻滞麻醉:简称骶麻,经骶管裂孔将局麻药注入骶管腔内,阻滞骶部脊神经。由于骶管内神经分布丰富,因此局麻药毒性反应发生率略高于硬膜外阻滞。该方法安全、效果确切、伤及脊髓的危险性小。适用于肛门、阴道、会阴部及尿道的美容手术,以及婴幼儿、学龄前儿童的腹部美容手术的麻醉及术后镇痛。

(4)腰硬联合麻醉:麻醉蛛网膜下腔与腰段硬膜外联合阻滞麻醉,目前广泛应用于临床下腹部及下肢手术。联合麻醉显示出腰麻起效迅速、镇痛剂运动神经阻滞完善的优点,同时也发挥出硬膜外麻醉经导管间断给药可以满足长时间手术需要的优势。以小剂量的腰麻和合适的硬膜外麻相配合,只要阻滞平面控制在第 10 胸椎以下,血流动力学平稳,对老年人同时合并其他系统疾病患者及高危产妇安全性高,适用于腹部、会阴部及下肢美容手术,是美容手术安全、可靠的麻醉方法之一。

3. 麻醉技术 一般选取患者侧卧位或坐位,背部与床面垂直,与床沿齐平,尽量将腰部向后弯曲,使棘突间隙打开便于穿刺,见图 3-4。以腰麻为例,通常选用腰椎第 3~4 的棘突间隙进针,见图 3-5。首先定位,然后对皮肤、皮下组织、棘间韧带进行逐层局部浸润麻醉,以减轻穿刺的疼痛。若穿刺成功可见脑脊液流出,往蛛网膜下腔内注入麻醉药。可用皮肤试痛或冷盐水棉棒测试阻滞平面来调控麻醉平面。影响麻醉平面因素较多,如穿刺间隙高低,患者身高、体重、体位,局麻药物种类、浓度、剂量、容量及比重,以及针尖斜口方向、注药速度等。所以麻醉医生经常在穿刺成功后,会迅速要求患者配合,测定感觉平面,调整体位,调整阻滞平面,以达到完美的麻醉效果。

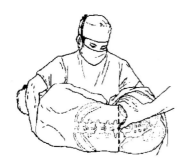

图 3-4 腰麻体位

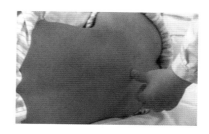

图 3-5 腰椎穿刺点

4. 禁忌证

(1)蛛网膜下腔阻滞麻醉:中枢神经系统疾病如脊髓多发硬化症、脑膜炎、脊柱畸形及外伤、脊柱结核及肿瘤、休克、败血症、靠近穿刺部位皮肤感染、凝血功能障碍等,都视为腰麻禁忌证,而冠心病患者应慎用。

(2)硬膜外阻滞:同蛛网膜下腔麻醉一样,中枢神经系统疾病(如脑膜炎、脊柱畸形及外伤、脊柱结核及肿瘤)、休克、败血症、靠近穿刺部位皮肤感染、凝血功能障碍等,都视为禁忌证,临床上有呼吸困难的患者不宜选用颈胸段硬膜外麻醉。月经期女性、正在服用抗凝药物(如阿司匹林)的患者因为影响凝血功能,不宜选用此麻醉。

(三)全身麻醉

1. 概念 麻醉药物经呼吸道或静脉、肌内注射进入人体内,抑制中枢神经系统,达到"全身痛觉丧失、神志消失、遗忘、反射抑制和一定程度的肌肉松弛"的目的的综合处理措施。

2. 特点

（1）对患者系统功能影响较大，依赖复杂的麻醉设备、麻醉医生的熟练技术和临床经验。

（2）中枢受抑制的程度与血药浓度相关，麻醉过程可逆，麻醉深度可调控。

3. 目前全身麻醉常用药物

1）吸入麻醉药

（1）氧化亚氮（笑气）：麻醉性能较弱，常与其他全麻药复合用于麻醉维持。吸入浓度为 50%～70%，必须大于 50% 才有一定的镇痛作用，吸入时必须复合使用氧气。

（2）安氟醚：麻醉性能较强，常用于麻醉诱导和维持，麻醉维持期的吸入浓度常为 0.5%～2.0%。颅内压高者、癫痫患者、恶性高热患者禁用。

（3）异氟醚：麻醉性能较安氟醚强，常用于静脉麻醉诱导后的麻醉维持，麻醉维持期的吸入浓度常为 0.5%～2.0%。循环比较稳定，苏醒快。休克患者慎用，可用于颅内压高者、癫痫患者、恶性高热患者。

（4）七氟醚：麻醉性能较强，常用于麻醉诱导和维持，麻醉维持期的吸入浓度常为 1.5%～2.5%。苏醒快，过程平稳，恶心、呕吐发生率低。

2）静脉麻醉药

（1）氯胺酮：（分离麻醉）为苯环己哌啶的衍生物，易溶于水，镇痛作用显著。静脉注射（简称静注）后 30～60 s 患者意识消失，作用时间 15～20 min。肌内注射后 3～5 min 起效，15 min 作用最强。可用于全麻诱导，剂量为 1～2 mg/kg 静脉注射。可维持麻醉 30 min。单独应用副作用较多。

氯胺酮为目前唯一具有镇痛作用的静脉麻醉药。主要副作用：可引起一过性呼吸暂停、幻觉、噩梦及精神症状，眼压和颅内压升高。

（2）依托咪酯：为短效催眠药，无镇痛作用，作用方式与巴比妥近似。起效快，静脉注射后约 30 s 患者意识即可消失，1 min 时脑内浓度达峰值。主要用于全麻诱导，适用与年老体弱和危重患者的麻醉，一般剂量为 0.15～0.3 mg/kg。

（3）普鲁泊福（异丙酚，丙泊酚）：具有镇静、催眠作用，有轻微镇痛作用。起效快，静脉注射后 30～40 s 患者即可入睡，维持时间仅 3～10 min，停药后苏醒快而安全。用于全麻静脉诱导，剂量为 1.5～2.5 mg/kg，反射的抑制较强，气管内插管的反应较轻。

二、常用麻醉方法的选择

1. 根据美容就医者的年龄 小儿及少年多选择全身麻醉。对于少数较大年龄的少年，但其意志坚强，能承受一定的痛苦，善于合作的，手术时间不长可采用局部麻醉。成人体表的美容外科手术中，多选择局部麻醉，局部麻醉下可合用强化麻醉完成大手术。少数操作复杂、时间长的大手术适用全身麻醉或椎管内麻醉。

2. 根据美容就医者的精神状态及意愿 对于心理安慰无效的紧张个体，局部麻醉下可完成的手术可配合基础麻醉一起进行。对过分恐惧疼痛，不愿觉察手术过程的美容就医者，可根据就医者的要求做全身麻醉。

3. 根据操作的要求 部分手术中需美容就医者配合，宜做局部麻醉。有的手术要求术区不因局部注药而变形，便于即时观察手术效果，应尽可能选择神经小分支的阻滞麻醉。

4. 减少麻醉并发症 为了减少麻醉并发症，提倡应用可靠的局部麻醉。

第四节 麻醉的并发症及其处理

一、局部麻醉的并发症及处理

局麻药的不良反应包括毒性反应、过敏反应、高敏反应。

1. 毒性反应 指单位时间内血液中局麻药浓度超过了机体的耐力而引起的中毒症状。

（1）原因：①一次剂量超过患者耐量。②单位时间内药物吸收过快，如注射到含血管丰富的部位或误入血管内。③患者体质差，对局麻药的耐受性差，用少量麻药也会产生毒性反应，呈高敏状态。多见于恶病质、严重感染、严重贫血、肝功能不全、维生素缺乏、高热等患者。④药物间的相互作用，如同时使用两种局麻药而不减量（按规定两同类药物相加剂量应相当于其中一种药的最大量）。

（2）症状：主要表现为中枢神经及循环系统的变化。①中枢神经系统的抑制性神经元容易遭受局麻药的抑制，结果使兴奋性神经元的作用相对加强，由此引起中枢兴奋，出现唇舌麻木、头痛、头晕、耳鸣、视力模糊、嗜睡、眩晕、寒战、语无伦次、注视困难、惊恐乃至惊厥等症状。如局麻药浓度再升高，则使兴奋和抑制性神经元都受到抑制，即引起中枢兴奋的全面抑制，表现神志模糊或昏迷、呼吸抑制或停止、循环衰竭等。②对心血管系统主要是抑制作用，早期血压升高、心跳加快是中枢系统兴奋的结果，而后对心肌、传导系统、血管平滑肌产生直接抑制，心肌收缩力降低，血压下降，房室传导阻滞，心跳减慢直至停止。

（3）治疗：①立即停用局麻药。②支持呼吸和循环功能，如给予吸氧和使用升压药（麻黄碱、间羟胺）；心率缓慢使用阿托品；呼吸、心跳停止时应立即心肺复苏。③抗惊厥：静注安定 $0.1\sim0.2$ mg/kg 或 2.5% 硫喷妥钠 $3\sim5$ mL，亦可用速效肌松药。

（4）预防：①麻醉药的一次用量不得超过限量。②注入麻药前必须回抽。③注意个体化用药，如果是血运丰富的部位，年老体弱者，麻醉药量应适当减量。④如果没有禁忌证，局麻药液中应加入肾上腺素，浓度为 1：（20 万～50 万），可使局部血管收缩，减少创口渗血。延长局麻药的吸收，增加麻醉作用时间，减少局麻中毒反应。但肾上腺素的浓度不宜过高，以免组织缺血坏死。在足趾、手指和阴茎等处做局麻时，不应加肾上腺素。老年、甲亢、心律失常、高血压和周围疾病亦不宜使用。⑤局麻前应给予适量镇静药，比如安定、巴比妥类药物。

2. 过敏反应 有极少数患者在使用局麻药后出现皮肤黏膜水肿、荨麻疹、咽喉水肿、支气管痉挛、低血压或休克等症状，称为过敏反应，有即刻反应和迟缓反应两种。目前尚无可靠的方法预测。皮内或眼结膜试验均可能有假阳性和假阴性，只供参考而难做定论。凡患者属过敏体质或有过敏史者应小心。酯类局麻药的过敏反应发生率比酰胺类高。发生过敏反应可以给予激素及抗组胺药，严重时静注肾上腺素 $0.2\sim0.5$ mg。

3. 高敏反应 使用小剂量局麻药即出现严重中毒征象，亦称为特异质反应。

二、椎管内麻醉的并发症及处理

1. 蛛网膜下腔麻醉

（1）麻醉中异常情况：①麻醉失败：注药速度过慢、体位调整不当、针口脱出、未注入合适剂量等各种因素，导致麻醉效果不佳甚至失败，可能需要重新麻醉或更改麻醉方式（如全身麻醉)。②血压下降:麻醉平面升高使得血压下降较为明显。低血压的发生和血压下降的幅度则与阻滞范围的大小、患者的全身状况和机体的代偿能力密切相关。③呼吸抑制:当肋间肌大部或全部麻痹,肺通气功能有不同程度的影响,一旦膈神经也被阻滞,则可能导致严重通气不足或呼吸停止。④恶心、呕吐:多因循环抑制低血压引起脑缺氧,兴奋恶心、呕吐中枢,麻醉后交感阻滞,迷走神经功能兴奋致胃肠蠕动增强,外加手术牵引等刺激也易引起呕吐。

(2)麻醉术后并发症及处理:①头痛:较常见,多于麻醉作用消失后 6~24 h 出现,2~3天最剧烈,一般在 7~14 天消失,少数患者可持续 1~5 个月甚至更长。对于轻度头痛者平卧2~3 天可自行消失,中度头痛者每日补液,加用小剂量镇痛镇静药物,严重者可行硬膜外腔充血填疗法。②尿潴留:多因支配膀胱的神经恢复较晚所致,也可能与下腹部手术刺激、会阴及肛门手术疼痛及患者卧床不习惯卧位排尿有关。严重者行导尿治疗。③下肢瘫痪:少见的严重并发症,多因粘连性蛛网膜炎所造成,治疗效果差。④马尾神经综合征:下肢感觉、运动长时间无法恢复,大便失禁,尿道括约肌麻痹等骶神经受累。

2. 硬膜外阻滞麻醉

(1)穿破硬脊膜。

(2)全脊髓麻醉:穿刺针或硬膜外导管误入蛛网膜下腔,过量药物注入而产生广泛阻滞,临床表现为全部脊神经支配区域无痛觉、低血压、意识丧失及呼吸停止,甚至心搏骤停、患者死亡,是严重并发症。

(3)神经根损伤:损伤神经根时患者常诉电击样痛并向单侧肢体传导。表现为受损神经支配区域疼痛、麻木感,典型症状为伴发咳嗽、憋气时疼痛麻木加重。一般 2 周内多缓解或消失,但麻木感遗留数月。

(4)硬膜外血肿:硬膜外腔出血所致,形成概率极低(0.0013%~0.006%),但却是硬膜外麻醉致截瘫的首要原因。

(5)其他:导管拔出困难或折断、血压下降、呼吸抑制等。

三、全身麻醉的并发症及处理

1. 呕吐、反流与窒息 呕吐或反流物易造成误吸,而引起呼吸道阻塞、窒息或吸入性肺炎等,为全麻主要危险因素之一。呕吐及反流常发生于饱食后、腹内压增高(如肠梗阻、产妇)、创伤、失血、休克、高颅压及昏迷患者。某些药物、机械刺激、缺氧和二氧化碳蓄积等都会引起。

为预防呕吐和反流引起误吸的意外,全麻前应严禁饮食,使用镇静、镇吐或抗胃酸类药,必要时做胃肠减压。对饱胃患者的全麻应先行清醒气管插管或快速插管,亦可用食管阻塞器,麻醉诱导力求平稳。

全麻下发生呕吐和反流时,应立即取头低位,使声门高于食管入口,头偏向一侧,便于及时清除呼吸道分泌物。严重时应气管内冲洗和清吸,同时进行人工呼吸。

2. 呼吸道梗阻

(1)舌后坠:全身麻醉下下颌松弛,使舌根后坠而堵塞咽喉通道,造成上呼吸道部分或完全梗阻,可听到鼾音(打呼噜),正常睡眠时亦可出现。处理方法:①托起下颌;②放入口咽或鼻咽通气道;③头偏一侧或肩背垫高取头后仰位。麻醉患者未醒前头底下不宜垫枕,以免发生舌后坠。

(2)喉痉挛:是一种防御反射。硫喷妥钠麻醉、缺氧、二氧化碳蓄积、乙醚浓度突然增高、分泌物和手术操作刺激均可诱发喉痉挛,引起呼吸困难、三凹征,吸气时鸡鸣声、发绀,重者窒息。处理原则是消除诱发原因,解除呼吸困难,包括吸除咽喉部异物、加压吸氧或药物治疗。

(3) 下呼吸道分泌物梗阻:常因脓性痰、血液、唾液或误吸物等阻塞下呼吸道,表现为呼吸困难、发绀,肺部能听到啰音,手压呼吸囊感觉阻力增加。可因严重缺氧和二氧化碳蓄积而导致死亡。处理方法是及时用吸引器将气道内分泌物吸出,应减浅麻醉以恢复患者咳嗽反射,或结合体位引流以排除痰液,同时要吸氧,坚持有效的人工通气以维持较好的氧合。

(4) 支气管痉挛:多发生于有哮喘史或慢性支气管炎患者。硫喷妥钠、气管插管、胃液刺激等都能诱发支气管痉挛。常表现为以呼气为主的呼吸困难,肺部有哮鸣者。应给予吸氧及用氨茶碱、异丙嗪或激素等药物治疗。

3. 呼吸抑制或停止 由使用大量或快速静脉注射对呼吸有抑制作用的麻醉药或肌松药、全麻过深、体位不当等引起。疾病和手术亦有影响。治疗应针对病因、同时给氧吸入并维持有效的人工通气。

4. 低血压 发生低血压常见原因:①药物抑制或麻醉过深;②术中失血;③神经反射;④严重缺氧和酸血症;⑤手术操作的影响,收缩压下降超过原来血压水平的30%,就会影响到组织血流灌注,严重低血压可导致循环功能衰竭而致死。治疗应针对病因,如控制麻醉药用量或麻醉深度,补充血容量,封闭神经反射区,纠正缺氧、水和电解质紊乱及酸碱平衡失调,手术操作中应避免对心脏或大血管的压迫,必要时使用升压药。

5. 心律失常 常见原因:①二氧化碳蓄积和缺氧;②某些药物(如氟烷)作用;③手术操作刺激;④神经反射;⑤电解质紊乱;⑥低温等。需要紧急处理的心律失常有两类:一类为完全性房室传导阻滞,另一类为频发性早搏和室性心动过速。前者用阿托品、异丙肾上腺素或安装起搏器治疗;后者用利多卡因或电击转复治疗。至于常见的窦性心动过速或过缓,针对病因而不难处理。

6. 心搏骤停 心搏骤停是麻醉和手术中最严重的并发症,一般都有明显的原因,如病情危重、低血容量、冠心病、严重缺氧和高碳酸血症、电解质或酸碱平衡紊乱、低温、麻醉药过量或中毒、神经反射、手术刺激等。应针对各种原因积极预防,早期发现和及时抢救以减少死亡。

7. 高热、抽搐和惊厥 小儿、药物(琥珀胆碱、氟烷)都是引起恶性高热的原因,临床表现为恶性高热,肌肉持续收缩,体温急剧升高。可进行物理降温,用丹曲洛林。

8. 苏醒延迟或不醒 表现为全麻后超过2 h意识仍不恢复,药物过量、循环呼吸功能衰竭,水、电解质、糖代谢紊乱或低温皆可引起苏醒延迟或不醒。

(周丽艳)

第四章　瘢痕的预防和治疗

第一节　正常伤口的愈合过程和瘢痕的形成机制

瘢痕组织是人体创伤修复过程中的一种自然产物。创伤修复有两种类型：一种类型是皮肤的表浅伤口，仅仅影响表皮，由毛囊、皮脂腺的上皮细胞增生起始，通过简单的上皮形成而愈合。修复后均能达到结构完整性和皮肤功能的完全恢复。另一种类型是深达真皮和皮下组织的损伤，通过瘢痕来修复。

习惯上将伤口愈合过程划分为三个阶段，即炎症反应阶段、肉芽组织形成阶段和组织重塑阶段。

一、炎症反应阶段

皮肤损伤引起血管破裂出血，继而血小板聚集，凝血酶原被激活，启动凝血过程形成血凝块，同时血小板脱颗粒分泌趋化因子和细胞因子，如转化生长因子、血小板来源生长因子、表皮生长因子等。趋化巨噬细胞、中性粒细胞、单核细胞等各种炎性细胞和成纤维细胞向创面聚集，引起局部炎症反应，很快创面中出现了纤维连接蛋白和胶原。二者通过与血小板表面整合素结合，进一步激活血小板，增强血小板的聚集和脱颗粒作用，释放更多的生长因子，加速炎性细胞在创面的聚集。生长因子的释放和激活，如 TGF-β（转化生长因子-β）、PDGF（血小板源性生长因子）、EGF（表皮生长因子）等对于炎症反应阶段，以及整个创面修复过程都是至关重要的，但它们的大量分泌和创面中持久的高浓度，正是瘢痕形成的重要原因。

二、肉芽组织形成阶段

肉芽组织从伤口第四天开始形成，前期沉积于血凝块中的细胞外基质（ECM）经改造，新生血管长入形成肉芽组织。肉芽组织含有大量成纤维细胞、巨噬细胞，丰富的 ECM 和血管。成纤维细胞在细胞因子，尤其在 TGF-β 刺激下，大量合成和分泌胶原及其他 ECM 分子，沉积于创面。与此同时，胶原和其他 ECM 分子在胶原酶和其他蛋白水解酶的作用下改建和重排列，由此 ECM 合成和降解处于相对平衡之中，平衡的破坏将导致创伤愈合纤维化和瘢痕形成。早期的 ECM 分子（纤维连接蛋白（FN）、胶原等）充当肉芽组织形成的支架，并通过其细胞表面受体实现信息传递。而创伤早期出现的透明质酸则有利于细胞在肉芽组织中的移动和细胞功能的恢复。

三、组织重塑阶段

肉芽组织形成后,其中的细胞成分和 ECM 分子不断地变化,创伤愈合进入第三个阶段。但实际组织的重塑在肉芽组织形成不久即已开始,并在肉芽组织形成后的几个月内细胞成分和 ECM 分子渐渐地、连续不断地发生变化。细胞成分逐渐减少,胶原酶和其他蛋白水解酶降解胶原和 ECM 分子,巨噬细胞不断吞噬清除多余的 ECM 分子,胶原纤维被改建和重新排列,最终被结构更成熟的纤维结缔组织取代,形成瘢痕。

第二节 瘢痕的病因

在正常的伤口愈合过程中,胶原的合成代谢与降解代谢之间维持着平衡状态,但在增生性瘢痕和瘢痕疙瘩中,这种正常的平衡被破坏,胶原的合成明显超过降解,最终导致胶原的大量堆积。虽然导致这种改变的确切病因尚不清楚,但许多因素与这种改变有关。各种深达真皮的创伤和烧伤,为瘢痕的主要病因。此外手术、感染、异物及机体局部胶原代谢失调等均可引发瘢痕的形成。在人种上,皮肤色素少的白种人较少发生瘢痕,但有色人种发生较多。处于生长发育期的青少年及妊娠期较易发生。一般认为耳后、口周、颈部、前胸和肩背部为瘢痕好发部位。但无论何种情况、任何部位,创面的无菌程度、血供、张力的大小及全身状态都可影响创伤的愈合及瘢痕的形成。

一、体外因素

1. 外伤和皮肤疾病

(1)外伤包括外科手术、撕裂伤、文身、烧伤、注射、咬伤、接种和其他非特异性损伤,有时因原发症状不明显而被患者忽视或者忘记。

(2)皮肤疾病包括蜂窝组织炎、粉刺、化脓性汗腺炎、毛发囊肿、异物反应及疱疹、天花、牛痘等,局部感染均与瘢痕形成有关。

2. 张力 瘢痕增生易发生于张力高的部位。研究证明垂直于皮肤松弛线切口的张力,是平行于皮肤松弛线切口张力的 3 倍,张力大,可刺激纤维组织形成。因此,手术切口选择不当而产生较大的张力,是促使瘢痕增生形成的因素之一。

3. 种族 黑色人种的人较白色人种更易形成瘢痕疙瘩和增生性瘢痕,比例为(3.5~5):1。玻利尼西亚人和中国人较印第安人和马来西亚人更易形成瘢痕疙瘩。欧洲居民居住在回归线上的人较居住在温带的人有更大的瘢痕疙瘩发生倾向。所有种族(包括黑色人种)的白化病患者未见有瘢痕疙瘩的报道。

4. 部位 瘢痕疙瘩可以发生于身体的任何部位,但最常见于背部、肩部、胸前部、上臂三角肌区,较少发生于下肢、面部和颈部,皮肤厚的部位较皮肤薄的部位更易发生;在眼睑、生殖器、手掌、足底、角膜和黏膜则较为罕见。Crockett 根据大量的统计资料,提出了一个瘢痕疙瘩发生部位的敏感顺序。

第一顺序:胸骨前、上背部和上臂三角肌区,这些部位的所有瘢痕几乎都可能发展为瘢痕疙瘩。

第二顺序:有胡须的部位、耳朵、上肢前侧、胸前、头皮和前额。这些部位形成瘢痕的倾向,与损伤的性质有关。

第三顺序:下背部、腹部、下肢、面中部、生殖器。这些部位的瘢痕疙瘩不常见。

5. 年龄 瘢痕增生可发生于任何年龄,但一般多见于青年人,青春期前的儿童或老年人很少发病。原因:①年轻人容易造成外伤;②年轻人皮肤张力较大,而老年人皮肤缺乏弹性,较松弛;③年轻人皮肤的胶原合成率较高。

6. 家族倾向 瘢痕疙瘩具有家族倾向。常染色体的隐性遗传和常染色体的显性遗传均有报道,特别是多发的、严重的瘢痕疙瘩,其阳性家族史更为明显。

二、体内因素

1. 内分泌紊乱 瘢痕疙瘩的形成与内分泌的改变有一定关系。绝大多数的瘢痕疙瘩发生在青春期。在妊娠期,瘢痕疙瘩有明显的症状加重和体积增大,绝经期后瘢痕疙瘩逐渐消退萎缩。局部高水平的激素代谢,在瘢痕疙瘩形成中起着主要的或至少是辅助性的作用。

2. 生物化学因素 在研究胶原合成时,Cohen 发现瘢痕疙瘩组织中的脯氨酸羟化酶活性较增生性瘢痕明显增高,是正常皮肤的 20 倍,脯氨酸羟化酶是胶原合成过程中的关键酶,它的活性与胶原蛋白的合成率密切相关。

第三节 瘢痕的分类及特点

临床上根据瘢痕组织学和形态学的区别,可以将其分为以下几种类型。

一、表浅性瘢痕

表浅性瘢痕(superficial scar)因皮肤受轻度擦伤,或由于浅Ⅱ度灼伤,或皮肤受表浅的感染后所形成,一般累及表皮或真皮浅层。

特点:表面粗糙,有时有色素改变。局部平坦、柔软,有时与周边正常皮肤界限不清。一般无功能障碍,不需特殊处理。

二、增生性瘢痕

凡损伤累及真皮深层,如深Ⅱ度以上灼伤、切割伤、感染、切取中厚皮片后的供皮区等,均可能形成增生性瘢痕(hypertrophic scar)。

特点:瘢痕明显高于周围正常皮肤,局部增厚变硬。在早期,因有毛细血管充血,瘢痕表面呈红色、潮红色或紫红色。在此期,痒和痛为主要症状,甚者可因搔抓而致表面破溃。在经过相当一段时期后,充血减轻,表面颜色变淡,瘢痕逐渐变平坦,痒痛减轻以至消失,这个增生期的长短因人和病变部位不同而不同。一般来讲,儿童和青壮年增生期较长,而 50 岁以上的老年人增生期较短;发生于血供比较丰富部位如颜面部的瘢痕增生期较长,而发生于血供较差部位如四肢末端、胫前区等的瘢痕增生期较短。增生性瘢痕虽可厚达 2 cm 以上,但与深部组织粘连不紧,可以推动,与周围正常皮肤一般有较明显的界限。增生性瘢痕的收缩性较挛缩性瘢痕较小。因此,发生于非功能部位的增生性瘢痕一般不致引起严重的功能障碍,而关节部位大片的增生性瘢痕,由于其厚硬的夹板作用,妨碍了关节活动,可致功能障碍。位于关节曲面的增生性瘢痕,在晚期可发生较明显的收缩,从而产生如颌颈粘连等明显的功能障碍。

三、萎缩性瘢痕

萎缩性瘢痕(atrophic scar)的损伤累及皮肤全层及皮下组织,可发生于大面积Ⅲ度灼伤长期慢性溃疡愈合后,以及皮下组织较少部位如头发、胫前区等受电击伤后。

特点:瘢痕坚硬、平坦或略高于皮肤表面,与深部组织如肌肉、肌腱、神经等紧密粘连。瘢痕局部血液循环极差,呈淡红色或白色,表皮极薄,不能耐受外力摩擦和负重,容易破溃而形成经久不愈的慢性溃疡。如长期时愈时溃,晚期有发生恶变的可能,病理上多属鳞状上皮癌。萎缩性瘢痕具有很大的收缩性,可牵拉邻近的组织、器官,而造成严重的功能障碍。

四、瘢痕疙瘩

瘢痕疙瘩(keloid)的发生具有明显的个体差异。大部分的瘢痕疙瘩通常发生在局部损伤1年内,包括外科手术、撕裂伤、文身、灼伤、注射、动物咬伤、接种、粉刺及异物反应等,许多患者的原发病史可能被忘记。

特点:瘢痕疙瘩的临床表现差异较大,一般表现为高出周围正常皮肤的、超出原损伤部位的持续性生长的肿块,扪之较硬,弹性差,局部痒或痛,早期表面呈粉红色或紫红色,晚期多呈苍白色,有时有过度的色素沉着,与周围正常皮肤有较明显的界限。病变范围大小不一,从2～3 mm丘疹样到大如手掌的片状。其形态呈多样性,可以是较为平坦的、有规则边缘的对称性突起,也可以是不平坦的、具有不规则突起的高低不平的团块,有时像蟹足样向周围组织浸润生长(又称"蟹足肿")。其表面为萎缩的表皮,但耳垂内瘢痕疙瘩的表皮可以接近正常皮肤。大多数病例为单发,少数病例呈多发性。瘢痕疙瘩在损伤后几周或几个月内迅速发展,可以持续性连续生长,也可以在相当长一段时期内处于稳定状态。病变内可因残存的毛囊腺体而产生炎性坏死,或因中央部缺血而导致液化性致死。瘢痕疙瘩一般不发生挛缩,除少数关节部位病变引起轻度活动受限外,一般不引起功能障碍。瘢痕疙瘩一般不能自行退化,偶有报道病变在绝经期后退化,其退化与病程、部位、病因或症状无关。瘢痕疙瘩的恶变曾有报道,但发生率很低。增生性瘢痕和瘢痕疙瘩的特征及鉴别诊断见表4-1。

表 4-1 增生性瘢痕和瘢痕疙瘩的特征及鉴别诊断

项 目	增生性瘢痕	瘢痕疙瘩
1.发病年龄	各种年龄均可发病	3岁以上发病
2.好发部位	不定	好发于胸骨前、上背部、耳垂及肩峰等
3.症状及体征	灼痛和奇痒;病变限于痒、痛,较轻;病变超出原创口范围;早期色鲜红、质硬,常呈过度角化、溃疡及挛缩	痒、痛较轻;病变超出原创口范围;边缘呈"蟹足肿"样突起,质地硬,极少有过度角化、溃疡及挛缩
4.病程及转归	病程短,数月至1～2年后症状可消失,并逐渐变为暗褐色,平坦而柔软,趋于稳定	病程长,多数数年乃至几十年,多持续增长,很少自行萎缩
5.镜检及X线分光器检查	胶原纤维方向与瘢痕长轴平行,且整齐,向周围正常皮肤中逐渐消失	含较多成纤维细胞,并可见分裂象;后期呈嗜酸性透明样胶原纤维,具有折光性,较密;纤维方向不规则,呈旋涡状,与周围皮肤分界清楚
6.细胞培养	无Ⅰ型细胞;无黏液	有5%～10%为Ⅰ型细胞(细胞大、活动度小);产生黏液

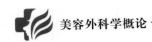

续表

项　目	增生性瘢痕	瘢痕疙瘩
7.压力疗法	持续加压数月,多能促使萎缩	多无效
8.手术切除	复发少	复发多

第四节　瘢痕的治疗

一、手术治疗

外科手术切除一直是瘢痕治疗中采取的主要方法之一。为了患者能获得较好的功能恢复与满意的治疗效果,在手术治疗前应有详尽而细致的治疗计划与方案。正确的技术操作与步骤,常先取决于手术前的各项计划。治疗计划除考虑患者局部瘢痕和畸形情况、周围组织的条件及供区的多少外,还应考虑患者的整体情况,如患者的年龄、性别、职业等,以确定最佳方案,才能在形态和功能上获得最满意的结果。

(一)手术治疗时机

增生性瘢痕手术最好在 6 个月或 1 年之后施行。因它成熟过程缓慢,通常需经历 6~24个月,少数病例可延长至 3~4 年。同一个体不同部位的增生性瘢痕的成熟时间也不一致。瘢痕开始成熟的标志是颜色由深红色或紫红色逐渐转为紫色或褐色,充血消退,变软,最后与周围皮肤颜色近似。但在影响功能的重要部位则不能等待,如瘢痕挛缩可导致掌指关节背屈、关节脱位,应尽早手术纠正,以免产生严重继发畸形而难以纠正。

(二)各种瘢痕治疗原则

1. 表浅性瘢痕　大多不需治疗,但如发生在面部,则有损容貌,可手术切除。手术时应尽量按皮纹方向切除缝合。如瘢痕与皮纹成直角交错,应用“Z”成形术修复。小的瘢痕可一次切除。面积大的,应分次切除。

2. 增生性瘢痕　因为增生性瘢痕有自行退变软化的可能,故无特殊原因,应先行非手术疗法,如加压疗法、药物疗法和放射疗法等。尤其是加压疗法对预防增生性瘢痕形成非常有效。放射疗法应慎用,特别是瘢痕面积较大,患者年龄偏小者。早期手术疗法仅适用于位于特殊部位的增生性瘢痕,如眼周、口周、鼻孔和手背等部位,以保护视力,早日解除进食困难、恢复呼吸通畅、防止手的挛缩畸形和功能障碍。治疗增生性瘢痕多采用非手术疗法和功能锻炼,等待瘢痕成熟、软化且停止生长后,再行手术治疗。总的原则是切除瘢痕、解除瘢痕挛缩,以皮肤移植修复创面,为了预防瘢痕增生,术后需用加压包扎。

3. 瘢痕疙瘩　瘢痕疙瘩的治疗为一棘手问题,单纯手术后治疗后复发率高。因此单纯切除缝合应视为禁忌。一般治疗原则是先行非手术治疗,再行手术治疗。术前可采用加压治疗、X 线治疗和激素治疗等。术中要避免张力缝合,如创面较大或缝合后有张力者,予以植皮修复。术后加用放射治疗和加压治疗法,可较好地控制复发。放射治疗常用 ^{192}Ir、^{90}Sr、深部X 线等进行外照射或术中放射治疗,低能量光子和电子的应用进一步减少了对周围皮肤的照射剂量和皮下组织的破坏。近年出现的皮损腔隙内照射疗法与普通外照射疗效相当,但可更好地限制照射范围,应用方便,为术后放射治疗提供了新的选择。

4. 萎缩性瘢痕 萎缩性瘢痕对功能和外观影响较小,故通常不需治疗。位于机体外露部位因色泽不同有碍外观者,如面积较小且在适合部位时,可考虑切除缝合术,或瘢痕切除局部皮瓣转移术,以改善外观。若范围较大者应考虑皮肤磨削术,但能否达到手术预期目的难以预料。若瘢痕与深部组织粘连有损功能时,应彻底切除瘢痕,皮瓣覆盖修复创面。

5. 凹陷性瘢痕 对小范围且较表浅的凹陷性瘢痕,多采用局部组织充垫法治疗,即切除瘢痕上薄层上皮,潜行分离瘢痕两侧的皮下组织,逐层缝合供充垫凹陷之需,凹陷即可消失,外观也随之改善。如范围虽小,但较深的凹陷性瘢痕,则需采用局部脂肪瓣或肌瓣的转移,或真皮、脂肪、筋膜、软骨、骨组织的游离移植,或组织代用品植入的方法,才能将凹陷彻底充填平整。凹陷性瘢痕范围较大时,则需采用局部皮瓣、肌皮瓣或游离组织瓣移植的方法改善外形。

(三)手术治疗方法

手术治疗一直是瘢痕治疗的重要手段。手术切除瘢痕手术后,予以直接缝合、行"Z"或"W"成形术或组织(皮片、皮瓣、复合组织瓣等)移植覆盖创面,实现形态和功能的改善。但对于增生性瘢痕和瘢痕疙瘩,术后复发直接影响了疗效,其中尤以瘢痕疙瘩的复发率为高,且手术有可能刺激原有病变和周围皮肤,使病变范围扩大、病情加剧。另外,皮肤伤口的张力大小和方向在增生性瘢痕和瘢痕疙瘩的形成中发挥重要作用,在手术过程中使用"Z"或"W"成形术及尽可能松解周围皮肤组织等,对于局部减张以减少复发有重要意义,但在非跨越凹陷或屈曲部位,为防止更多新的瘢痕形成则应避免使用"Z"或"W"成形术。

1. 瘢痕切除直接缝合术 使用于面积较小的瘢痕。术前用亚甲蓝标出拟切除瘢痕的手术切口。术时沿切线切开皮肤,撑大瘢痕深面,沿瘢痕深面与正常皮下组织间做锐性分离,使挛缩的皮肤完全松解。切除瘢痕后,在创面两侧设计角度相等且相互交错的切口,切开全层皮肤,宜达皮下,创缘稍加剥离。互相镶嵌,不吸收线间断缝合,即"W"成形术。术后24 h更换敷料,并观察皮肤血液循环情况。如发现血液循环障碍,须找出原因,及时处理。皮瓣张力过大者,可拆除部分缝线减张。术后7天拆除缝线。

切除瘢痕,直接缝合创面,伤口必有一定的张力。切除的瘢痕越宽,张力越大。因此术中应特别注意做好皮下缝合,减少皮肤切口的张力,以利于切口愈合及预防术后伤口瘢痕增生。最好将皮下缝合的结打在深面组织内。在设计三角形皮瓣时角度要相等,皮瓣要等大,便于对位缝合。三角形皮瓣角度不可过小,以防皮瓣尖端组织坏死。

2. 瘢痕切除"Z"成形术 适用于条状或蹼状瘢痕,术前用亚甲蓝设计切口线,以挛缩的蹼状瘢痕线为中轴,切口两端伸出方向相反的两臂,长度与中轴切口相等。两臂与轴间形成的夹角最好相等,且以 $60°\sim70°$ 为最佳。角度愈大,两臂切口愈长,中轴线长度延长愈多。术时按设计线切开皮肤和皮下组织,切除瘢痕,在深筋膜深面潜行分离,形成两个相对的三角形皮瓣,并将深筋膜包含于皮瓣内,以利于皮瓣的血液循环,并适当剥离附近的皮下组织,便于皮瓣转移缝合。缝合时将两个对偶三角形皮瓣互换位置,挛缩部位即获得松解,将皮瓣在新的位置上与周围皮肤间断缝合,皮下适当缝合数针以减少皮肤切口的张力。当挛缩的瘢痕索条较长,且两侧有弹性的软组织不够宽广时,可做连续多个"Z"成形术矫正。术后皮瓣下放置引流,24 h后拔出。术后加压包扎要适当,不可过紧,以防血液循环障碍。肢体用石膏制动,并适当抬高,注意观察肢端血运。全身应用抗生素以防止感染。

"Z"成形术的中轴线要与瘢痕挛缩线一致,皮瓣形成过程中,保持皮瓣有一定的厚度,以保证真皮下血管网不受损伤,最好将深筋膜包含在皮瓣内形成筋膜皮瓣,以利于保持皮瓣血供。在颈部应将颈阔肌包含在皮瓣内。

3. 瘢痕切除五瓣成形术 适用于蹼状瘢痕。五瓣成形术是由两个"Z"成形术和一个"Y-V"成形术组成。以蹼状瘢痕的纵轴为中轴,在其两端向内侧各伸出一臂,其夹角以 60° 为佳,在中轴中点再做一垂直线,在该中点的另一侧做两个斜臂,形成三个角度相等的夹角。术前用亚甲蓝标出设计切口线,术时按设计线切开皮肤、皮下组织,形成五个瓣,分别交换位置,中间将三角形皮瓣推进嵌入相应的"V"形创面中。多余的皮肤组织可以剪除,分别间断缝合皮下组织、皮肤。术后 10 天拆线,并嘱咐患者理疗、锻炼,促进其功能早日恢复。

皮瓣形成交换位后,可能有多余的皮肤组织,可按创面形状适当剪除部分皮肤后缝合创面。在蹼的中央,也就是三角形皮瓣的间断处往往组织菲薄。蹼状瘢痕已软化、血运恢复良好者,瘢痕组织可以不切除;如瘢痕较硬、血供不良或瘢痕组织两侧皮肤松弛者,为防止术后血运障碍,应将瘢痕切除。

4. 瘢痕切除加皮肤移植术 适用于面积较大、已挛缩畸形的瘢痕。瘢痕切除后创面大,切口缝合张力大,均应行皮肤移植术以修复创面。至于皮肤移植术种类的选择,可根据具体情况而定。较局限或颜面部位的创面修复,尽量选择全厚皮片修复,这种皮片术后颜色好,收缩少。大面积的创面可选用断层皮片修复。如果创面中有重要组织如神经、肌肉、骨骼等暴露,或需进一步做深部组织修复时,则须行局部或远位皮瓣修复。

术前用美蓝标出所需切除的瘢痕范围。术时先按切口线将瘢痕皮肤全层切开,露出正常的皮下组织。瘢痕切除的平面尽量一致,沿瘢痕下疏松组织平面一次将瘢痕切除。创缘应做成锯齿形。在关节处不仅要切除瘢痕,而且对功能影响的其他挛缩组织也应进行相应处理,使功能得到最大限度的恢复。皮片移植时,注意皮片与创面黏附紧密,尤其是凹凸不平的部位更应注意。术毕加压包扎,抬高患肢。可放置橡皮片引流,24 h 后拔除。术后应连续 3 天观察皮瓣血液循环,如发现问题要及时处理。

二、非手术治疗

对于瘢痕疙瘩和大面积非功能部位的增生性瘢痕不宜手术切除。对这类患者可考虑采用非手术治疗。非手术治疗的方法很多,应结合患者的身体状况和瘢痕的特点选用治疗方法。

1. 加压疗法 加压疗法是目前预防和治疗瘢痕较为有效的方法,早期、持续使用压力治疗,可以减轻瘢痕形成,促使瘢痕成熟,且有减轻痒痛的作用。

加压疗法是指以弹性压力持续作用于创面愈合部位以达到预防和减轻瘢痕增生的方法。持续性压力可使瘢痕内血管数量减少,血管管腔变细,造成瘢痕组织内缺血、缺氧,抑制成纤维细胞增殖,胶原合成减少,并使胶原纤维重新排列。

加压治疗应注意压力要适当,以相当于毛细血管内压(3.33 kPa,25 mmHg)水平为宜。压力过大容易发生组织缺血而破溃,形成溃疡;而过小则起不到压迫作用。加压治疗必须持续进行,除了洗涤、涂润滑剂、进食等外,每天需加压治疗 23 h,持续半年至 3 年,直至瘢痕成熟、变白、柔软、平坦。过早停止使用会造成"回弹"。

常用的加压治疗如下。

(1)弹性绷带:可用于身体各部位,尤以四肢最为适用。创面刚愈合或不待完全愈合即开始。压四肢应露出指(趾)端以观察末梢血运。压力应均匀,近侧端压力要小于远端。

(2)弹力套:采用弹性布缝制而成,依部位缝制成面罩、手套、袜、裤等。因能量体裁制,穿戴合身,与病损部位紧密贴合,治疗效果较好。使用弹力套时,要避免过松或过紧,防止关节活动部位皱折而挤压局部瘢痕皮肤造成破溃,并以不限制关节活动为宜。还应根据创面病情的变化,及时调整弹力套的松紧,以维持弹力套的压力,才能取得良好的治疗效果。

尽管压力治疗效果肯定,但其临床应用仍受到较大限制。这是因为:第一,持续长时间使用压力治疗会给患者生活上带来诸多不便,患者心理上难以接受;第二,特殊部位如关节活动部位、面部、腹部等难以予以持续有效的压力;第三,压力治疗有一定并发症,如长期在手部的压力治疗可使掌骨弓状结构破坏,影响手的功能,儿童长期使用压力治疗会影响局部生长发育。

2. 硅凝胶(又称硅胶)治疗 硅凝胶(silica gel)因其光滑柔软无刺激性,早期被用作压力治疗的衬垫,以后发现单独使用硅凝胶对增生性瘢痕有明显治疗作用,可使瘢痕变软、变薄。其作用机制可能是通过保持瘢痕水分,减少毛细血管活动、早期炎性细胞浸润和胶原沉积,达到抑制瘢痕增生的目的,也有人认为与静电作用有关。目前可供临床使用的主要有硅凝胶涂层、硅凝胶垫、硅凝胶软膏等,其中以硅凝胶涂层最为常用。硅凝胶涂层可有效减轻局部的瘙痒和疼痛,增加瘢痕的柔韧性,部分还可缩小瘢痕,但它不能祛除瘢痕和色素沉着,故多用于术后的辅助和预防性治疗。使用方法是将硅凝胶膜紧密贴敷于需治疗部位,每日持续 12 h 以上,最短 1 个月显效,一般要 2～3 个月以后有明显疗效,可使瘢痕变软、变薄。近来出现的自贴式硅凝胶涂层和热成形硅凝胶等新材料,进一步方便了临床应用,疗效也有所提高。

由于硅凝胶使用持续时间较短,可应用于人体各部位(如关节活动部位、面部等),易于广泛推广使用。硅凝胶的临床使用及实验研究是目前广泛关注的问题。

3. 放射疗法 浅层 X 射线和 β 射线均能破坏细胞的分裂,减少胶原合成,使胶原合成和降解趋于平衡,故在瘢痕形成早期有一定效果。常采用放射性核素敷贴法治疗瘢痕,用^{32}P 或^{90}Sr-^{90}Y 贴敷瘢痕区,每次 1.25～5.0 Gy,以略超过红斑剂量较理想,总剂量在 20 Gy 内为预防作用,剂量不超过 40 Gy 为治疗作用,分 4～5 次贴敷,成人治疗剂量一次不超过 200 cm^2,儿童不超出 100 cm^2。有文献报道:采用放射性核素敷贴法治疗瘢痕,有效率达 66.8%,但也有报道效果欠佳。放射疗法仅适用于小面积瘢痕的治疗,不宜用于治疗大面积增生性瘢痕,否则会产生全身副作用,如色素过度沉着,局部瘙痒、疼痛、感觉异常及诱发恶性肿瘤,儿童接受 10～20 Gy 的照射可能发生皮肤萎缩和骨发育不良。

4. 类固醇激素药物疗法 类固醇激素是最常用于治疗瘢痕的药物。作用机制可能与其抑制成纤维细胞增殖、减少 TGF-β、胶原等的合成,胶原酶抑制剂 $α_2$ 巨球蛋白减少,使胶原酶分解胶原能力增强,从而抑制胶原合成与沉积,促进胶原降解,产生疗效。去炎舒松是常用于治疗瘢痕的类固醇激素,多做病损内注射,剂量随年龄及瘢痕面积而定。一般每个注射点用量在 20 mg 以内,成人每次总量不超过 60 mg。每周 1 次,4 次为 1 个疗程。为减少疼痛,注射时可加入利多卡因。注射药物显效则可见局部变软、变薄。类固醇药物注射治疗仅应用于较局限的瘢痕,且有一定的副作用。副作用与每次用药量大小有关。常见副作用为局部萎缩、色素缺失,但库欣综合征较少见。也有人应用类固醇软膏涂搽瘢痕进行局部治疗,未发现有明显临床疗效,仅能改善局部瘙痒及压痛症状。康宁克通-A 为丙酮去炎舒松无菌混合液,近年来已较广泛应用于瘢痕的治疗。每次用量为 80～120 mg,每周 1 次,6～8 次为 1 个疗程。

(周 羽)

第五章 皮肤软组织扩张术在美容外科的应用

第一节 概念和原理

一、定义

皮肤软组织扩张术(skin soft tissue expansion,SSTE)简称皮肤扩张术,是指将皮肤软组织扩张器(skin soft tissue expander)植入正常皮肤软组织下,通过注射壶向扩张囊内注射液体,用以增加扩张器容量,使其对皮肤表面软组织产生压力,通过扩张机制对局部的作用,使组织和表皮细胞的分裂增殖及细胞间隙拉大从而增加皮肤面积,或通过皮肤外部的机械牵引使皮肤软组织扩展延伸,利用新增加的皮肤软组织进行修复和器官再造的一种方法。

二、原理

皮肤软组织扩张是一种自然现象。妊娠妇女,随着胎儿的生长,腹部的皮肤软组织逐渐扩张;肥胖的人随着皮下脂肪的增多,表面的皮肤随之生长扩张;病理状态下,如肿瘤、疝等,均可导致表面的皮肤生长扩张。

皮肤软组织扩张术多运用埋植扩张器的方法,即模仿妊娠使腹部皮肤扩张等现象,在皮肤软组织下埋植可以扩张的水囊,封闭创口后定期注入生理盐水,模拟胎儿的生长过程,逐渐增大,使水囊以上的皮肤软组织增多,人为制造出多余的正常皮肤组织,形成自身材料供移植使用。

(一)皮肤扩张器的结构

1. 扩张囊 扩张囊(inflatable bag or envelope)是扩张器的主体部分,依其容量大小及形态不同可分为许多不同规格和型号。不同形态规格的扩张器其功能和应用部位亦有所不同,随着皮肤扩张术应用范围不断扩大,其规格及型号也不断增多。扩张囊的主要功能是接受充水,完成对皮肤软组织的扩张,要求扩张囊本身具有较好的弹力伸缩性、良好的密闭性,以及较强的抗爆破、抗撕裂能力,可接受额定容量以上的充水扩张。

2. 注射壶 注射壶是接受穿刺,并由此向扩张囊内注射扩张溶液的主要部件。其形态大小不一,有半球状、乳头状、圆盘状等。直径为 1.0~2.0 cm,高 0.7~1.7 cm。其结构主要为顶盖、底盖、防刺穿不锈钢片或尼龙片及防渗漏装置。

3. 连接导管 连接导管是指连接注射壶及扩张囊之间的硅胶管(图 5-1),导管长度为 3~15 cm,直径亦因扩张囊大小而定,一般为 2~3.5 mm,导管不宜过短或太长,导管壁应有一定厚度,才不易被压瘪、扭弯、折叠。

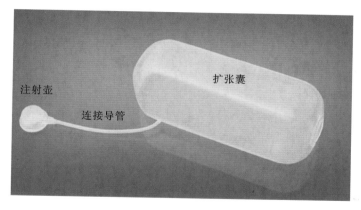

图 5-1 皮肤扩张器的结构

(二)基本手术操作方法

1. 扩张器的选择与准备　扩张器的选择要根据修复的部位、形态及病变范围和可供扩张的正常皮肤的大小形态来决定。一般情况下,头皮选择长方形、肾形、长柱形或香蕉形,额部选择长方形,面部选择长方形,眶部选择新月形,鼻背选择三角形,耳区选择肾形,颈部选择肾形或长方形,手指选择细长方形,阴囊选择小圆形(图 5-2)。

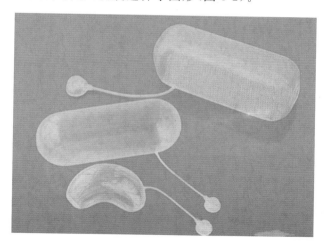

图 5-2 扩张器常见的形状

扩张器的容量一般取决于需要修复的面积大小及可供扩张的正常皮肤的面积大小,一般修复 1 cm² 的秃发区的头皮扩张容量为 3.5 mL,面颈部扩张时修复 1 cm² 的缺损需要 4.5～5 mL 的容量,躯干和四肢的扩张修复容量介于上述两者之间。

新扩张器使用前需要检查其是否有破损,可向扩展器内注射 10～20 mL 的生理盐水,或注入气体将扩张囊放入水中,检查是否有渗漏。

扩张器由医用硅橡胶制成,容易吸附沾染灰尘,沾染灰尘的扩张器进入体内容易刺激纤维包膜增生。因此使用前应避免接触灰尘,如果已经沾染灰尘,因认真清洗,如果使用过的扩张器重复使用,应用稀盐酸溶液浸泡 24 h 后再清洗,以免进入体内后引起异体蛋白反应。

扩张器可采用高压蒸汽、煮沸灭菌,但不宜采用浸泡和甲醛熏蒸消毒。

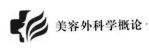

2. 植入扩张器

第一步:选择扩张区域。

供区与受区解剖部位越近,修复后皮肤的色泽、毛发越匹配,治疗的效果越好,所以选择扩张区域时应首选病变区的临近部位,如相邻的区域无供区可用时,可选择远位进行扩张,如胸部扩张后转移至面部。

选择供区以前的另一考虑因素是供区继发畸形是否相对隐藏,因扩张皮瓣转移时,大多情况下需要有辅助切口,埋植扩张器需要预测未来扩张皮瓣的转移方向,应尽可能相对隐蔽。

扩张区域的选择同时需要考虑不损害重要的组织和器官,不影响功能,不影响周围器官的变形。

第二步:选择切口。

扩张器植入时切口的选择要根据扩张器埋植的部位而定。如果在病变的邻近区域埋植扩张器,则切口可选择在正常组织与病变交界处,或在病变组织一侧距离交界处1～2 cm 处。如果病变组织两侧均埋植扩张器,而病变组织又不太宽,可在病变组织中央做切口,向两边分离埋植扩张器。切口一般与扩张器的边缘平行。

第三步:剥离扩张器埋植的腔隙。

首先将扩张器放于拟埋植部位的皮肤表层,用亚甲蓝标出手术切口线、扩张囊埋植的位置和注射壶埋植的位置,其中扩张囊埋植的组织腔隙剥离的范围应该比扩张囊周边大 0.5～1 cm。

切开皮肤时刀口须垂直于皮肤表面,一直切到剥离的平面。剥离尽可能在直视下进行,剥离过程遇到较大的血管或活跃的出血点应立即止血,剥离完后可用温盐水纱布填塞压迫5～10 min。埋植注射壶的组织腔隙剥离可略浅一些,以利于手术后注射,但如果表面为瘢痕则不宜过浅,以防表面组织坏死而注射壶外露。

第四步:植入扩张器和关闭切口。

放置扩张器前应在手术台上向扩张器内注入适量生理盐水(一般 10～20 mL),再次检查扩张器是否有渗漏。植入的扩张器应舒平。注射壶植入时注射面应向上,导管可有弯曲,但不能形成锐角,更不能折叠。缝合切口时先在距离切口边缘 0.5～1 cm 处将表面与深部组织缝合数针,以防扩张器位移到切口深部,然后分层缝合切口,但头皮可全层缝合,缝合需在直视下进行,以防刺破扩张器。

缝合完成后,可穿刺注射壶进行回抽或再注射入 5～10 mL 生理盐水,以证实注射壶没有翻转,连接导管没有折叠,扩张囊没有破裂。

第五步:取出扩张器和扩张后皮瓣转移。

先取出扩张器,其切口可以是原先埋植时的切口,也可位于正常组织与病变组织交界处,亦可以是设计皮瓣的边缘。切开皮肤、皮下组织直达纤维包膜的表面,用血管钳分开纤维包膜或采用切开腹膜的方法切开纤维包膜,待纤维包膜形成,裂开后即可用剪刀剪开全部切口,注意防止刀片或剪刀尖等锐器刺破扩张囊,取出扩张囊后顺连接导管钝性剥离取出注射壶,由于注射壶大,连接导管细,只有充分松解开全部纤维包膜后方可取出注射壶。

二期手术时取出扩张器形成扩张后皮瓣,根据可供修复材料的多少决定病变组织切除的面积以防止先切除病变组织后扩张皮瓣不足而陷于被动的局面。

伤口愈合后,应防止瘢痕增生,对抗皮瓣挛缩的措施,如应用弹力外套、颈托、支架等。术后早期扩张皮瓣变硬,并有回缩的趋势,一般术后 6 个月左右能够软化并恢复自然弹性。

第二节 适 应 证

一、瘢痕性脱发

烧伤、烫伤、部分头皮撕脱伤或感染后的瘢痕性脱发均可选用,小面积可以直接切除缝合治疗,扩张术对较大面积瘢痕性脱发的治疗优于传统的治疗方法。1 次埋植扩张可覆盖脱发区的绝对面积达 243 cm²,继续"接力"埋植扩张后,最大面积可达 320 cm²,可超过全头皮面积的 1/2。

应用皮肤扩张治疗瘢痕性脱发选择病例适应证时应考虑最终有无可能修复。有些病例仅有颞枕部留下不足全头皮 1/5～1/4 的有毛发的头皮,或者是散在性斑状脱发,应佩戴假发,而不适合用皮肤扩张术修复。

二、颜面及颈部的瘢痕、文身、血管瘤或血管畸形、巨痣切除后创面的修复

颜面、颈部条状增生性或萎缩性瘢痕修复,是当前美容整形外科的治疗难点,不论全厚、中厚皮片移植,或用皮瓣修复后,皮肤的色泽、质地、厚薄均难达到满意效果。对于瘢痕较窄的病例,可采用分次切除的办法即可获得良好的效果,如果瘢痕较宽,则应选择将面颈部瘢痕周围正常皮肤软组织扩张后再行扩张皮瓣转移为宜。同样的理由认为,面颈部局限性血管瘤、血管畸形、巨痣或其他肿瘤切除后较大创面的修复及外伤性文身亦可选用皮肤软组织扩张的方法。

三、器官再造

根据医师多年的临床实践,用皮肤扩张术后的额部皮瓣或前臂皮瓣行鼻再造术,耳区皮肤扩张后行耳廓再造术、隆乳术、眼睑再造术、上下唇再造术、阴囊再造术等,均取得了良好的效果。

一般适用于先天性小耳、无耳畸形、外伤及烧伤后耳廓缺损;由于外伤、烧伤、肿瘤切除后上下睑缺损、严重瘢痕、萎缩者;唇裂术后感染缺损、上下唇良恶性肿瘤切除后、动物咬伤或抓伤后的缺损与畸形;先天性阴茎、阴囊发育不良,以及外伤后致阴囊缺损;乳腺单纯切除术后、乳腺癌根治术后的乳房再造等。

四、躯干部的瘢痕、皮肤缺损、骨质外露、良性肿瘤或文身切除后创面的修复

较小的瘢痕与肿瘤切除后,一般并不需要扩张术修复,然而对大面积烧伤自体皮源缺少时,或为增加皮源而不产生新的瘢痕,应用扩张器也具有一定的价值。

五、四肢软组织缺损修复

只要四肢皮肤软组织瘢痕或缺损不超过周径的一半者,均可应用皮肤软组织扩张术。在四肢扩张时更要注意少量多次的原则,以防扩张皮肤缺血坏死。

六、供皮区的扩张与皮瓣的预构

供皮区扩张技术对整形修复有很大的实用价值,特别是对于大面积烧伤自体皮源非常缺

乏的患者,采用扩张的方法获得"额外"的皮源做皮片移植用。预构皮瓣是近年来的新技术,皮肤扩张术是预构皮瓣的一种手段,可以获得"额外"的皮肤软组织,联合使用是修复大面积皮肤缺损的新趋势。

第三节 并 发 症

皮肤扩张术需至少两次手术以及一到几个月长时间的注液扩张期,手术疗程一般长达2~3个月,容易发生各种并发症,其发生率为 6%~69%,有关因素包括术者操作熟练程度、患者个体因素、扩张器埋植的部位、扩张器质量等。

一、血肿

血肿多数发生于扩张器埋植术后 24 h 以内,主要原因:①埋植腔隙层次不清,术中切断的血管较多;②止血不易彻底,埋植腔隙难以在直视下操作,容易造成血管损伤而且止血又不彻底;③引流不畅;④全身出血倾向;⑤局部应用肾上腺素,术后反弹出血;⑥术后活动的扩张器摩擦血管断端,引发血管再次出血。

预防及处理方法:①面颊部和颈部埋植扩张器时一定要高度重视血肿的预防。②尽可能在直视下操作,在情况允许时尽可能采用比较大的切口,采用冷光源、直射光或透过表面组织的透射光照明,并充分暴露和显示剥离形成的腔隙。③止血务必彻底,仔细检查所有的创面,大的出血点必须结扎或缝扎,电凝只能用于小的出血点,慎用或不用肾上腺素,止血彻底后方可植入扩张器。④负压引流管要放至剥离形成腔隙的最深部,在切口处缝合固定以防术后脱落,用注射器抽吸证明有负压后再包扎伤口,术后保持持续的负压引流,引流液清淡后拔除负压引流管。⑤术后 3 天局部制动,面颈部手术后进流食,适当加压包扎,全身或局部应用止血药。

发生血肿的临床表现为术区肿胀明显,表面张力增加,并逐渐加重。扩张器表面的皮肤青紫甚至出现淤斑,引流管堵塞,颊部可压迫颊黏膜使之突入上下齿间,颈部可压迫气管而影响呼吸甚至出现颈部动脉窦受压症状。发生血肿应及时进手术室在无菌条件下清除血肿并彻底止血,如果处理及时,一般不会影响治疗效果。血肿不清除易引起感染,在吸收过程中可形成较厚的包膜,影响二期手术效果。

二、扩张器外露

扩张器外露多见于切口处外露和扩张顶端表面皮肤破溃时,有扩张囊外露及注射壶外露两种情况。

扩张器外露的原因:①切口选择不当,如位于不稳定瘢痕表面,扩张器切口太近或扩张器移位到切口下,可造成切口愈合不良。②剥离层次过浅或损伤表面主要血管引起皮肤坏死。③扩张器未展平,折叠成角。④注水过程中一次注水量过多,阻断皮肤表面血液循环,这是导致扩张器从表面外露的最常见原因。⑤注射壶太厚或早期包扎过紧及腔隙分离过小,压迫表面皮肤使之坏死。⑥感染和血肿影响切口愈合或继发表面皮肤坏死。

发现扩张器从切口外露,应尽快处理,或进一步剥离后将扩张器向深部埋植,或回抽部分液体,在最小张力下重新缝合切口。如果注射壶外露,采用体外注射法。若由于扩张部分皮肤破溃,扩张囊外露,应尽快行二期手术。

三、感染

造成感染的原因:①切口附近有感染灶。②术中无菌操作不严格。③扩张器外露。④血肿。⑤扩张器表面或周围感染灶(如疖肿等)向扩张囊扩散。⑥向扩张囊内注液无菌操作不严格或注射阀门有渗漏。⑦全身抵抗力降低所致的血源性感染。

如果扩张器周围发生感染,除红、肿、热、痛等局部表现外,引流液可变得混浊,严重者发热,淋巴结肿大,白细胞数升高,诊断一般比较容易。

四、扩张器不扩张

扩张器不扩张的原因:①扩张器有破损,植入时未能发现。②术中误伤扩张器,特别是缝合关闭切口时误伤扩张器而未发现。③注液过程中压力增加或扩张器连接部质量不佳而裂开。④连接导管折叠成锐角。⑤注射壶移位到扩张囊下或翻转。⑥穿刺注液时因注射壶离扩张囊太近而误伤扩张囊。⑦两个扩张器一起埋植时,注液过程中一个扩张器压迫另一个的连接导管。

五、皮瓣坏死

造成皮瓣坏死的原因主要是皮瓣血液循环障碍,包括皮瓣长宽比例过大,损伤了主要供血血管、蒂部受压,以及皮瓣转移时过于松弛造成皮瓣内血管迂曲,引起血液回流不畅造成淤血和皮瓣下血肿等。

六、其他并发症

1. 疼痛 多见于头皮、额部和四肢的扩张,以成人多见。注液扩张后期每次注液后可发生剧烈疼痛,有时疼痛难以忍受。可采用少量多次注射、缓慢持续注射或注射液中加入利多卡因等局麻药来缓解疼痛。

2. 神经阻滞 多见于肢体,面颈部偶有发生,一般为扩张器压迫所致,二期手术后一般能自行恢复。

3. 骨质吸收 头部颅骨多见,主要是由于扩张器压迫所致,二期手术取出扩张囊后2~3个月能自行恢复。

4. 肢体水肿 由扩张器压迫影响淋巴回流所致,二期手术后能自行恢复。

5. 头发脱落 因扩张速度过快、囊内压过高,引起毛囊缺血或扩张器感染所致,及时减慢扩张速度或控制感染后能自行恢复。

6. 颈部压迫症状 包括颈动脉窦受压引起的恶心、呕吐、面色苍白、血压下降等症状和体征,一般很少见,回抽部分液体后可恢复。

第四节 皮肤软组织扩张术的临床应用

一、皮肤扩张术在头部的应用

应用解剖:头皮由外向内依次为皮肤、皮下组织、帽状腱膜、疏松结缔组织和颅骨骨膜5

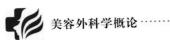

层结构,头皮中有大量的毛囊及其他皮肤附件。头皮有以下结构特点:①皮肤厚,皮下组织薄,缺乏弹性和伸缩性。②含有丰富的毛囊。头发的密度因人而异,一般每平方米有79~156根,不同部位其密度也不同,顶部最密,枕部次之,颞部最薄,毛囊耐缺血能力差。③皮肤、皮下组织和帽状腱膜及枕额肌3层紧密连接,难以分开,而这3层组织通过疏松结缔组织与颅骨骨膜相连。④头皮由额、颞、枕三组血管供血,相互之间有丰富的血管吻合,血供非常丰富,形成头皮瓣时尽管蒂部较窄,但仍可满足皮瓣血供的要求。由于头皮缺乏弹性,切开头皮后不能靠组织收缩或血管弹性回缩止血,因此出血较多。头部神经分布较丰富,后头部主要有枕大神经、枕小神经、耳大神经,前头部主要有眶上神经、滑车神经、耳前神经等。

(一) 头皮扩张的原理与适应证

头皮扩张时尽管有表皮和深部组织的生长扩张,毛囊的数量并没有增加,因此在扩张后的皮瓣上,实际上是剩余毛发的再分布,术后供应区头发变得稀疏,但由于分布均匀,效果仍较满意。

头皮扩张术适用于局限性秃发,不适用于弥散性秃发或秃发面积过大(一般不超过头皮的1/2)的患者。

(二) 扩张器植入术

1. 术前准备 一般术前剃去头发。如果患者不愿剃发时,可于术前3天用1:2000苯扎溴铵每天洗头1次,术前仅剃去手术切口处2~3 cm宽的头发。

2. 麻醉 儿童多选用基础麻醉加局麻,成人则多选用强化麻醉加局麻。在局麻的基本上,用低浓度局麻药每15~20 mL加入1滴肾上腺素在帽状腱膜下浸润,可达到止痛、减少出血和有利于剥离的效果。

3. 扩张器的选择 根据笔者临床经验,每修复1 cm² 的秃发区需要3~3.5 mL的扩张容量,据此决定扩张器的大小。

4. 扩张部位和切口的选择 一般选择邻近容易扩张和便于二期手术的部位埋植扩张器。枕部组织致密,层次不清楚,不易剥离,出血较多且不易止血,因为扩张过程中患者不能仰卧,除非必要,一般不选为扩张区。扩张器注射壶一般植入秃发区、耳后或额部,应距离扩张囊有一定距离。如果秃发区瘢痕太薄则也不宜埋植,以防瘢痕坏死、注射壶外露。

切口一般选择在正常头皮与病变区交界处,与扩张器边缘相平行。如果颅骨外露,可选在外露颅骨边缘1.5 cm的正常头皮内。如果同时埋植几个扩张器时,两个扩张器可共用一个入路切口。有时也可选择与扩张器边缘垂直的切口,该种切口术后早期即可开始扩张,并且扩张器不易从切口外露。

5. 扩张器埋植腔隙的剥离 切开皮肤、皮下组织及帽状腱膜后,在帽状腱膜和颅骨骨膜之间用剪刀进行剥离或用尿道扩张器进行钝性分离,也可用手指进行分离,因此层结构疏松,容易分离,加之穿支血管很少,出血也不多。埋植注射壶的腔道不宜过大,注射壶恰好能通过即可,以防术后注射壶向扩张囊方向移位。由于剥离形成的腔隙内很少有大的出血点,一般用湿纱布填塞压迫止血5~10 min即可,术后也较少形成血肿。

6. 扩张器的植入 由于头皮松动性有限,埋植扩张器时囊内注液量不宜过多,一般10~20 mL即可。扩张器下放置负压引流管,全层缝合头皮切口,缝线可密一些,便于切口边缘止血,术后适当加压包扎。

(三) 扩张器的注液扩张

头皮注液扩张于术后3天拔出引流管后即可开始,亦可待伤口基本愈合后再开始注液,拆线时间推迟到术后 10～14 天,甚至更晚。

注液时间和量因人而异。一般小儿头皮弹性好,易扩张,间隔可短一些,每次注液量可多一些。但因毛囊耐缺血能力差,压力过大可因缺血造成毛发脱落,故每次注液量也不可过多。遇到注液后头皮疼痛者,可采用少量多次注液的方法,亦可在扩张囊内注入局麻药。对剧痛者可用利多卡因行神经阻滞封闭。

（四）扩张头皮瓣的转移

二期手术可在头皮止血带下进行,以减少术中出血。手术应注意以下几点:①术前先进行初步设计,如有数个扩张区时,应按先后顺序逐一形成皮瓣,每形成一个皮瓣即转固定于秃发区,下一个皮瓣根据上一个皮瓣修复情况设计。单一扩张区可取出扩张器再根据皮肤松弛度进一步设计皮瓣。头皮血供丰富,皮瓣长宽比例比较大,蒂部比较窄时一般也能保障其供血。②扩张头皮瓣可采用滑行推进、移位和旋转皮瓣,其中滑行推进皮瓣应用较多。由于头皮缺乏弹性,皮瓣旋转的角度不宜过大,否则容易形成"猫耳朵"。③头皮瓣形成后根据皮瓣的大小决定切除瘢痕秃发区的面积。④头皮瓣转移时,如有可能,需尽量考虑毛发的生长方向。⑤为防止术后切口瘢痕过宽,缝合时应先缝合帽状腱膜,再缝合皮肤和皮下组织。如为直接全层缝合,拆线的时间应晚一些。⑥头皮扩张过程中常见到因压迫造成颅骨外板的吸收,一般后期能自行恢复,可不予处理。

二、皮肤扩张术在鼻再造中的应用

在两千七百多年再造手术的历史中,众多学者采用了额部皮瓣、镰刀状皮瓣、前臂皮瓣、上臂皮瓣、游离皮瓣等诸多皮瓣,均取得了较好的效果,前额皮瓣造型稳定而挺拔,色泽与整个颜面协调和谐。上述所有方法中有一个共同缺点,即供瓣区缺损需通过中厚或全厚皮片移植修复,致使供区遗留一个不平整、色泽不一致的植皮瘢痕。应用皮肤软组织扩张术行全鼻再造则可克服上述不足,在解决供区继发创面的修复上更具明显的优越性,此法操作简单,效果良好,颇为可取。现将全鼻再造及鼻部部分缺损修复的手术方法介绍如下。

（一）额部扩张全鼻再造

一期手术是在额部埋植扩张器于帽状腱膜及额肌下,发际较高者(即从发际到眉间距离大于 7 cm 者)应尽量选用额正中皮瓣;发际较低者(即从发际至眉间距离小于 6 cm 者)则只能选用额斜皮瓣。扩张器的选择可为圆形、长方形或长柱形,但以长方形较好。手术切口多选择在额前发际内或发际缘,多采用横形或弧形切口,长 5～7 cm。

切开皮肤、皮下深达帽状腱膜层下,然后钝性剥离,剥离的囊腔范围一般要比扩张囊周边大出 1 cm。7～8 天拆线,以后每隔 3～7 天在严格的无菌操作下通过注射壶一次注入灭菌生理盐水 10～20 mL。在注水时一定要观察有无疼痛及局部色泽的改变。若明显苍白,毛细血管充盈反应在短期内不能恢复,则需回抽少量液体使肤色转红润。注水达到预定容量即考虑二期手术。扩张容量一般为 170～200 mL。

二期手术包括在扩张后的额部皮肤上设计三叶皮瓣、取出扩张器、切除鼻部瘢痕及皮瓣转移鼻再造塑形等步骤。鼻尖及鼻中隔缺损者可用自体肋软骨雕刻成"L"形鼻支撑组织,将鼻背、鼻尖垫高,并可将两薄片肋软骨缝合固定成飞鸟状修复鼻翼。皮瓣形成后及扩张器取出后要进一步向下剥离,形成皮下血管蒂,定点缝合。术后鼻孔内用填入凡士林纱布的指套填塞,并外用 6 条纱布卷固定辅助塑形。

（二）鼻部分缺损的修复

对鼻下部缺损或半鼻缺损,可考虑做鼻下部再造术或半鼻再造术。大部分病例可应用扩张后的额部皮下蒂岛状瓣、血管蒂岛状瓣,根据缺损部位及范围形成星状、龟形以修复双侧鼻翼、鼻尖、鼻小柱,其方法与全鼻再造术相似。若鼻部有小的洞穿性缺损的修复,所不同的是需行扩张器一期埋植术。这样虽然多了一次手术,但皮瓣转移后局部较松弛,可在无张力的条件下直接缝合,而无需植皮,故一般均能取得较传统方法更满意的效果。

三、皮肤扩张术在耳再造中的应用

（一）适应证

1. 耳廓先天畸形 与胚胎发育障碍有关,若在胚胎 3 个月期间,第一、二鳃弓出现发育障碍,则可出现各种耳廓畸形,如无耳、小耳、隐耳、杯状耳、招风耳等。

2. 外伤性耳廓缺失或部分缺损 外伤性耳廓缺失多因车祸外伤等形成,耳廓全部或部分撕裂、脱落,部分可与头皮撕脱并存,另外尚有咬伤、切割伤等。单纯的耳廓撕脱或切割伤,局部皮肤条件往往较好,但存在着面积的不足,故需行局部周围皮肤的扩张。

3. 烧伤后耳廓畸形 烧伤后耳廓畸形,往往伴有耳周皮肤的瘢痕,会给皮肤扩张术带来一定困难。在烧伤后早期(3~6 个月之内),局部瘢痕尚处于活动期,瘢痕较硬,无弹性,抗感染能力较差,故扩张术应选择在伤后半年以后为好。对于Ⅲ度烧伤并累及皮下组织,创面经小片状植皮(如邮票状、点状)后愈合者不宜行皮肤扩张或应慎重选择。

4. 感染所致耳廓畸形 由于各感染因素可致全耳软骨炎,使耳廓丧失支架,终致畸形。

5. 其他原因所造成的耳廓畸形 尚有肿瘤、冻疮、火器伤等原因所致的耳廓畸形。当局部条件及全身条件允许时,均可采用皮肤软组织扩张术再造或进行局部的修复。

（二）手术方法

先天性耳廓畸形近年来不少人认为 7~8 岁即可施行手术,可切取 2~3 条肋骨制作耳支架。后天性耳廓缺损多因各种创伤,如撕脱、切割、咬伤、烧伤及感染引起,其修复再造时间除年龄过小者外,均可于创伤愈合 3~6 个月后进行。

1. 一期扩张器埋入手术 根据拟再造耳廓的大小、位置及局部皮肤情况,设计扩张器埋入的位置及范围,并选择扩张器的形状、容量。由于耳周可供扩张的区域较小,一般选择 100~140 mL 容量、小圆形或小肾形的扩张器。扩张部位可以耳后皮肤区为中心,若耳后皮肤无发区过于狭小,可考虑耳前、耳后两个部位同时扩张。对残耳较小,外耳道闭锁者,可以残耳部位作为扩张中心,连同耳前、耳后同时扩张。

手术可在全麻或神经阻滞加局部浸润麻醉下进行。手术切口应选择在耳后发际内 1.5 cm 处,切口线与耳廓长轴平行。用剥离剪刀在皮下潜行剥离。若以残耳为扩张中心时,需用小弯剪刀将隆出于皮肤平面的残耳内残留软骨剥除或剪短,剥离时要在软骨表面随其凹凸的弧度,紧贴软骨面一点一点剥离。在植入扩张器之前,再次检查剥离腔隙,确信无出血后方可将扩张器植入。腔隙一定要够大,植入扩张囊后一定要展平,扩张囊深面留置负压引流管,适当加压包扎。术后 3~4 天,负压引流管已无血性或较多血浆性液体流出时即可拔出引流管。术后 7~10 天拆线。

2. 注水方法及注意事项 拆线后即注入扩张溶液,每次可注入生理盐水或复方甲硝唑溶液 10~15 mL,每 3~7 天注入 1 次,注射时注意无菌操作。注射扩张时,一定要防止囊内压过高,一旦发生囊内压过高,皮肤张力太大、局部皮肤出现苍白区时,应立即将囊内液抽出5～10 mL,并密切观察,并积极采取抗感染及局部保护性措施,如全身给予抗生素,抽出部分扩张液,以及局部避免摩擦、挤压等,若无好转甚至出现破溃时,宜尽早行二期手术。

3. 二期扩张器取出耳廓成形术　一般扩张器容量达到要求后,距一期手术 3～6 个月及以上再行二期手术。二期手术时,取出扩张器后,可将扩张器腔四周潜行剥离 2 cm 左右,如周围及深部有较多的瘢痕,可以切除,必要时可以剥除内侧面所形成的纤维囊壁。剥出残耳基部的耳软骨或深部筋膜组织,用以固定软骨支架,在扩张的下部相当于耳垂部下方设计一"V"形切口,使"V"形切口的后侧切口与耳后的切口线相连,切开后使下部形成一个三角瓣,用于形成耳垂。此切口尚有利于使扩张皮瓣向上向前推移,形成耳切迹。将已雕好的软骨支架包埋于扩张后皮下腔隙内,用 4 号丝线或尼龙线固定于残留耳软骨或耳后筋膜上。固定时要注意耳廓的位置及颅耳角的角度等。耳骨支架固定后,用手指捏起扩张后皮肤,使之与软骨支架紧贴。用 4 号丝线从内侧面将皮肤固定于相应的耳根基部残留软骨或筋膜上,前后各固定 2～3 针,在形成切迹最底部内侧亦固定 1 针。将耳垂部三角瓣向耳垂部软骨支架深面反折 2 cm,固定缝合形成耳垂。缝合耳后供区创面,放置负压引流管,抽吸负压使耳廓形态显示出来。检查位置、形态、大小,如满意,用两条细油纱卷分别填压在耳廓与对耳轮之间及耳舟和相对应的耳后皱襞处,用 1 号丝线贯穿耳廓全层缝合 3～4 针,将纱卷固定,打结时勿太紧。耳甲腔内填充松散纱布将耳廓四周垫匀,用 4 号线在四周缝合 6～8 针打包固定,外层再用纱布绷带包扎。术后 3 天拔除负压引流管,7～10 天拆线。固定耳廓的油纱条及耳后纱布卷需维持 3 周后才能拆除。

（武　燕）

第六章　生物材料在美容外科的应用

第一节　美容外科常用生物材料概述

人类利用生物医用材料及其制品历史悠久,现代医学在生物医用新材料及其制品代替、修补、辅助修复人体组织器官上更是取得了显著的进展。美容外科应用生物材料以改善组织器官形态和功能,近年来生物材料尤其广泛应用于美容外科面部微创注射美容如面部年轻化治疗、组织轮廓增大隆起、非特异性调整及塑形。

生物材料(biomaterials)也称为生物医学材料,是指以医疗为目的,用于与生物组织接触以形成功能的无生命的材料。

一、美容外科生物材料的特点

(1)生物相容性:良好的组织相容性,包括无毒性、无热原反应、不致畸、不致癌、不引起过敏反应或干扰机体的免疫机理、不破坏临近组织、不发生材料表面的化学沉着等。

(2)理化性质:物理和化学稳定性好,包括强度、弹性、尺寸稳定性、耐腐蚀性、耐磨性及界面稳定性等,具有良好的生物相容性和生物活性。

(3)易于加工成型,材料易于制造,有良好的可加工性能,临床使用操作方便,价格适当。

(4)对于植入心血管系统或与血液接触的材料,除能满足以上条件外,还须具有良好的血液相容性,即不凝血、抗凝血性好、不破坏红细胞、不溶血、不破坏血小板、不影响血液中蛋白质代谢(尤其是脂蛋白代谢)、不扰乱电解质平衡等。

二、美容外科应用的生物材料的分类

(1)高分子类生物材料:胶原、透明质酸、硅橡胶、聚四氟乙烯等。

(2)无机非金属类生物材料:羟基磷灰石、钙磷陶瓷、硅酸盐等。

(3)金属类生物材料:纯钛及钛合金、不锈钢、钴-铬合金等。

第二节　美容外科常用生物材料应用

美容外科常用生物材料按材料组成和性质可分为医用美容高分子材料、医用美容无机非金属材料和医用美容金属材料三大类。另外,还有通过两种或两种以上不同材料混合或结合而成的医用美容生物复合材料。本节重点介绍医用美容高分子材料和医用美容无机非金属

材料。

一、医用美容高分子材料

医用美容高分子材料是一类应用于医学美容领域,可对机体组织进行修复、替代与再生,具有特殊功能和作用的合成高分子材料。

(一)医用美容高分子材料的分类及特点

医用美容高分子材料分为非降解型和生物降解型两种。非降解型基本不具有生物活性,与组织不易牢固结合,在生物环境中能够长期保持稳定,不会发生降解、交联或物理磨损等,不易导致毒性、过敏性等反应。生物降解型的特点是易降解,在生物环境下可发生结构破坏和性能蜕变,降解产物经正常的新陈代谢被机体吸收利用或排出体外,对组织生长无影响,目前已成为医用高分子材料发展的方向。

(二)常用医用美容高分子材料

1. 胶原 医用美容胶原注射剂(MCCI)是由高纯化的人胶原蛋白制成的同种胶原,亦可应用异种胶原。可注射胶原均属高度纯化的 I 型胶原。

(1)特性:优良的理化性质,组织相容性好,抗原性微弱不易引起机体过敏反应。

(2)临床应用:①美容除皱。②矫正面部凹陷性畸形。③矫正面部萎缩性瘢痕。④填充骨质缺损畸形。⑤用于胶原为主要成分的皮肤替代物。⑥其他:用于制作可降解缝线、伤口敷料、骨移植等的替代材料等,还可用于治疗尿失禁、声门的修复等。

(3)不良反应及其防治:胶原注射后的吸收、重复注射的过敏反应和胶原抗体形成与自身免疫性疾病的关系是注射胶原的 3 个主要问题。

2. 透明质酸(hyaluronic acid, HA) 又名玻尿酸,是由葡萄糖醛酸和 N-乙酰氨基葡萄糖的双糖单位反复交替连接而成,广泛存在于人体结缔组织,如关节、玻璃体、皮肤。

(1)特性:为构成细胞外基质的必需物质,可保存皮肤水分维持皮肤弹性、无免疫原性(无需皮肤试验),具有良好的生物相容性和生物降解性。

(2)临床应用:①广泛应用于美容外科面部美容,作为充填剂治疗面部皱纹和凹陷。②透明质酸及其衍生物作为优良的药物载体能够达到药物增稠、药物缓释、促进药物透皮能力及靶向性的目的。③作为眼用制剂的媒介,能提高药物生物利用度,且具有保湿润滑、抗炎和促修复作用。④作为药物缓释载体,能够延缓药物释放速度。⑤作为抗肿瘤药物的靶向载体,能够增加抗肿瘤药在肿瘤和淋巴结中的吸收和滞留时间,提高药物的疗效。

(3)不良反应及其防治:主要表现为局部不良反应,注射局部红肿、瘙痒、术后轻度疼痛及硬结。误入血管或剂量过大可导致血管栓塞血液循环障碍,引起局部组织坏死。

3. 硅橡胶(silicone rubber) 为最常用的高分子生物材料。

(1)特性:优良的理化性质、良好的生物相容性。

(2)临床应用:①以增加组织量为目的的充填假体,如隆鼻、隆胸等;②作为修复组织缺损或凹陷畸形的充填性材料,如颧骨、颧弓塌陷;③作为腱鞘外膜或包膜等间隔性材料应用;④作为支架应用,如耳廓软骨支架鼻小柱等软骨支架;⑤暂时性人工表皮、短期创面敷料及治疗或预防增生性瘢痕。

(3)不良反应及其防治:①免疫性疾病和异物反应;②抗张力强度差;③假体被动变形影响美观;④此外,硅橡胶材料对 X 射线只部分透过,使用硅橡胶隆乳,可使乳房部位可能存在的肿瘤无法检出,从而贻误治疗,危及生命。

4. 聚甲基丙烯酸甲酯(PMMA) 以丙烯酸及其酯类聚合所得到的聚合物统称丙烯酸类树脂,相应的塑料统称聚丙烯酸类塑料,俗称有机玻璃。

(1)特性:有较高的机械强度,质地坚硬,重量轻、耐光、不导电、不导热,加温易塑形。植入人体后周围组织不能长入,只在其外围形成一层纤维包膜。

(2)临床应用:可用作隆鼻、颅骨成形术及其他骨缺损等的充填材料,也可制作义齿和基托、义眼、义耳、人工骨和人工关节等。

(3)不良反应及其防治:毒性极小,不引起过敏反应。

5. 膨体聚四氟乙烯(expanded PTFE) 这是一种新型的医用高分子材料,由聚四氟乙烯树脂经拉伸等特殊加工方法制成。

(1)特性:富有弹性和柔韧性,有良好的组织相容性,特有的微孔结构利于人体组织长入。

(2)临床应用:可用于美容手术作为植入假体,广泛应用于颏成形、颜面部凹陷畸形、先天性唇裂、耳廓部分缺损、先天性唇裂、陈旧性面瘫、鼻唇沟整复术、下颌角发育不良。

(3)不良反应及其防治:组织相容性好,很少发生排异反应、感染。

6. 高密度聚乙烯(high density polyethylene,HDPE) 这是一种结晶度高、非极性热塑性树脂。

(1)特性:良好的耐热性和耐寒性,化学稳定性好,还具有较高的刚性和韧性,机械强度好,孔隙细密,有利于组织长入。

(2)临床应用:主要用于颊部、眶弓、眶底、上下颌骨、眶上壁的修复和眉弓拱形的重建,以及颅骨缺损和凹陷畸形的修复。由于张力性能较差,故不适于负重部位,只适于缺损范围较小,通常是 6 cm 以内较平坦的部位。

(3)不良反应及其防治:感染、慢性刺激和炎症。

二、医用美容无机非金属材料

医用美容无机非金属材料是一类化学性质类似于天然人骨,有骨引导作用,能与骨腱结合,可用于医学美容领域的无机非金属材料。它包括人工材料(如陶瓷类)和天然材料(如珊瑚类)。

（一）人工材料

1. 陶瓷类

1)羟基磷灰石(HA)

(1)特性:①理化性质:类似正常骨。②适于植入人体:具有高度的生物相容性。

(2)临床应用:①作为人工骨应用修复不负重部位骨缺损的常用材料。②用于填充骨窝洞类缺损。③用于牙体种植和新骨成形。④可修复眼球摘除或眼内容摘除术后的眼窝凹陷畸形。

(3)不良反应及其防治:颗粒状 HA 人工骨不能在手术前根据需要塑形,只能在置入过程中根据临床经验用手揉按塑形,故临床研究用块状 HA 人工骨材料替代颗粒状 HA 人工骨。

2)钙磷陶瓷 又称磷酸钙陶瓷,是具有生物活性的陶瓷。其中以碳酸三钙(TCP)更为常用。TCP 在美容医学方面主要用于骨缺损部位的支架,留待组织长入并被取代。拔牙后,立即在牙槽窝内植入 TCP 可保持良好的牙槽骨骼,为义齿修复提供了较好的条件。

（二）天然材料

珊瑚的骨化学成分和形态结构与无机骨很相似。

（1）特性：①良好的骨传导作用；②良好的生物降解性；③良好的生物相容性。

（2）临床应用：适用于不直接承受较大外力的骨缺损的修复。对于需支撑较大外力的骨缺损,需要合用其他材料,提高强度。

（3）不良反应及其防治：性质较脆,偶有植入体断裂移位、外露及并发感染现象发生。颏成形术中还可出现唇、颏部不同程度的麻木,但症状可自行缓解,通常在半年内逐渐消失。

三、医用美容金属材料

医用美容金属材料作为美容外科常用生物医用材料的一种,具有极其重要的地位,但金属材质与机体的亲和性、生物相容性较差,在体液中存在材料腐蚀等问题。近年来,随着涂层技术的不断发展,电化学沉积法、浸渍热解法、水热处理法不断出现,它已成为金属生物复合材料研究的一个重要方向。

美容外科常用的美容金属材料须具备良好的生物功能性（包括高强度、高韧性、适当的弹性和硬度、良好的抗疲劳、抗蜕变性能、耐磨和自润滑性）、优异的耐腐蚀性、良好的生物相容性及良好的可加工性能,用它制成的医疗器件植入人体具有治疗作用。主要分为两大类:纯金属材料和合金材料。常用的材料有钛、不锈钢、黄金、镍钛合金、钴-铬合金等。

（盛冠麟）

第七章 常用面部美容手术

第一节 眼部美容手术

一、眼部应用解剖

（一）眼睑

1. 表面解剖 眼睑分为上眼睑和下眼睑,覆盖于眼球前方,具有保护眼球和维持眼位的作用。上下眼睑的相对开合活动组成了眼的瞬目运动,可以清除眼球表面的灰尘、细菌等。睑缘为皮肤与睑结膜的交界处,是上下睑的游离缘,成人睑缘长约 30 mm,厚为 2 mm。在眼睑睁开状态下上下睑缘之间的裂隙为睑裂。眼睑前后缘之间有灰白线条,称为灰线。上睑上方有眉毛,自内向外呈弧形。距上睑缘上方 5～6 mm 处有一条皮肤皱襞(俗称双眼皮),即上睑沟,距下睑缘下方 3～4 mm 可见一条皱襞,为下睑皱襞。上睑与下睑交界处为内眦、外眦,外眦角通常呈 30°～40°锐角,睁大时呈 60°锐角。内眦部有泪阜,上下睑缘各有一泪小点,泪点紧贴球结膜,泪液通过泪小点被吸入泪小管和泪囊,最后由鼻道流出。睫毛生长于睑缘前唇,为 2～3 排粗硬短毛,有防尘和削弱强光的功能。眼睑的表面解剖如图 7-1 所示。

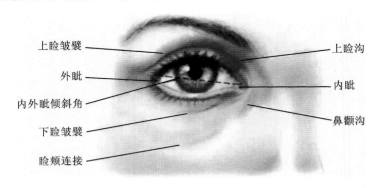

图 7-1 正常的眼睑表面解剖

2. 矢状面解剖 眼睑共由 5 层组织构成,由浅入深依次为皮肤层、皮下组织层、肌层、纤维层以及睑结膜层(图 7-2)。

（1）皮肤层:眼睑皮肤是全身最薄的皮肤之一,其厚度为 0.25～0.55 mm,富有弹性,由表皮和真皮构成。由于眼睑皮肤很薄,与全身其他各部分皮肤相比,即使是在瘢痕体质的患者,眼睑皮肤外伤或受伤所形成的瘢痕不明显。

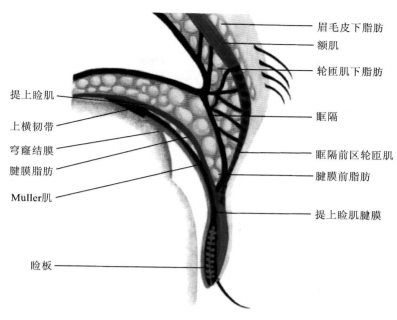

图 7-2　眼睑组织结构

（2）皮下组织层：眼睑的皮下组织层是由大量疏松结缔组织构成，将皮肤与肌层疏松相连，含有少量脂肪，故局部炎症或心肾功能障碍时易发生水肿。

（3）肌层：眼睑的肌层，由浅入深包括眼轮匝肌、提上睑肌、Müller 肌（苗勒肌）（图7-3）。

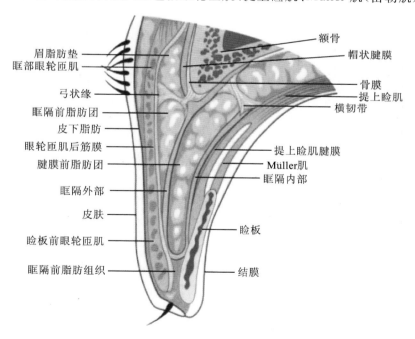

图 7-3　眼睑肌层结构

①眼轮匝肌：眼轮匝肌是覆盖眼眶的表层肌肉，肌纤维沿睑裂呈同心圆排列，分为睑部、眶部和泪囊部，由面神经的颧支和颞支支配，肌肉收缩时眼睑闭合。

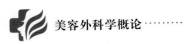

②提上睑肌：提上睑肌走行于上直肌上方,位于眼轮匝肌后睑板前,由动眼神经支配,具有提上睑的作用,提上睑肌麻痹时,能导致上睑下垂。

③Müller肌：Müller肌起始于离睑板上缘15 mm上方的提上睑肌腱膜下,经过提上睑肌腱膜和结膜之间,附着于睑板上缘,Müller肌受交感神经支配,此肌在人兴奋时可协助提上睑肌将睑板更向上提,使睑裂开大。

（4）纤维层：由眶隔、睑板、内外眦韧带三部分组成。

①眶隔：是起自于眶缘处骨膜相互移行增厚形成的纤维弓缘,形成致密结缔组织的薄膜,与睑板一起共同封闭眶口,成为眼眶和眼睑的分界,对于防止炎症扩散有重要意义。眶隔由多层纤维结缔组织组成,其硬度因人而异,随着年龄增大,变薄的眶隔被眶脂肪向前推挤,导致眼眶脂肪脱出,形成"眼袋"。眶脂肪被薄层纤维组织间隔分成几个脂肪垫,上睑有较小的鼻侧脂肪垫和较大的腱膜前脂肪垫,下睑有内、中、外三组脂肪垫。

②睑板：由坚韧的纤维组织和整齐排列的睑板腺构成,对眼睑起支持作用,睑板长约29 mm,厚1 mm,上睑板宽大,下睑板较窄。

③内外眦韧带：在睑板的内侧和外侧与眶缘连接的坚韧纤维韧带即为内、外眦韧带。睑板以及内外眦韧带能牵拉眼睑,使眼睑紧密贴住眼球,对维持眼睑的正常位置有重要作用。

（5）睑结膜层：睑结膜为眼睑最里面的一层组织,薄而透明,富含血管,与睑板联系紧密。睑缘部与皮肤融合,通过上、下穹窿与球结膜相延续。

3. 眼睑的神经　眼睑周围神经主要有眶上、眶下神经,滑车上、下神经,泪腺神经和面神经的颞支、颊支、颧支等（图7-4）。眼睑的周围神经中,眼睑的感觉神经系统来自三叉神经的分支,而运动神经则来自动眼神经以及交感神经。上睑感觉由眼神经的分支眶上神经、泪腺神经、滑车上神经等支配,下睑感觉由眶下神经支配,内外眦角附近也有滑车下神经及泪腺神经的分布。眼睑的运动神经系统来自面神经、动眼神经和交感神经,面神经的颞支、颧支分别支配上、下睑眼轮匝肌,颞支同时支配额肌和皱眉肌。动眼神经支配提上睑肌,交感神经支配Müller肌。

4. 眼睑的血管　眼睑血液供应丰富,动脉血供有两个来源:一是来自颈外动脉的分支,包括面动脉、眶下动脉、颞浅动脉;二是来自颈内动脉的分支,包括眶上动脉、泪腺动脉、滑车上动脉、鼻背动脉、睑动脉弓（图7-5）。眼睑静脉根据其位置也可分为两个系统,即睑板前静脉系统和睑板后静脉系统（图7-6）。

5. 淋巴回流　淋巴回流至颌下淋巴结、耳前淋巴结和腮腺淋巴结。

（二）眉部

眉毛位于眶上缘,呈横向弧形分布,双侧对称生长,通过眉部脂肪垫与深部眶上缘骨膜紧密连接。眉毛内端称为眉头,外端称为眉梢,眉毛的最高点是眉峰,眉头与眉梢之间称为眉身（图7-7）。标准眉位置:眉头位于内眦角正上方,两眉头间距相当于睑裂宽度;眉梢与眉头基本在同一水平线上,并与同侧鼻翼外眦连线相交,眉峰应位于眉身中外1/3处,或眉身与同侧鼻翼角膜外缘连线相交处。眉毛的内1/3丰满并向上向外生长,中1/3水平生长,外1/3朝下方生长。眉毛部位组织可分为皮肤、皮下组织、帽状腱膜前鞘、肌肉、帽状腱膜后鞘、脂肪垫及骨膜。肌层中包括眼轮匝肌、额肌及皱眉肌,三者相互交织。

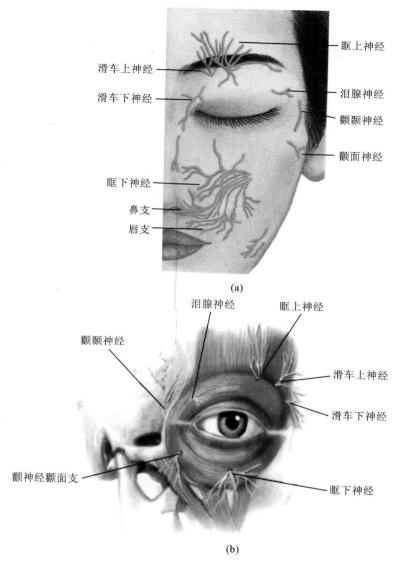

(a)

(b)

图 7-4　眼睑的周围神经分布

二、重睑成形术

（一）重睑的临床分型

由于重睑的形态特征因人而异，临床上对于重睑形态的分型尚无统一的标志，参考各家学说，大致有以下几种分类方法。根据重睑皱襞的宽度分外双、内双，根据上睑皮肤皱襞与睑缘线的关系分平行型、开扇型、新月型（图 7-8）。根据重睑显露程度分全双、中双、半双、隐双。

（二）重睑的形成机制

1. 重睑形成的解剖因素　目前认为重睑是否形成及重睑的形态、高低与上睑的局部解剖结构，特别与提上睑肌纤维的附着部位有密切关系。正常情况下，提上睑肌腱膜在上睑板上缘附近与眶隔融合，并向下附着于睑板前面。当有部分提上睑肌纤维穿过眶隔及眼轮匝肌

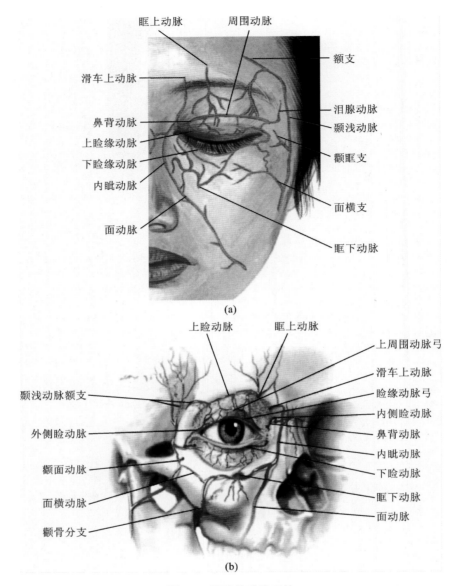

图 7-5　眼睑的动脉系统

而抵达上睑皮下,其附着部位在皮肤表面即形成双重睑沟。当睁眼时,提上睑肌收缩,其附着部位以下的皮肤被牵引向上,张力增大,而附着部位以上的皮肤则悬垂向下形成皮肤皱襞,即形成双重睑(图7-9,图7-10)。

　　提上睑肌发育不良,部分纤维不能穿过眶隔和轮匝肌而附着于睑缘上方皮下;或眶隔与提上睑肌腱膜没能融合或融合位置过低,以致眶脂肪沿着眶隔与提上睑肌腱膜间隙(腱膜前间隙)而垂于睑板前面,从而阻挡提上睑肌部分纤维穿过眶隔和轮匝肌,则不能形成重睑,在外观上表现为单睑。但宋儒耀认为中国人重睑形成的因素是多方面的,他在对中国人尸体解剖和组织切片染色检查时发现,中国人的重睑并无提上睑肌肌纤维分布至上睑皮肤的皱褶处(图7-11)。

　　2. 重睑形成的遗传因素　　上睑形态(重睑、单睑)常受种族、地区、遗传、年龄及性别等因

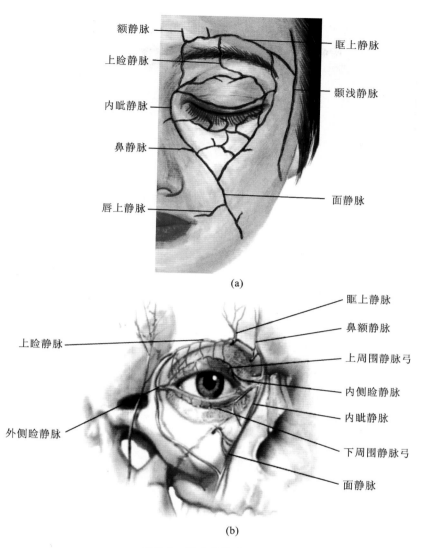

额静脉
上睑静脉
内眦静脉
鼻静脉
唇上静脉

眶上静脉
颞浅静脉
面静脉

(a)

眶上静脉
鼻额静脉
上周围静脉弓
内侧睑静脉
内眦静脉
下周围静脉弓
面静脉

上睑静脉
外侧睑静脉

(b)

图 7-6 眼睑的静脉系统

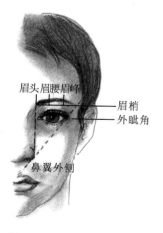

眉头 眉腰 眉峰
眉梢
外眦角
鼻翼外侧

图 7-7 眉位置和形态标志

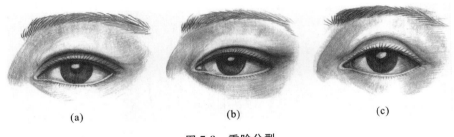

图 7-8　重睑分型

(a) 平行型；(b) 开扇型；(c) 新月型

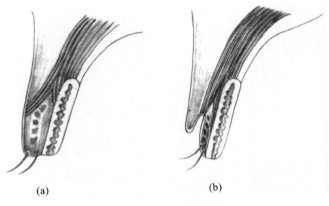

图 7-9　重睑形成示意图

(a) 下视图；(b) 平视图

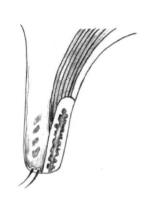

图 7-10　单睑示意图

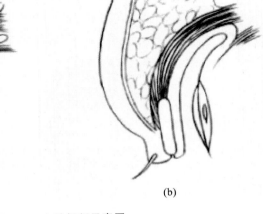

图 7-11　上睑解剖示意图

(a) 西方白种人；(b) 东方人

素影响。据部分学者统计和分析,我国双侧单睑发生率为 28%～37%,双侧重睑发生率为 52%～69%,单睑的遗传方式为常染色体显性遗传,重睑的遗传方式为常染色体隐性遗传。

3. 重睑成形术的手术原理 重睑成形术主要是通过各种方法,使提上睑肌腱膜纤维或睑板与重睑线处的皮下组织发生粘连。这样,当睁眼时提上睑肌收缩,将重睑线以下的皮肤向上提起,而重睑线以上的皮肤则松弛下垂形成皱襞,表现为重睑。

（三）重睑成形术的适应证

凡是身体健康,精神正常,主动要求手术而无禁忌证的单睑者都可以施行重睑成形术。但具体选择时,须注意以下几点。

（1）睑裂较长,上睑皮肤较薄,鼻梁较高,脸型、五官搭配协调的单睑者,手术后效果较好。

（2）上睑较厚,皮下脂肪多、较臃肿的单睑者（俗称"肿眼泡"者）,术中须切除部分眶隔脂肪或轮匝肌下脂肪垫,术后才可得到较明显的睑外形改善。

（3）以往做过重睑成形术,但术后重睑形态不满意、不对称或重睑皱襞消失者,均可考虑行重睑修复术。

（4）重睑较窄,睁眼时不明显,即所谓内双,若患者要求,也可以通过手术重新形成重睑。

（5）老年性上睑皮肤松弛、下垂者,不能单纯施行重睑成形术,术中必须同时矫正皮肤松弛。

（6）一单一双者,单睑侧可以手术,但应参照对侧重睑高度及弧度,以防术后两侧重睑宽度、弧度不对称而影响美容效果。如重睑侧的眼睑高度、弧度不满意者,也可考虑双侧同时手术。

（7）对于鼻梁较低,内眦间距过宽或伴有内眦赘皮和小睑裂的单睑患者,最好在做重睑成形术前先行隆鼻术,或在手术同时进行内眦赘皮、小睑裂矫正,这样才能获得较为满意的效果。

（四）重睑成形术的禁忌证

1. 绝对禁忌证

（1）精神病患者或精神状态异常者。

（2）患有严重心、肝、肾、脑等脏器疾病者。

（3）患有严重的出血性疾病者。

（4）面神经麻痹且伴有睑裂闭合不全者。

（5）患有青光眼等严重眼病患者。

2. 相对禁忌证

（1）女性怀孕、月经期间应避免手术。

（2）患有眼部感染性疾病者,不宜施行手术,待炎症治愈后可酌情选择手术。

（3）对于上睑下垂、睑内翻患者,不应单纯做重睑成形术,须同时矫正上睑下垂、睑内翻倒睫。

（4）伴有内眦间距过宽、鼻梁塌陷、小睑裂等畸形者,单纯重睑成形术不能改善其容貌,必须在矫正其他畸形的基础上再考虑重睑成形术。

（5）对手术期望值过高,抱有不切实际要求者,最好不要盲目手术。

（6）手术目的不明确,要求盲目者,暂时不宜手术,应让其考虑成熟再行手术。

（7）手术不是出于自身要求,而是别人劝说或为取悦他人者,暂时不宜手术。

（8）因为生活中受挫折,情绪不稳定,临时决定手术者,暂时不宜手术,应待其情绪稳定

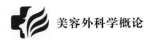

后再决定是否手术。

（9）有多次美容整形手术史，对医生不信任、不满意，或偏执者，不宜手术。

（10）父母或配偶不同意者，应列为暂时的禁忌证。

（五）重睑成形术的术前设计

术前设计是关系手术成败的一个重要部分。术前设计的重点：①确定重睑的宽度，有较宽、适中和较窄三种；②确定上睑皱襞与睑缘的关系，主要有平行型、开扇型、新月型。重睑的形状设计，既是手术的重点，也是关系到术后美观的要点。重睑线宽度、长度、弧度的设计和确定，对于术后形成的重睑宽度和形态至关重要。要根据受术者个人要求、脸型、眼睑状况、有无内眦赘皮、职业、社会环境、化妆习惯等因素，结合术者的临床经验及手术方法综合考虑。

（六）术前设计应遵循的美学原则

重睑成形术前具体设计要根据受术者个人要求、脸型、眼睑状况、有无内眦赘皮、职业、社会环境、化妆习惯等因素综合考虑，但同时应遵循对称美、比例美、和谐美、曲线美、医患共同参与等原则，这样才能达到预期效果。

1. 对称美原则　对称美是容貌美的重要形态标志之一。人类的容貌以鼻梁中线为轴，双眼处于同一水平线上，处处体现了对称美的原则。因此，在重睑成形术设计时应遵循这一原则，力求使双侧上睑的重睑线高度、长度、弧度及形态等对称。如果双眼单独看重睑形态尚可，但双眼高度或形态不对称，则影响整体效果。

2. 比例美原则　容貌美的基本特征之一是面部的局部与局部、局部与整体之间具有一定的比例关系，符合比例美的原则。如果这种比例关系失调或破坏，则导致容貌美的减弱或消失。关于容貌美中的比例研究由来已久，我国古代就有关于"三庭五眼"的记载。因此，在进行重睑成形术设计时应遵循这一原则，使术后形成的重睑与整个容貌、五官比例对称协调。一般情况下，面型小、眉毛窄、眉睑间距短、睑裂小、鼻梁低者重睑线设计应窄些。面型较宽、眉型好、眉睑间距适中、睑裂大、鼻梁高者重睑线应设计宽些。

3. 和谐美原则　和谐美是容貌美的基本形式。人的容貌美包含多种内容，如脸型美、明眸美、鼻型美、肤色美等，但只有这些局部与局部、局部与整体协调和谐地统一在容貌美的整体格局之中，才能体现出美的容貌所具备的独特魅力。因此在进行重睑成形术设计时应遵循这一原则，设计时不但要注意重睑与上睑之间的比例和谐，还要注意重睑与整个容貌之间的比例和谐关系，即要根据患者的面型、眉型、眉睑距离、睑裂宽窄形态、鼻梁高低等具体设计，使术后形成的重睑与整个容貌、五官和谐，比例对称，而不能按同一模式翻版出"千人一面"。

4. 曲线美的原则　除了双侧对称，与面部五官比例对称协调外，重睑的曲线美（弧度美）也决定了重睑的形态美。因此在重睑设计和切开、缝合时，从内眦到外眦，重睑线应是一条顺畅的弧形曲线。只有注意这一特点，术后形成的重睑才能更自然，且瘢痕形成不明显。

5. 医患共同参与原则　人们的审美观有所差异，要想获得满意的术后重睑形态，除术者正确设计和熟练地操作外，在重睑设计时医患共同参与也非常重要。通过术前医患互相沟通、交流，术者可以了解受术者的审美观及对重睑的高度、形态的要求，并告知其自身的条件以及术后可能达到的美容效果，让受术者理解并接受为其设计的重睑形态。只有医患之间相互沟通，才能使受术者对手术的设计及预期的效果充分理解，减少以后不必要的医患纠纷。

（七）重睑成形术的手术方法

重睑成形术的手术方法很多，归纳起来包括缝线法（缝线法分为皮外结扎缝线法和埋线法,埋线法又分为间断埋线法及连续埋线法)、切开法,以及埋线法同时联合小切口去脂肪法等,目前最常用的是切开法和埋线法。

1. 埋线法重睑成形术 手术方法较多,可分为两大类:连续埋线法和间断埋线法。以下主要介绍间断埋线法重睑成形术(即宋儒耀手术方法)。

1)适应证 眼睑薄、脂肪少、无明显内眦赘皮的年轻人或单眼单睑者。

2)手术方法

(1)切口线设计:嘱受术者轻闭眼,于上睑画出重睑线,定出内、中、外,$c—d$,$a—b$,$e—f$三组六点位置,每组两点之间距离为 2～3 mm(图 7-12)。

(2)麻醉:睑缘处皮下及穹窿处结膜下用 2% 利多卡因及 0.75% 布比卡因(1∶1 混合稀释液,含 1∶200000 肾上腺素)浸润麻醉。

(3)做小切口:于 $a—b$、$c—d$、$e—f$ 点上做三个短而浅的皮肤切口。

(4)缝合:用双针 6-0 尼龙线的一针从 b 点进针,穿过睑板上缘的浅层或提上睑肌腱膜,在 a 点出针;再用双针的另一针从 b 点进针,穿过皮下组织由 a 点穿出(图 7-13),然后在 a 点将缝线结扎,线结埋于皮下。如此做三对埋藏缝线,皮肤切口不需缝合。

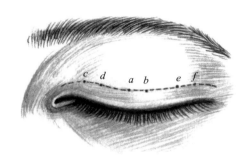

图 7-12 埋线重睑设计

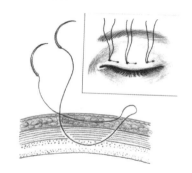

图 7-13 埋线穿入组织层次示意图

切开法又分为经典切开法及小切口切开法,切开法的优点:适应证范围广,适用于各种类型单睑。因手术中可同时去除多余的皮肤及眶脂肪,术后效果可靠持久。切开法是目前重睑成形术的主要术式。切开法的缺点:手术操作较复杂,对施术者的手术技巧要求较高。术后反应重,恢复慢,术后皮肤面可见线形瘢痕,一旦手术失败修复较困难。

2. 经典切开法重睑成形术(图 7-14)

1)适应证 适用于所有要求行重睑成形术者,有瘢痕体质者也可做切开法,因为眼睑皮肤是全身皮肤中最薄的,沿皮纹方向的切口(重睑皱襞切口)一般不会形成瘢痕疙瘩。其中下列情况特别适合做经典切开法。

(1)眼睑饱满,眶脂肪丰富者。

(2)眼睑皮肤松弛者或同时伴有泪腺脱垂者。

(3)有明显内眦赘皮者,手术中可同时做内眦赘皮矫正术。

2)手术方法

(1)切口线设计:根据睑裂高度、职业、社会环境、化妆习惯及本人要求,用亚甲蓝画出重睑走向及高度。

(2)麻醉:术区皮下用 2% 利多卡因及 0.75% 布比卡因(1∶1 混合稀释液,含 1∶200000 肾上腺素)浸润麻醉。

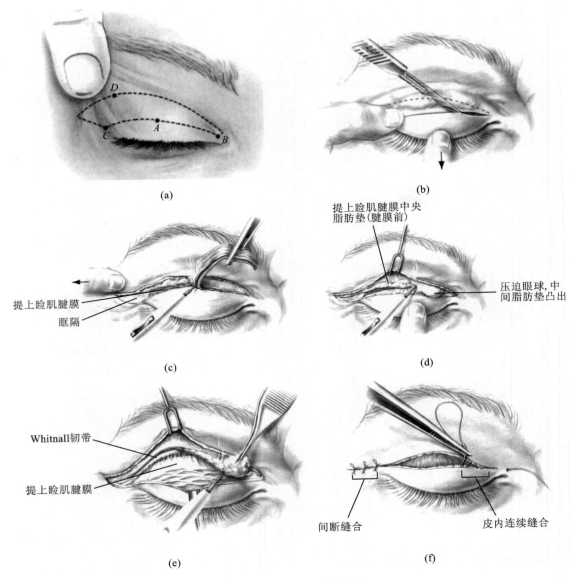

图 7-14　切开法重睑成形术

（a）重睑线设计；（b）需切除皮肤的范围；（c）切除皮肤和眼轮匝肌；
（d）打开眶隔；（e）切除多余眶内脂肪；（f）缝合皮肤

（3）切开：依切口线切开皮肤皮下，上睑皮肤松弛者切除标记区内多余皮肤。

（4）剪除睑板前眼轮匝肌：根据受术者具体情况剪除部分眼轮匝肌或不剪除。

（5）去除眶内脂肪：锐性分离打开眶隔，适度去除膨出的脂肪，彻底止血。

（6）缝合：将切口下方皮肤自然摊平，皮肤切缘所接触到的睑板前提上睑肌腱膜的稍上方，即为缝合时缝线穿过深层组织处，用 6-0 尼龙线做 6～8 针间断缝合。

（7）术后处理：切口处涂抗生素眼膏，敷纱布，加压包扎 24 h，局部冰敷 24～48 h。术后常规换药，保持伤口干净，术后 6～7 天拆线。

3. 小切口切开法重睑成形术

1）适应证 上睑较饱满、皮肤不松弛者。

2）手术方法

（1）切口线设计：同经典切开法。

（2）麻醉：术区皮下用2％利多卡因及0.75％布比卡因（1∶1混合稀释液，含1∶200000肾上腺素）浸润麻醉。

（3）做小切口：在画线的近内眦、外眦及中间各做一条3 mm长的小切口。

（4）剪除部分眼轮匝肌：剪除切口周围的部分眼轮匝肌。

（5）切除部分眶脂肪：将眼球向后上方轻压使眶隔突于切口下，剪开眶隔。轻压眼球使眶脂肪突至切口，一般在外侧切口剪除部分眶脂肪即可。

（6）缝合：用6-0尼龙线缝合切口，每个切口缝合2针，缝合完成后结扎缝线，结扎时，根据重睑的弧度、高度及两侧重睑对称情况调节结扎的松紧，直到满意为止。

（7）术后处理：术后无需包扎，暴露术眼，可局部冰敷24～48 h以减轻术后肿胀，术后6～7日拆线。

（八）常见并发症

1. 双侧重睑不对称（宽窄不一） 重睑画线两侧宽窄不一，切开皮肤时没有严格遵照设计线，去除皮下组织及眼轮匝肌不一致，缝合时睑板或提上睑肌腱膜高低不一。

2. 重睑线长度两侧不对称 可有设计误差或手术时近外眦一两针缝线过浅，以致术后松脱使重睑线变短造成畸形。

3. 重睑皱襞消失或变浅 常见于埋线法线结松脱。切开法如在拆线后即刻出现此类情况，大多是由于操作时误将上睑下垂认为正常上睑而行重睑成形术。

4. 重睑过低 术中画线设计过低，画线时皮肤绷得过紧，切开时切口过低或缝合时挂睑板太低。

5. 重睑过高 重睑皱襞高度超过8 mm称过高，其临床表现为重睑皱襞下方组织长期呈肿胀状，总有术后仍未消肿之外观，有的经过一次或多次修改残留较宽瘢痕或形成两条重睑皱襞。

6. 水肿和血肿 术后眼睑淤青和水肿是难免的，淤青一般1～2周即消退，肿胀一般一周即明显减轻，埋线法2周消退，切开法1～3个月消退。

7. 上睑下垂 ①手术时误将提上睑肌腱膜切断。②术前有轻度上睑下垂，术后更明显。③埋线法时误将提上睑肌与眶隔缝在一起，均可产生。

8. 上睑瘢痕 手术中切除皮肤及皮下组织过多，缝合时张力过大；手术粗糙或切口缝合错位；术后伤口感染等，均可造成上睑瘢痕。上睑皱襞切口生长瘢痕疙瘩较少见，增生性瘢痕较明显者大多数1年后即平整不显。

9. 三角眼畸形 由于内眦段设计过宽或外侧设计过低，或眼睑皮肤松弛者外侧皮肤去除量不足，或外侧去除眶隔内脂肪后未行缝合，致使脂肪向下脱垂而发生。

10. 上眶区凹陷 术中切除脂肪太多，多发生于采用欧式术者；切取眶脂肪时损伤提上睑肌腱膜；随年龄增长上睑脂肪萎缩。

11. 其他并发症

（1）感染：由于眼睑血供丰富，抗感染力强，感染是比较少见的。但如果受术者有严重的沙眼、结膜炎、睑缘炎，以及术区周围有疖肿等皮肤感染灶、术区消毒不严密、手术粗暴、手术

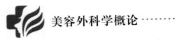

时间过长、术后血肿、术后护理不当等,都可导致感染,造成不良后果。因此,一旦有感染的征兆,必须及时行局部引流,尽早拆线,并全身应用抗生素。

(2)其他少见的并发症:上睑外翻、球后出血、内眦赘皮、多层重睑等。

三、眼袋整复术

眼袋是人面中部老化的最先表现,是由于下睑皮肤、眼轮匝肌、眶隔膜蜕变松弛、眶脂肪移位、脱垂等病理改变导致下睑组织不同程度的臃肿、膨隆或下垂,形成袋状的异常形态。

眼袋整复术是一种综合性手术,这是恢复面部中 1/3 年轻化的手术。近年来,随着物质生活水平的提高、医疗技术的改进以及中老年人口比例的日益提高,要求行眼袋整复术的患者越来越多,眼袋整复术已成为眼部整形美容外科常见手术之一。

(一)眼袋整复术的手术方法

目前眼袋整复术主要有经皮肤切口的眼袋整复术(外路法)和结膜径路的眼袋整复术(内路法)两大类。

外路法可同时矫正皮肤、眼轮匝肌松弛及眶脂肪脱垂,适应证广,适用于各种类型的眼袋患者,但手术要求高,如皮肤切除量控制不当,术后可出现下睑外翻、下睑退缩及下睑瘢痕等并发症。内路法则避免了下睑外翻、下睑退缩及下睑瘢痕等并发症,但术中仅去除眶脂肪,不能同时矫正松弛的皮肤、眼轮匝肌,故适应证窄,只适用于皮肤松弛不明显,仅有眶脂肪膨出者。

因此,临床上应根据下睑眼袋形成的机制及不同的临床类型、患者的具体情况及术者的经验等综合分析,选择适宜的术式,不能千篇一律采取一种术式解决所有问题。

1. 外路法眼袋整复术(图 7-15) 外路法眼袋整复术即为经皮肤切口的下睑成形术,在临床上为应用最广泛的矫正下睑眼袋的手术方法。

1)适应证 适用于下睑皮肤松弛,伴或不伴眼轮匝肌肥厚、眶脂肪膨出者。

2)手术方法

(1)切口线设计:患者取仰卧位,从泪小点略外侧开始,用亚甲蓝在睫毛下距睑缘 2 mm 处与睑缘平行画线,至外眦部距睑缘略远些,沿鱼尾纹方向转向外下方延伸切口 6~8 mm。

(2)麻醉:下眼睑切口及眶部眼轮匝肌下用 2% 利多卡因及 0.75% 布比卡因(1:1 混合稀释液,含 1:200000 肾上腺素)浸润麻醉。

(3)切开和分离:沿画线切开全层皮肤达眼轮匝肌,保留睑缘部分的眼轮匝肌,沿切口下缘在眼轮匝肌下、睑板和眶隔前平面向下分离至下眶缘,充分暴露眶隔。创面出血可用电凝止血。

(4)去除眶内脂肪球:在近下眶缘处横行切开眶隔,即可见眶脂肪自行疝出。下眶区脂肪分成内、中、外三个脂肪团,眶脂肪切除量一般以在眶缘外下睑区无膨出的脂肪球、轻压眼球眶脂肪不再疝出、放平皮肤无明显的眶下缘凹陷为宜。对于眶隔脂肪疝出不严重但有明显的下眶缘沟及鼻颊沟凹陷者,可保留眶隔疝出脂肪,将眶隔筋膜下移,固定在下眶缘下 4~5 mm 处的骨膜上,可取得较满意的手术效果。

(5)去除多余皮肤及眼轮匝肌:用血管钳夹住皮瓣的外上角,向外上方适度牵拉,同时嘱患者下颏放平,眼球尽量向上注视,然后画出皮瓣与睑缘切口上唇重叠处的投影线,超过投影线以上的多余部分即为切除量。

(6)缝合:眼轮匝肌在外眦角处应向外上方向缝合一针,尤其是老年眼轮匝肌松弛患者,

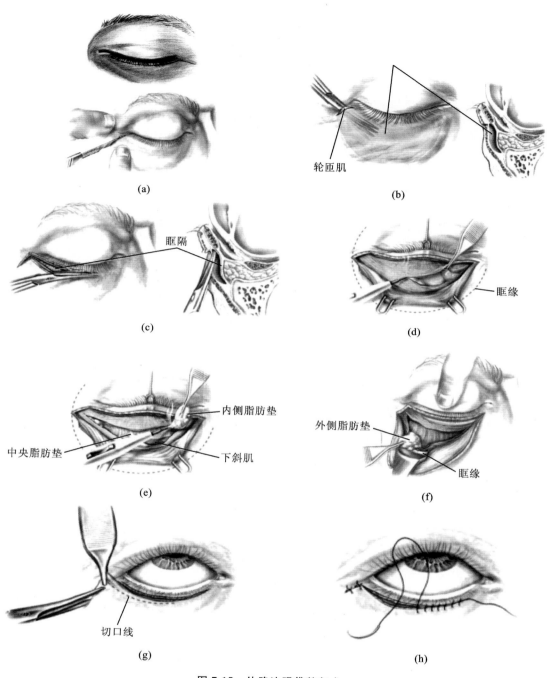

图 7-15 外路法眼袋整复术

（a）初始切口；（b）潜行剥离眶隔前、轮匝肌下潜在间隙；

（c）后续切口；（d）眶隔切口；（e）切除内侧和中央脂肪垫；

（f）压迫上睑，使得外侧眶脂肪垫向前膨出；

（g）将皮肤复位（向头侧和外侧），剪除多余部分；

（h）闭合伤口，包括外侧间断缝合，由内向外连续缝合

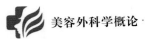

必须将下垂的眼轮匝肌收紧向上悬挂固定在外眦部眶骨膜上,用 7-0 尼龙线也可用 7-0 快吸收缝合线(5～7 天自动脱落)缝合皮肤切口。

(7)术后处理:切口处涂抗生素眼膏,敷纱布,加压包扎 24 h,冰敷 24～48 h。术后常规换药,术后 7 天拆除皮肤切口缝线。

2. 内路法眼袋整复术 内路法眼袋整复术即经结膜的下睑成形术,此法适用于仅有眶脂肪突出而无下睑皮肤松弛的年轻患者(图 7-16)。

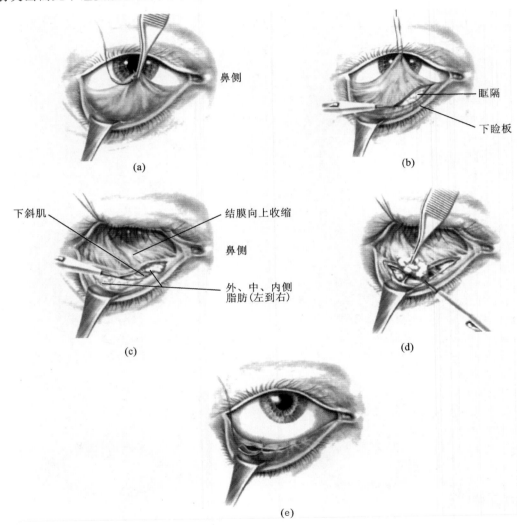

图 7-16 内路法眼袋整复术

(a)缝线固定,结膜牵拉呈蓬形;(b)沿睑板下缘将结膜分开;(c)显露外、中、内侧眶隔脂肪;
(d)剪除膨出的脂肪;(e)缝合结膜切口

1)适应证 适用于皮肤松弛不明显,仅有眶脂肪膨出者;下睑成形术后(外路法)残留眶脂肪膨出者。

2)手术方法

(1)麻醉:2%利多卡因及 0.75%布比卡因(1∶1 混合稀释液,含 1∶200000 肾上腺素)行下睑穹窿部结膜下浸润麻醉。

（2）切口：近睑板下缘的下穹窿结膜处做横形剪开，长度约为睑板长度的 3/4。

（3）分离：用斜视钩或眼睑钩置于切口内，将眼睑向前下方牵引，用剪刀或止血钳在眼轮匝肌和眶隔之间进行分离至下眶缘。

（4）切除眶隔脂肪：确定下睑膨出的三个脂肪球。在此处打开眶隔，向后下方轻压眼球，促使眶脂肪膨出。用止血钳夹住膨出的眶脂肪基部予以剪除。剪除眶脂肪后，在血管钳表面做电凝止血。眶脂肪的切除量要适中，切除过多会造成术后下睑眶区凹陷，过少则效果欠佳。手术操作时，注意防止损伤下斜肌。

（5）缝合：检查创面无出血后，用 5-0 号丝线连续缝合结膜切口，缝合要深些，应带有下睑缩肌。

（6）术后处理：术毕加压包扎 24 h，冰敷 24 h，术后 5～7 天拆线。

（二）眼袋整复术的并发症

1. 下睑位置异常 下睑退缩或外翻等眼睑位置异常为眼袋整复术后最常见的并发症，一般与皮肤、眼轮匝肌切除过多，眶隔瘢痕形成，术前就存在水平方向下睑松弛及内、外眦韧带松弛，以及眼轮匝肌无力，眶脂肪切除过多，脂肪球的炎症，眶深部与睑板下缘附近的粘连、收缩有关。

2. 视力障碍 失明毫无疑问是最严重的眼袋整复术的并发症，尽管极为少见，但后果严重。引起失明的常见原因是球后出血。球后出血可因术中眶脂肪止血不彻底或术后由于肾上腺素作用消失引起未凝固的血管重新扩张而引起。眶内出血可因过度牵拉眶脂肪使眼眶深部的血管破裂或眼轮匝肌出血，导致眶内压增加引起中央动脉阻塞或视神经缺血性病变，也可能因患者有闭角型青光眼、凝血系统疾病等造成视力障碍。

3. 复视 偶见复视，短暂性复视是因为局麻药弥散后致眼外肌麻痹或者轻度的眶内出血和组织水肿，几小时或几天后复视可自行消失。永久性复视是由于手术中直接损伤下斜肌或下直肌，短暂性复视较永久性复视更多见。

4. 淤血与水肿 可以发生在皮下、肌肉下和眶隔内。皮下淤血多见于下睑皮下和眼轮匝肌之间锐性分离者。轻度的淤血，一般在 1～2 周可自行吸收。

5. 眶脂肪切除不足 较常发生于内侧或外侧脂肪垫遗漏。

6. 圆眼综合征 外眦角圆钝可由外眦韧带松弛或外侧皮肤切除过多而引起，下睑外眦处的垂直张力过大也可导致外眦角变圆钝，外眦角轻度向内、向下移位。

7. 双眼不对称、切口偏低、瘢痕显露等 这些都是因为手术切口设计不对称、设计不当、缝合粗糙和脂肪球切除过多或不足，或对松弛皮肤的切除量估计不足、下睑前壁提紧不足等造成的。

8. 切口瘢痕 眼袋整复术的切口往往顺着皮肤的自然纹理，瘢痕一般不明显。但如皮肤切除过多，缝合时切口张力过大或切口感染等，也可能出现较明显的瘢痕。早期伤口裂开、下睑切口离睫毛过远也会导致下睑瘢痕形成。

9. 感染 由于眼睑血液循环丰富，切口感染非常少见。若眼袋整复术后切口感染应及早拆线，给予全身应用抗生素等处理。

10. 泪溢 眼睑水肿、切除眼轮匝肌后眼轮匝肌泵功能（虹吸作用）减弱可引起暂时性泪溢；如内侧皮肤切除过多、切口接近泪小点致术后瘢痕牵引、下睑外翻或术中损伤泪小管等均可引起术后泪溢。

11. 下睑眶区凹陷 主要由于眶脂肪切除过多而引起。术后皮肤、肌肉、眶隔膜与深部组织粘连向内侧牵拉。

12. 外眦角下垂 外眦部切口线离外眦角水平中线太近,甚至切口线超过水平中线以上,外眦部皮肤肌肉切除过多,当皮肤切口缝合时,由于皮肤向下牵拉及愈合瘢痕收缩,将外眦角向下牵拉,导致外眦角下垂。

13. 其他并发症 外眦粘连、睫毛脱落、下睑退缩等。

四、内眦赘皮矫正术

内眦赘皮是内眦部一种纵向弧形皮肤皱襞,凹面朝向内眦部。正常人两侧外眦间距平均为 88.89 mm,内眦间距平均为 33.9 mm。一般内眦间距恰好等于两瞳孔间距的 1/2 或一个睑裂长度。内眦赘皮患者内眦间距明显增宽,内眦部可见一半月形皮肤皱襞,多由上睑向下延伸,少数由下睑向上伸展,常可遮住泪阜及半月皱襞。

内眦赘皮,又称为蒙古皱襞,广义上可分为先天性及后天性两类,先天性内眦赘皮在东方民族较常见。先天性不伴有眼部其他异常者称为单纯性内眦赘皮,伴有小睑裂、上睑下垂等者称为小睑裂综合征,伴有眉畸形者称为睑眉综合征,亦有伴小眼球及其他眼部先天发育异常者。

后天性多是由于外伤、炎症、肿瘤等累及眦角所致,形态不规则,一般为单侧性,并常伴有邻近组织损伤和畸形。

(一) 根据先天性内眦赘皮皮肤皱襞起始部位分类

1. 眉型内眦赘皮 由眉部开始向下止于内眦部皮肤,在国人内眦赘皮中居第二位。

2. 睑型内眦赘皮 由上睑睑板上缘向眶下缘延伸,可与鼻颧皱襞融合。

3. 睑板型内眦赘皮 起自上睑皱襞止于内眦角,中国人以此型内眦赘皮为多。

4. 反向型内眦赘皮 起自下睑皮肤向上移行于上睑内眦角,多伴有小睑裂和上睑下垂。

(二) 根据内眦赘皮程度分类

1. 轻度 内眦皱襞宽 1～1.5 mm,遮住泪阜小于 1/2。

2. 中度 内眦皱襞宽 1.5～2 mm,遮住泪阜 1/2～2/3。

3. 重度 内眦皱襞宽超过 2.5 mm,几乎完全遮住泪阜。

(三) 内眦赘皮形成原因

1. 眼轮匝肌异常学说 内眦部眼睑皮肤的形态分布由眼轮匝肌纤维的走向决定,内眦赘皮是由于上、下眼睑轮匝肌于内眦韧带起始处错位、错构所致,而且伴皮下组织增厚。

2. 内眦部垂直向皮肤紧张学说 由于内眦部垂直向皮肤张力过大,牵拉而使内眦部产生皱襞所致。

3. 内眦赘皮形成的种族及遗传因素 内眦赘皮的形成已有证实为常染色体显性遗传。其发生亦与种族有密切关系,白种人及黑种人一般没有或极少存在,黄种人中睑板型内眦赘皮多见,属正常生理变异,不影响美观,一般不需要手术矫正。

4. 内眦赘皮形成的发育因素 各个种族在胚胎发育期第 3～6 个月时都有内眦赘皮的存在,但出生后白种人及黑种人中内眦赘皮则趋于消失。黄种人中内眦赘皮发生率较高,但随年龄增长,内眦赘皮可逐渐减轻。

(四) 手术时机

(1) 由于眉型内眦赘皮、睑型内眦赘皮、睑板型内眦赘皮可能随着年龄增长而减轻或消失，所以儿童期的内眦赘皮一般不需手术。

（2）随着年龄增长，鼻骨及面部结构发育趋于稳定后根据个人具体情况，可选择手术治疗，一般应推迟至 16 岁以后施行。

（3）合并有上睑下垂、睑裂狭小者，特别是反向型内眦赘皮者，不会随着年龄增长而消失，可提前于 2 岁以后手术。

（4）若内眦赘皮同时伴有下睑内侧部的内翻倒睫，且有畏光、流泪症状者，如保守治疗无效，应及早手术，这种内翻倒睫在内眦赘皮矫正手术后往往可以得到矫正。

（5）后天性的内眦赘皮多因外伤后局部瘢痕所致，应于伤后 6 个月瘢痕软化稳定后再行手术。

（五）内眦赘皮手术方法

1. "Z"瓣成形术 "Z"瓣成形术是目前较常用的内眦赘皮矫正方法，通过加大垂直向皮肤长度、缓解垂直方向张力来矫正内眦赘皮（图 7-17）。单"Z"瓣成形术适用于轻度内眦赘皮，可与重睑成形术同时进行，但术后内眦部留有斜形瘢痕。双"Z"瓣成形术适用于较严重的内眦赘皮和反向型内眦赘皮。

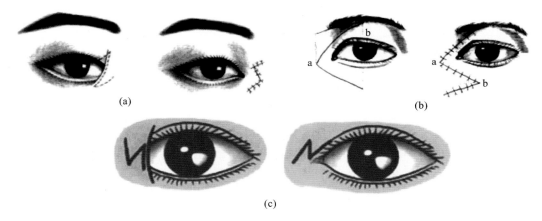

(a) (b) (c)

图 7-17 "Z"瓣成形术

(a)、(b)、(c)为三种不同"Z"瓣成形术的术前术后示意图

1）适应证 正向型的轻、中度内眦赘皮。

2）手术方法

（1）切口线设计：沿内眦赘皮全长画线，此为"Z"中轴线，在此中轴线上做一与上睑缘大致垂直的皮肤切口，然后在内眦赘皮下方 4 mm 处画一斜向鼻上方的皮肤切口。"Z"瓣两臂长度及中轴线间角度视具体情况而定。

（2）麻醉：用 2% 利多卡因及 0.75% 布比卡因 1∶1 混合（含 1∶200000 肾上腺素）行局部皮下浸润麻醉，不合作者采用全麻。

（3）切开：沿画线切开皮肤及皮下组织，在皮瓣下分离。

（4）缝合：将两个方向相反的三角形皮瓣互相交错换位，并适当修整，使切口缘对合平整。用 6-0 丝线间断皮肤缝合，注意皮瓣尖角的缝合。

（5）术后处理：术后加压包扎 24 h，口服抗生素，隔日换药，术后 7 日拆线。

2. "Y-V"成形术（图 7-18）

1）适应证 适用于较严重的内眦赘皮及内眦间距增宽者，但睑裂开大的作用不明显。

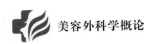

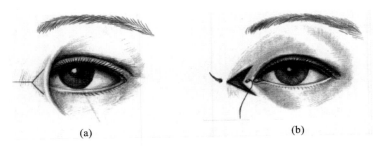

图 7-18　"Y-V"成形术

(a)"Y-V"成形切口设计示意图;(b)皮肤切口缝合成"V"形

2)手术方法

(1)切口线设计:首先标出正常内眦点,即双眼平视时瞳孔中点与鼻中线连线的中点,在内眦部做与上、下睑缘平行的"Y"形皮肤切口,"Y"的长轴在内眦平面,"Y"的末端为正常内眦点。

(2)麻醉:同前。

(3)切开:沿画线切开皮肤,并于皮下分离,以弯血管钳向鼻根部方向钝性分离,直至暴露内眦韧带,用 5-0 号尼龙线缝合内眦韧带,折叠内眦韧带。

(4)缝合:将"Y"形切口缝合成"V"形,缝合前先在皮下缝合一针,以减少皮肤张力。

(5)术后处理:术后加压包扎 24 h,7 日拆线。

3. "L"形皮肤切除术(图 7-19)

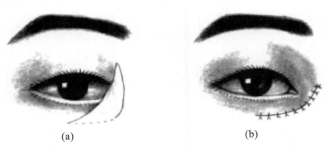

图 7-19　"L"形皮肤切除术

1)适应证　适用于轻度反向型内眦赘皮及反向型内眦赘皮伴有下睑内侧内翻倒睫者。

2)手术方法

(1)切口线设计:用亚甲蓝从内眦赘皮上端沿皱襞做一斜向下睑的切口线,一直延伸至下睑中央,下睑处切口距下睑缘 2~3 mm,将下睑内眦部切口上缘皮肤向鼻下方牵拉,至下睑赘皮消失,睫毛恢复至正常位置,用亚甲蓝标记此点。

(2)麻醉:同前。

(3)切开:向上、向外延伸做皮肤切口,向上延伸线近于垂直,并与皮肤切口两端相连,由此做"L"形皮肤切开,并切除此"L"形范围内皮肤组织。

(4)缝合:切口周围稍加分离后于"L"形中央先缝一针,必要时可行中央处皮肤深固定,用 6-0 丝线皮肤间断缝合。

(5)术后处理:术后加压包扎 24 h,口服抗生素,7 日拆除缝线。

五、上睑下垂整形术

正常人在无额肌参与情况下双眼向正前方平视时,上睑覆盖上方角膜 1.5～2 mm。上睑下垂是指由于提上睑肌(或 Müller 神经肌肉复合体)功能不全或消失,或其他原因所致的上睑部分或全部不能提起所造成的下垂状态。下垂的上睑遮盖角膜超过 2 mm,甚至部分或全部遮盖瞳孔而影响视力。为了视物,患者往往昂首下视或过度收缩额肌以提高上睑,结果导致额部皱纹增加,眉毛抬高,形成上睑下垂患者所特有的面容。

(一)病因与分类

1. 先天性上睑下垂 先天性上睑下垂绝大多数是由于提上睑肌发育不全,或支配它的运动神经,即动眼神经发育异常、功能不全所致。少数病例是由于提上睑肌外角和内角以及上横韧带太紧,或是有过多的纤维黏附于眶隔后壁,从而限制了提上睑肌的运动。

先天性上睑下垂发生在双侧者比单侧者多见,部分病例有家族遗传史。上睑下垂可以单独存在,也可能同时伴有其他眼外肌麻痹或不全麻痹,其中最常见的为上直肌麻痹和下斜肌功能不全,也可合并有内眦赘皮、睑裂短小小眼症、眼球发育异常小眼球症、眶距增宽症、斜视和下颌-瞬目现象(即有上睑下垂,但咀嚼时眼睑下垂消失)等。

2. 后天性上睑下垂

(1)外伤性上睑下垂:多见于单侧。上睑的撕裂伤、切割伤、产钳伤、眼睑手术,或因上睑外伤后瘢痕增生、水肿等,都可导致提上睑肌功能减弱或消失。

(2)神经源性上睑下垂:可因动眼神经病变所致。其病变的性质可以是发育异常,也可以是外伤、肿瘤、炎症、血管病变及内分泌或代谢性疾病。这种上睑下垂可以单独存在,但大部分伴有其他眼外肌的麻痹,或瞳孔集合运动的异常。它是神经系统疾病的体征之一。

在颈淋巴清扫术后有时会发生支配 Müller 肌的交感神经受损害,导致 Müller 肌麻痹而出现轻度上睑下垂,并伴有眼球轻度内陷、瞳孔缩小、同侧面部无汗和温度增高,临床上称之为交感性上睑下垂或称 Horner 综合征,可通过可卡因滴眼后下垂好转确诊。

(3)肌源性上睑下垂:多见于重症肌无力患者。常为双侧,但亦可单侧,伴有或不伴有眼外肌的运动障碍。重症肌无力所致的上睑下垂并非绝对手术禁忌证。如果肌无力并非进行性而上睑下垂较为固定,也是可以进行手术矫治的。

(4)老年性上睑下垂:因老年人皮肤松弛、弹性减退、眶隔薄弱、眶脂肪脱出、提上睑肌乏力、腱膜出现裂孔,以及在睑板前的附着减少所致。

(5)机械性上睑下垂:上睑肿瘤中最为常见的有神经纤维瘤、血管瘤、淋巴管瘤等,还有重症沙眼等都可使上睑重量增加,引起上睑机械性下垂。

(6)假性上睑下垂:由于眶内容量减少,如眼球萎缩、眼球摘除、眶底骨折造成眼球后陷等,皆因上睑缺乏支撑而下垂。

(7)其他:如睑皮松弛症患者,其眼睑皮肤松弛、过多,悬垂的皮肤可以遮盖外侧或全部睑缘。

(二)手术时机

1. 先天完全性上睑下垂 如为双侧者为预防脊柱后弯畸形,单侧完全性上睑下垂者为防止弱视形成,可考虑在 1 岁左右手术,否则手术选择在 3～5 岁时执行。即使已有弱视者也可尽早施行手术,但因年龄过小,提上睑肌及额肌都没有发育成熟,易影响手术效果。

美容外科学概论　·　80　·

2. 先天性中度或轻度上睑下垂　此种患者瞳孔未被完全遮挡,如无弱视者,可待患者能接受局麻手术后再行手术矫正。如已存在弱视,则需在3岁左右手术。但由于外观不良,可造成患儿人格心理发育的影响,故多需在学龄前手术。再者由于上睑下垂的上睑压迫角膜,使得角膜存在不规则散光,也需早期手术治疗。

3. 上睑下垂伴有其他疾病　应针对病因给予综合治疗,病情稳定半年至一年后再手术。

（三）术前准备

手术前做检查,正确判断上睑下垂的性质、类型以及程度等,是选定手术方法、估计手术效果和预测可能出现某种并发症的依据。

1. 上睑下垂程度的测定　单侧下垂者可与正常侧做对比,两眼原位平视前方时,睑裂高度之差,即为下垂量。如为双侧上睑下垂,上睑缘位于瞳孔上缘,其下垂量为1～2 mm,称为轻度下垂;上睑缘遮盖瞳孔上小于1/2,下垂量为3～4 mm,称为中度下垂;如上睑缘下落到瞳孔中央水平线或以下,其下垂量为4 mm或4 mm以上者,称为重度下垂(图7-20)。

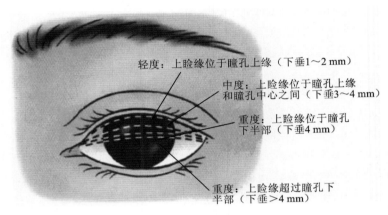

图7-20　上睑下垂程度的测定

2. 提上睑肌的肌力测定　用拇指于眶上压住眉毛,以摒除额肌参与提上睑的作用后,令患者向下注视再尽量向上看,睑缘从下向上提高的幅度即为提上睑肌的肌力。根据Fox统计,正常人的提上睑肌肌力在无额肌参与下为13～16 mm。肌力分为Ⅲ级:0～3 mm为弱,4～7 mm为中等,8 mm以上者为良好(图7-21)。

（四）手术方法

矫正上睑下垂的手术方法有很多,依据手术方法的原理可以归纳为两大类:①缩短提上睑肌,增强其力量,或减少限制提上睑肌运动的因素等手术矫正上睑下垂;②借用额肌或上直肌等其他肌肉力量的手术,这类手术以额肌瓣直接悬吊效果较为理想。不论上睑下垂多轻,不涉及提上睑肌的术式无效,以重睑成形术矫正轻度上睑下垂是错误的,反而可加重上睑下垂。下面介绍提上睑肌缩短术,是目前最常应用的手术方式之一。

（1）切口线设计:用亚甲蓝画出术眼的上睑重睑线,一般距睑缘5～6 mm,应遵循双眼对称原则进行画线。如为单侧性上睑下垂,则患侧的上睑重睑线的弧度、走向、高度应与健侧一致或略低于健侧。

（2）麻醉:2%利多卡因及0.75%布比卡因(1:1混合稀释液,含1:200000肾上腺素)在眼睑及眶上缘皮下做浸润麻醉。

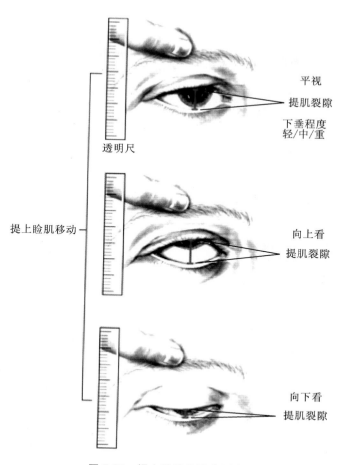

平视
提肌裂隙

下垂程度
轻/中/重

透明尺

提上睑肌移动

向上看
提肌裂隙

向下看
提肌裂隙

图 7-21 提上睑肌的肌力测定

（3）切开：沿画线切开皮肤和皮下组织，保留眼轮匝肌。

（4）去除眶脂肪：在切口上方眶脂肪隆起最高处横行剪开眶隔，即暴露眶隔后眶脂肪，切除眶脂肪即可暴露其下面银白色的提上睑肌腱膜。

（5）缝合：在睑板上方近外眦部纵行剪开腱膜，沿结膜表面分离出提上睑肌，在睑板上缘切断提上睑肌腱膜，使提上睑肌腱膜与穹窿部分结膜分离至所需要的高度，沿提上睑肌腱膜两侧剪断外角、内角及节制韧带，此时提上睑肌即被松解。用圆规量出所需的缩短量，用 3-0 号黑丝线做 3 对褥式缝线，将提上睑肌腱膜缝合固定于睑板中上 1/3 交界处。收紧缝线，可先打活结，撑床坐起，观察上睑高度及弧度，满意后结扎缝线，剪除多余的提上睑肌，皮肤切口用 6-0 尼龙线间断缝合，下睑用 2-0 丝线做 Frost 缝合，防止暴露性角膜炎。

（6）术后处理：局部冰敷 24～48 h，皮肤缝线于术后 7 天拆除（图 7-22）。

（五）上睑下垂术后的并发症

以下为上睑下垂术后常见的并发症，其中以矫正不足最常见。

矫正不足、矫正过度、上睑内翻倒睫、暴露性角膜炎、睑裂闭合不全、上睑迟滞、上睑皱襞不对称、穹窿部结膜脱垂、眉额区血肿、上睑外翻、睑缘角状畸形或弧度不佳等。

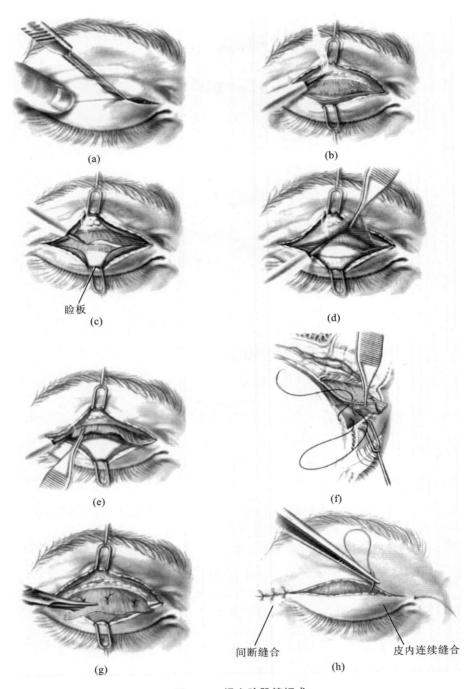

图 7-22　提上睑肌缩短术

（a）经眼轮匝肌切开眼睑；（b）牵开皮肤，显露提上睑肌腱膜、眶隔切口边缘以及腱膜前脂肪；

（c）从睑板上缘切下提上睑肌腱膜；（d）向头侧（上方）剥离提上睑肌腱膜；

（e）分开提上睑肌内侧和外侧角，游离提上睑肌腱膜上部；

（f）将提上睑肌腱膜前移，缝合到睑板上；（g）修剪去除多余的提上睑肌腱膜；（h）缝合

（赵自然）

第二节 眉整形术

眉下垂和上睑皮肤松弛常见于中老年性皮肤松弛,或由面神经额支麻痹、重症肌无力等引起,也有先天性眉下垂者。下面介绍三种眉整形术方法。

一、眉上切口眉下垂矫正术(图 7-23)

眉上切口眉下垂矫正术又称提眉术,其矫正效果比其他手术方法好。此手术最大的缺点是术后 3 个月内眉上缘可见线形瘢痕,但一般半年后瘢痕可逐渐隐退或不明显。

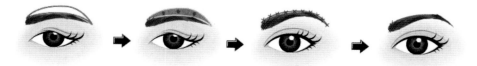

图 7-23 眉上切口眉下垂矫正术

1. 适应证 适用于整个眉下垂或眉头、眉尾部分下垂者。

2. 手术方法

(1)切口线设计:沿着最上排眉毛的边缘且平行于眉毛的生长方向,用亚甲蓝标记下方手术切口线。按眉下垂的程度和部位,在眉上部用无齿镊夹持松弛的额部皮肤,直至将眉上提到合适的位置。再用亚甲蓝按所需切除的宽度和弧度标记出上方手术切口线。

(2)麻醉:用 2% 利多卡因及 0.75% 布比卡因(1∶1 混合稀释液,含 1∶200000 肾上腺素)做局部浸润麻醉。

(3)切除皮肤及皮下组织:按设计线切开皮肤及皮下组织,切除眉上部多余皮肤和皮下组织。

(4)缝合:充分止血后,分层缝合。用 5-0 号可吸收缝线严密、间断缝合皮下组织层,并固定于切口上缘下方骨膜上,6-0 号尼龙线连续或间断缝合皮肤层。

3. 术后处理 术后局部加压包扎 24 h,局部冰敷 24~48 h,7 天拆线。

二、眉下切口上睑松弛矫正术(图 7-24)

1. 适应证 适用于上睑松弛者。

2. 手术方法

(1)切口线设计:沿眉毛下缘用亚甲蓝标记切口线,用无齿镊夹持松弛的上睑皮肤,观察重睑或睑缘的形态,再用亚甲蓝标记出切除范围。

(2)麻醉:用 2% 利多卡因及 0.75% 布比卡因(1∶1 混合稀释液,含 1∶200000 肾上腺素)做局部浸润麻醉。

(3)切除皮肤及皮下组织:按设计线切开皮肤及皮下组织,切除眉下部多余皮肤和皮下组织。

(4)缝合:充分止血后,分层缝合。用 5-0 号可吸收缝线严密、间断缝合皮下组织层,并固定于切口上缘下方骨膜上,6-0 号尼龙线连续或间断缝合皮肤层。

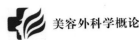

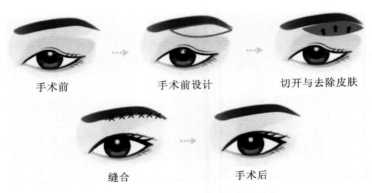

图 7-24　眉下切口上睑松弛矫正术

3. 术后处理　术后局部加压包扎 24 h,局部冰敷 24~48 h,7 天拆线。

三、部分眉切除术

1. 适应证　眉毛稀少或无眉毛者;眉部有瘢痕;文刺后眉形不佳者。

2. 手术方法

(1) 切口线设计:按照眉的正常位置,设计切除范围,眉头保留不切除,拟文刺新眉毛后可遮盖眉部切口瘢痕。

(2) 麻醉:用 2% 利多卡因及 0.75% 布比卡因(1∶1 混合稀释液,含 1∶200000 肾上腺素)做局部浸润麻醉。

(3) 切除皮肤及皮下组织:按设计线切开皮肤及皮下组织,保留眉头,切除除眉头外眉部多余皮肤和皮下组织。

(4) 缝合:充分止血后,分层缝合。用 5-0 号可吸收缝线严密、间断缝合皮下组织层,并固定于切口上缘下方骨膜上,6-0 号尼龙线连续或间断缝合皮肤层。

3. 术后处理　术后局部加压包扎 24 h,局部冰敷 24~48 h,7 天拆线。

(赵自然)

第三节　鼻部美容手术

一、鼻部的解剖与美学

鼻子的三个组成要素为框架、支撑和外层覆盖物。鼻框架由骨骼构成,包括软骨和骨。结缔组织和韧带将框架组成部分结合在一起,构成整体鼻部框架,起到支撑作用。皮肤和软组织作为鼻部支架的外覆盖物,与这些组成部分密切相关。在鼻整形手术的每个步骤中都应仔细分辨解剖结构。

在鼻整形术解剖顺序上必须坚持的原则包括:①术前明确解剖目标;②充分解剖暴露鼻畸形;③保持/重建正常的解剖结构;④逐步矫正特定畸形;⑤保持/重建鼻气道。

(一)鼻部解剖学术语

鼻部结构比较复杂,为了便于医生深入、精确地沟通,鼻整形医生逐渐确立了一套被大家认可的鼻整形术相关解剖术语(图 7-25)。

（二）皮肤

皮肤由浅至深可分为表皮层、真皮层、皮下脂肪层、肌肉及筋膜层（肌筋膜层）、网状层、软骨膜或骨膜层（图 7-26）。鼻上三分之二部分的皮肤相对较薄，活动性较大，下三分之一部分，尤其是鼻小叶部分，皮肤转厚，皮脂腺丰富，与下方结构的附着紧密。

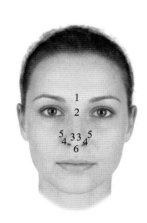

图 7-25 鼻整形术相关解剖术语

1.眉间点；2.鼻根点；3.鼻尖表现点；

4.鼻翼侧壁；5.鼻翼上沟；6.人中

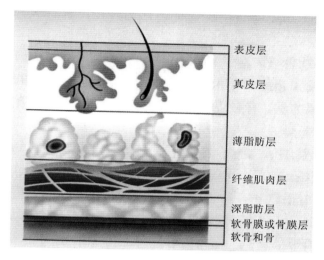

表皮层
真皮层
薄脂肪层
纤维肌肉层
深脂肪层
软骨膜或骨膜层
软骨和骨

图 7-26 鼻部皮肤结构

鼻整形手术前，必须对患者的皮肤类型/质地和皮脂腺情况加以分析和记录，这将影响到如何修改框架结构及最终效果。在修改过的支架结构上方，薄皮肤更容易收缩并再次下垂，而且在术后更容易看到和（或）摸到轮廓的轻微缺陷、不对称和植入物形态。相反，较厚的油性皮肤往往术后不易收缩，调整下方的支架结构或设计植入物形态时可相对积极些。

（三）肌肉

鼻部肌肉由七对肌肉构成的鼻内肌群和由三对肌肉组成的鼻外肌群构成，其中提上唇鼻翼肌和降鼻中隔肌临床意义比较重要（图 7-27）。提上唇鼻翼肌参与保持外鼻阀开放，如果鼻翼外张受损伤时，可能导致功能性鼻塞及面瘫。降鼻中隔肌比较发达的患者，在做表情时可

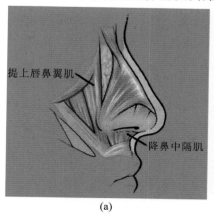

提上唇鼻翼肌

降鼻中隔肌

(a)

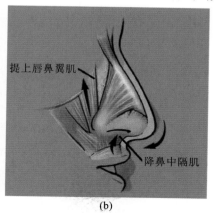

提上唇鼻翼肌

降鼻中隔肌

(b)

图 7-27 鼻部肌肉

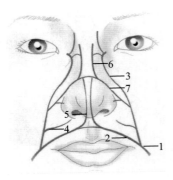

图 7-28　鼻的动脉供应

1.面动脉;2.上唇动脉;3.角动脉;

4.鼻翼动脉;5.鼻小柱动脉;

6.鼻背动脉;7.侧鼻动脉

能降低鼻尖突出度。

（四）血供

鼻的动脉供应主要来自于眼动脉和面动脉(图7-28)。眼动脉的分支鼻背动脉供应鼻近端部分,参与鼻尖真皮下血管网的形成。鼻尖的动脉血供应主要依靠源自面动脉的内眦动脉和上唇动脉。上唇动脉的鼻小柱支在外入路鼻整形术时一般都会被切断,此时要特别注意保护双侧的鼻外侧动脉,以维持鼻尖部位充分的血液供应。

（五）骨与软骨

鼻子的外形由骨及软骨支架支撑、维持,这其中包括三个拱形结构,即骨性鼻拱、上软骨拱和下软骨拱,这三部分鼻拱结构靠纤维组织相互连接,共同支撑起鼻外形。

鼻尖支架结构由下外侧软骨的内、中和外侧脚构成。此外,附件软骨将外侧脚与梨状孔连接起来。所有这些软骨均由连续的软骨膜连接到一起,它保证了软骨的稳定,也使它们成为一个统一的结构和功能单位,称为外侧脚复合体。其形状与位置,外覆的皮肤厚度和相邻解剖结构之间的纤维连接相互作用,决定了鼻尖的外观。

鼻部中央支撑系统是鼻中隔,其与后方筛骨垂直板和下方的梨骨接合在一起。鼻中隔是鼻整形手术中常用的自体软骨供区。当采集该处软骨移植物时,需要保留一个完整的"L"形支架(8～10 mm 宽)以提供必要的支撑(图7-29)。

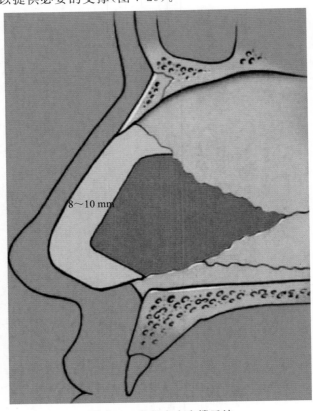

8～10 mm

图 7-29　鼻部中央支撑系统

（六）鼻部美学标准

一张有魅力的脸，它的各个构造之间应该具有合适的比例和连贯性。在进行鼻整形手术之前，应该对患者的鼻子和面部进行整体的分析，做出综合评价。即便是鼻整形手术，也不可以只考虑鼻子，而应该把鼻子看成是面部的一个重要组成部分，思考什么样的鼻子更适合融入整张面孔。一般来说，鼻子在面部所占的比例如下：如果把脸在纵向分为5份，鼻子位于中央的1/5；如果水平方向分为3份，鼻子占其中的1/3（图7-30）。

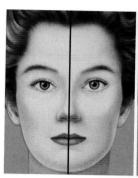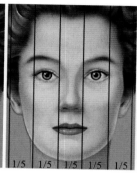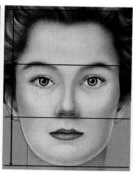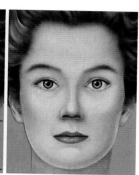

图 7-30　鼻子所占面部比例

在判断鼻子的形态时，可以先从正面的两眉之间到颏部中线画条直线，看这条线是否通过鼻尖以及嘴唇的弓形正中部位，同时初步了解鼻梁的弯度。鼻梁线应该是从正面两眉之间的内侧开始到鼻尖表现点的左右两条线，这两条线呈平滑的弧形，两端宽，中间窄，左右对称。鼻翼的宽度与两眼内眦之间的距离相等。正面观时，鼻小柱和鼻翼构成了类似飞翔的海鸥样外观。

鼻基底形状应为等腰三角形，鼻尖应为一轻柔的圆拱形，鼻翼侧壁微微外张。鼻小柱和小叶的比例大约为2∶1，鼻孔长轴从基底外侧向鼻尖方向走形，大致呈水滴形。

从侧面看，鼻根的隆起应从瞳孔中心点水平开始比较恰当。对于女性，鼻背比鼻根点和鼻尖的连线低1～2 mm会更显阴柔之美，而对于男性，鼻背比鼻根点和鼻尖的连线高1～2 mm会更显阳刚之气，反之是不恰当的。另外，侧面观的一个重要角度是鼻额角，即眉间点到鼻根点的线与鼻根点到鼻尖点连线之间的角度，通常为115°～130°，女性偏钝一些比较好，男性偏锐一些比较好。鼻面角为由眉间点到颏点连线与从鼻根点到鼻尖连线相交的角度，通常情况下为30°～40°。鼻颏角为由鼻根点到鼻尖连线与鼻尖到颏点连线之间的角度，通常为120°～132°。小柱-上唇角为由鼻小柱点到鼻小柱基底连线与鼻小柱基底到上唇中点连线的角度，通常为90°～120°，女性偏钝，男性偏锐（图7-31）。

由于鼻外形比较复杂，尤其结合面部综合判断起来很难归纳出一套清晰、精确的黄金标准以供参考，但鼻整形医生仍然总结了很多关于鼻子美学标准，本节只简单介绍了其中的一少部分。需要知道的是，鼻整形手术没有"标准的"手术方案，每一个手术都需要充分考虑各个解剖部位的相关性和患者的要求，进行个性化的设计，才有可能取得令人满意的手术效果。

二、隆鼻术

（一）隆鼻填充材料

相较于高加索人，东亚人鼻背相对低平，使得面部整体给人感觉不够立体，因此隆鼻手术

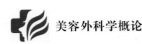
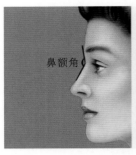
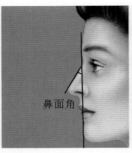
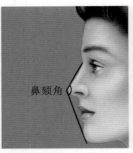
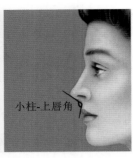

图 7-31　侧面观重要角度

在东亚地区很受欢迎。隆鼻手术最先需要考虑的问题之一,就是决定使用什么样的材料。不同的材料由于特性不同,直接决定了手术方案、术中注意事项及术后可能出现的并发症等诸多不同。材料可以大致分为植入物和移植物。植入物指硅胶之类的人工材料,移植物指软骨等自体组织。它们都可以作为隆鼻的填充材料,医生应该在充分掌握不同填充材料的特性的前提下,结合患者的要求和条件做出恰当的选择。

1. 植入物　植入物指人工合成的可用于人体内的医用填充材料,这类材料最大的优点就是不需要从人体自身取材,从而避免了供区的损伤。但同时由于是人工合成材料,不适合用作支撑结构。具有代表性的人工材料包括医用硅胶、膨体聚四氟乙烯和透明质酸。

1) 医用硅胶　医用硅胶是目前最常用的人工隆鼻填充材料,它具备方便塑形、价格低廉、组织相容性较好、感染率低、便于取出等优点(图 7-32)。不足之处是对手术中腔隙的分离技术要求较高,有一定的钙化概率,部分病例可见包膜挛缩和假体透光的现象。而且硅胶因为其异物的特性,植入人体后会被纤维组织包绕,包绕的纤维组织过厚则会显出假体的轮廓;或者由于时间的推移,外层包绕的纤维组织收缩而导致假体产生松动并下滑。

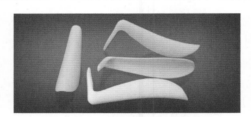

图 7-32　医用硅胶

2) 膨体聚四氟乙烯　膨体聚四氟乙烯的组织相容性较医用硅胶更好。由于聚四氟乙烯内部有许多的微孔结构,尽管也是异物,但植入人体后纤维组织会直接穿入聚四氟乙烯的微孔而与周围组织紧密结合,使植入物的位置相对牢固。另外由于这些长入材料微孔的纤维组织的存在,术后假体的透光率也明显降低。但是,膨体聚四氟乙烯也有不足之处:由于微孔的平均直径是 22 μm,这个孔径可以让细菌在里面轻松存留,但负责清除细菌的巨噬细胞只能进入直径大于 50 μm 的孔径中去,因此使用这种材料时对于手术过程中的无菌操作要求严格,而且术后一旦发生感染,只能取出。但由于纤维组织的长入,取出假体并不容易。另外这种材料也比较昂贵。

3) 透明质酸　透明质酸是人体组织内固有的成分之一,具有良好的生物相容性、非免疫原性、生物可降解性和理化性质,同时使用起来十分方便、快捷,目前越来越广泛地被用作软组织填充材料。对于一些轻度的鼻背或鼻根部低平,可以使用透明质酸注射填充,但是在鼻尖区域需要谨慎使用。由于透明质酸具有可降解性,所以使用这类材料进行隆鼻需要定期注射填充。也正因为这个原因,一旦出现隆鼻效果不满意的情况,只能等待透明质酸彻底降解,鼻外形便可以恢复如初。另外,透明质酸价格不菲,一般每毫升需要数千元。

2. 移植物 鼻部移植物主要为自体软骨,自体脂肪、真皮等也可作为移植物用于隆鼻手术。常用的自体软骨包括鼻中隔软骨、肋软骨和耳软骨。相较于假体而言,自体组织具有无排斥性的优点。但同时也存在一定软骨吸收概率,另外软骨变形、供区损伤及瘢痕也是采用自体组织隆鼻的不足之处。

（二）适应证与禁忌证

1. 适应证 人工假体或注射材料适合鼻背高度不足的病例,在鼻尖和鼻翼等其他鼻部美学单位要慎用。自体软骨因其良好的组织相容性及硬度和弹性,适合对各部分鼻框架进行综合调整,常用于综合鼻整形。另外,人工假体也可以结合自体软骨(如鼻中隔软骨和耳软骨)进行隆鼻手术,既可以调整鼻尖和鼻翼,也可以省却因取用肋软骨造成的副损伤。

2. 禁忌证 未成年儿童,全身或局部有感染病灶存在者,慢性鼻炎、鼻窦炎、鼻息肉等鼻腔疾病尚未治愈者,鼻部皮脂腺丰富或酒糟鼻者,精神状态不稳定或对填充材料有疑虑者。

（三）常用隆鼻方法介绍

1. 假体隆鼻术 假体隆鼻术是目前应用最为广泛的隆鼻术。

1）适应证 轻度鞍鼻者,轻度驼峰鼻同时伴有鼻根部偏低者,但复杂性鞍鼻不适宜采用假体隆鼻。

2）优点 对手术效果不满意者,可完全取出假体并再次手术。

3）缺点 通常情况下假体材料不能直接植入,需要根据患者鼻背的具体情况进行雕刻,而隆鼻手术的成功与否与假体材料的雕刻密切相关。

4）术前准备 剪除鼻毛。患者取平卧位标记眉间中点到颏部中点连线及新的鼻根点。根据患者鼻部的形态和患者的要求选择合适的假体材料。术前 30 min 建议口服抗生素。

5）手术方法

（1）外鼻、面部皮肤及鼻孔消毒,铺巾,鼻孔内填塞纱条。

（2）雕刻假体,将其浸泡于抗生素溶液或其他消毒液中备用。鼻部局部浸润麻醉。

（3）切开:多采用鼻前庭弧形切口,也可采用鼻小柱切口,后者便于对鼻部软骨加以调整。

（4）剥离腔隙:皮肤与骨、软骨之间分为四个层:薄脂肪层、纤维肌肉层、深脂肪层、骨膜或软骨膜。这四个层中有一个筋膜层,它包括纤维肌肉层,把皮下脂肪层分为两个部分;这一层围绕着整个面部形成一个连续的筋膜层(表浅肌肉筋膜系统),与面部肌肉连接在一起。分布于外鼻的主要血管和神经都经过筋膜层和脂肪层。因此,筋膜层下面的深脂肪层和骨膜/软骨膜之间是最为理想的鼻整形手术层面。在这个层面,既容易分离皮瓣,又可以减少对血管和神经组织的损伤,可以得到更好的手术视野,也能够预防手术后因瘢痕的收缩而引起的变形。

（5）植入假体,观察其高度和宽窄是否合适。鼻背有无偏斜、长短是否得当,如果不合适则取出假体重新雕刻修整后再次植入。

（6）切口用 5-0 丝线间断缝合,外涂红霉素眼膏。可将一小块无菌棉球放入鼻孔,术后 24 h 取出。

6）术后处理　应用抗生素 3 天预防感染，术后 5～7 天拆线，术后 2 个月内注意保护鼻背，避免假体移位。术后 2～3 天肿胀淤血可波及双上睑，拆线时肿胀会基本消退。术后 2 个月内鼻部可能会有触痛或不适感。

7）并发症及处理

（1）局部血肿、感染：通常假体隆鼻术后第 4 天开始消肿，如果局部肿胀、发红的时间延长，需要考虑到有血肿和感染的可能。如果出现了血肿，需要立即抽出来或切开后进行引流。血肿的存在容易导致鼻部软组织炎症。当分离的腔隙不够大时假体周围组织的张力过大，容易导致局部感染。一旦发生炎症就要立即取出假体，放置橡皮条引流，并应用大量抗生素治疗。取出假体后最少需要 6～12 个月以后才能考虑再次手术。

（2）假体排异反应：表现为局部无痛性肿胀、积液，有时假体周围会形成一个包囊，里面会充满黏液性液体。发现这种情况后应取出假体，6～12 个月后改用自身组织填充隆鼻。减少假体排异反应的方法包括：隆鼻手术前严格消毒假体，术中注意避免滑石粉、面纱纤维附着于假体表面。

（3）假体移动、歪斜：常见导致假体移动的原因包括剥离过浅、腔隙过大或腔隙本身对称性不足等因素，因此手术过程中剥离的层次和范围需要十分精确。如果手术过程中就发现这种情况，必须取出假体重新剥离，直到达到满意效果。如果手术后发现这种情况，只能取出假体，根据情况选择术中重新剥离腔隙后再次植入假体或 3 个月后行二次隆鼻手术。

（4）假体两侧出现凹陷或阴影：多由于剥离范围不足或假体雕刻未能契合鼻背骨性结构，另外，假体放置偏斜也可造成鼻背一侧出现阴影。不论是上述哪一种原因，都需要将假体取出，判断问题的原因，根据情况选择对进行腔隙重新剥离，或对假体重新雕刻。东亚人的骨性鼻背常较低平，在选择隆鼻手术的患者中，这种情况更常见。在雕刻假体的时候，不仅需要考虑鼻背部分假体的高度，更要考虑相应位置假体的宽度。宽度不足的假体，其侧壁同骨性鼻背的侧面之间很容易过度不自然。尽管在骨性鼻背和假体上方浅面还有肌肉、脂肪和皮肤覆盖，不顺畅过渡形态仍然会在皮肤表面得以呈现，尤其是在复杂的光线照射下。因此，在缝合手术切口前需要从各个角度仔细观察鼻背的形态。

（5）鼻背肤色异常：假体过大，剥离腔隙过小，植入假体后鼻背皮肤张力过大等均可导致皮肤发红；对于鼻背皮肤较薄或假体植入过浅的患者，光照下鼻假体可能会透光。对于这些情况，均应取出假体，重新剥离或更换假体。临床中选用棕色硅胶假体或膨体聚四氟乙烯隆鼻比用白色硅胶假体隆鼻光照下的透明感要弱一些。

（6）穿孔：多发生于鼻尖部，根本原因是由于假体的存在导致鼻尖部张力过大，血运不足。具体原因包括假体过大、过长、过高或假体向下滑动等。一般穿破鼻尖部需要一个较长时间的过程，首先是局部发红，继而鼻尖部皮肤被假体穿破，过程在 2 周左右。因此，应告知受术者一旦发现鼻尖部皮肤发红需及时就医。另外手术过程中，注意避免使用人工材料作为支撑结构抬高鼻尖。倘若手术计划中包括抬高鼻尖，则需要考虑使用自体软骨作为支撑材料。一旦发现鼻尖部皮肤颜色改变，甚至凸显出假体的轮廓，需及时取出假体，可以避免鼻尖部皮肤穿孔这种严重的并发症。如果一旦穿孔，则应取出假体，积极换药，去除坏死组织，在创口愈合后再考虑鼻尖修形。

2. 透明质酸注射隆鼻　传统的采用假体或自体组织隆鼻的方法存在副损伤大、手术及术后恢复时间长等不足，有时无法满足目前高效、快捷的社会节奏。随着皮肤填充剂的广泛使用，采用注射的方法进行隆鼻越来越受到欢迎。目前最常使用的填充材料为透明质酸。

1）适应证　注射隆鼻的适应证是轻度鼻根及鼻背部低平，但不适合用于抬高鼻尖，因为凝胶状的注射材料缺乏支撑力，在较高的张力下会发生变形。同时，在鼻尖部注射填充材料容易影响鼻尖周围血运，风险较高。

2）优点　这类方法具有创伤小、治疗过程短、恢复快、不需要假体等优点。另外，即便效果不满意，透明质酸也会被逐渐降解。

3）缺点　鼻部的注射效果通常能够维持 6 个月以上，因此需要定期注射填充以维持鼻部外形，长期使用，费用较高。不适合用于鼻尖部，另外也存在血管栓塞的风险。

4）手术方法　采用半卧位或直立位。亚甲蓝标记面正中线及鼻根点（同假体隆鼻方法）。可以不做麻醉或使用利多卡因软膏做表面麻醉。使用 30G 或 27G 锐针头在鼻中线上与皮肤呈 45°～90° 夹角进针，直达鼻骨骨膜或软骨骨膜。一只手缓慢推注，另一只手辅助塑形。采用深部多点、均匀注射，每点缓慢推注 0.1～0.2 mL。单进针点注射达到效果之后出针，换一点进针，重复上述操作，直至达到满意的注射效果。常用的注射量为 0.5～0.8 mL，不建议超过 1 mL。注射过程中如果发现皮肤色泽发生改变，或者出现突然疼痛，应立即停止注射。注射后可以用医用胶带固定鼻背 48 h，帮助塑形。注射后留观 30 min，注射后 2 天内密切随访。

5）并发症与处理

（1）注射反应：表现为注射部位的针眼渗血，或皮肤淤青、红肿或注射区疼痛等。可以在注射后给予局部冰敷，数日内即可自然消退，少数严重的淤斑可能需要一周以上才能消退。手术过程中使用较细的针头或钝针头可减轻注射反应的程度。

（2）丁达尔现象：临床表现为在注射部位出现淡蓝色的印记或隆起，偶发生时其原因是在皮肤较薄的部位注射了过量的填充剂。因此，手术过程中应该控制注射剂量。如果已经出现丁达尔现象，可以使用透明质酸酶抑制剂或等待自然降解。

（3）结节和隆起：有时外观可见隆起的包块，有时只能触摸得到不均匀的结节，常发生于局部注射量过大的病例。因此，术中应遵循"宁少勿多、宁深勿浅"的原则。一旦发生这种情况，可以立即按摩使透明质酸均匀分布。按摩无效时可以注射透明质酸酶抑制剂。

（4）感染：临床表现为局部皮肤出现红、肿、热、痛。出现细菌性感染的原因包括无菌操作不严格和血管栓塞导致的皮肤血供障碍。细菌感染时可外用抗生素软膏，严重情况下可以全身使用抗生素。如果出现脓肿则需要手术切开引流。

（5）血管栓塞：血管栓塞是皮肤填充剂注射的严重并发症。由于注射材料不慎进入血管而导致组织缺血，进而引起组织损伤甚至坏死。如果相应组织是重要的脏器，可以造成功能障碍。皮肤的血管栓塞可以引起皮肤组织变性或坏死；眼动脉和视网膜中央动脉栓塞可直接导致失明；脑动脉栓塞可以导致偏瘫、失语等严重的神经系统症状；肺血管栓塞可导致呼吸困难或衰竭。预防血管栓塞需要注意包括尽量使用钝针头、避开血管走行部位和层次、操作轻柔、注射量宁少勿多等因素。一旦发生该并发症，则立刻停止注射，应用透明质酸酶溶解治疗，局部或全身使用扩血管药物。发现可疑的器官功能障碍表现时，应尽早转诊至相应专科治疗。

三、鼻翼和鼻基底宽大矫正术

鼻翼缩小是一种损坏性手术，去除的组织量越大，切口越长，切除的范围也越广，相应形成的瘢痕也越明显。医生既要仔细设计手术方案，努力掩饰瘢痕，又要同患者做好充分的沟

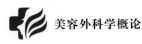

通。本节介绍几种常见的手术方法。

1. 鼻孔内基底缩小术   对于轻度鼻翼外张的病例,可以在鼻孔基底楔形切除部分软组织。这种方法可以保护鼻槛的完整性,瘢痕的位置也相对隐蔽(图 7-33)。

2. 鼻孔基底和鼻槛楔形切除术   将鼻孔基底和鼻槛整体楔形切除一部分可实现鼻翼外张的进一步缩小,同时也可以一定程度地缩小鼻翼的体积(图 7-34)。

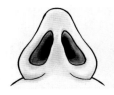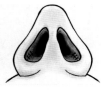　　　　　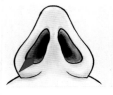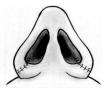

图 7-33　鼻孔内基底缩小术　　　　　图 7-34　鼻孔基底和鼻槛楔形切除术

3. 鼻翼楔形切除术   对于鼻翼过度发育并呈球形的病例,可以在鼻面沟上方 1～2 mm 做鼻翼的楔形切除,此法可缩小鼻翼的整体体积。需要注意双侧鼻孔的形态和对称性(图 7-35)。

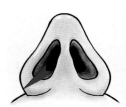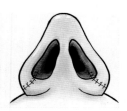

图 7-35　鼻翼楔形切除术

四、鼻尖圆钝矫正术

东亚人鼻部软骨组织量少,支撑力弱,鼻尖、鼻翼的皮肤和脂肪层较厚,因此鼻头的形态常显圆钝。剪薄鼻尖部软组织罩深层的软组织容易造成鼻尖的血供障碍,而且由于下外侧软骨和鼻中隔尾端的薄弱仍然难以达到"力挺"的效果。因此,对鼻尖区域形态的调整往往需要借助自体软骨作为支撑材料。

常用于鼻尖的软骨包括鼻中隔软骨、耳软骨和肋软骨。选择软骨供区时需综合考虑患者的意愿、鼻部形态、各供区软骨的条件等因素。

另外,由于鼻尖和鼻翼、鼻基底、鼻孔、鼻背等共为一个整体,所以不能仅考虑鼻尖局部,而需要综合评估。同时,鼻尖区域外形结构复杂,各部分鼻软骨的情况也各不相同,因此很难总结出几个固定的手术术式,往往需要术者综合应用不同的鼻整形技术,以达到手术效果。鼻尖区域常用的整形技术如下。

1. 放置鼻小柱支撑移植物   鼻小柱支撑移植物可根据其是否固定于鼻棘可分为半固定型和固定型,可起到支撑、突出鼻尖,形成鼻小柱-小叶角的作用。常采用肋软骨和鼻中隔软骨,如果需要较大的支撑力,最好选用肋软骨(图 7-36)。

2. 外侧脚头侧部分切除   将下外侧软骨的外侧脚的头侧端软骨部分切除,同时保持完整的下外侧软骨条带,并通过缝合技术将下外侧软骨向中间聚拢,可起到缩小鼻尖的作用。同时也可以通过缝合技术重新定义新的下外侧软骨的穹窿部位。

3. 贯穿穹窿缝合   在一侧下外侧软骨上,用软骨镊夹出新的穹窿形态,用 5-0 PDS 线做

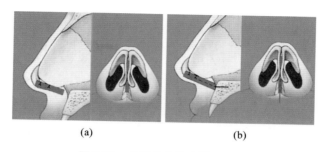

图 7-36　放置鼻小柱支撑移植物

(a) 半固定型鼻小柱支撑移植物；(b) 固定型鼻小柱支撑移植物

贯穿褥式缝合穹窿，由于更突出了穹窿部软骨，同时加强了穹窿部的强度，可起到缩窄鼻尖的效果（图 7-37）。

4. 穹窿间缝合　将两个穹窿用一针拉拢贯穿缝合，拉近双侧穹窿的距离，起到缩窄鼻尖的效果（图 7-37）。

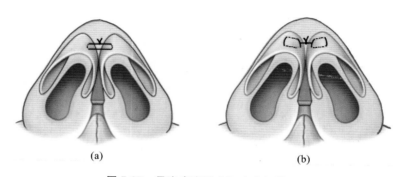

图 7-37　贯穿穹窿缝合和穹窿间缝合

(a) 贯穿穹窿缝合；(b) 穹窿间缝合

5. 应用盾形移植物　在鼻尖缝合固定一个盾形的软骨移植物，可以增加鼻尖的突出度，也可以用来掩饰鼻尖的不对称。但应注意避免在鼻尖皮肤较薄的患者身上使用，以免凸显盾形外观。

五、驼峰鼻矫正术

驼峰鼻是指因先天发育或外伤等原因导致的鼻背形态超出美学标准，成"驼峰"样外观。驼峰样鼻背是由于下方的软骨或骨性结构隆起所致，因此驼峰鼻矫正术需要去除软骨性驼峰和骨性驼峰。

该手术一般选择静脉麻醉。选用开放式手术入路，在软骨表面分离，充分暴露上、下外侧软骨，并用 15 号刀片分离开鼻中隔和上外侧软骨。用剪刀从鼻中隔尾侧端向骨软骨连接处进行剪除。去除骨性驼峰的方法包括用骨凿截骨和用骨锉去除的方法。需要注意保护上外侧软骨，防止其从鼻骨撕脱。一般剪除 1 mm 鼻中隔软骨，去除 1 mm 厚度的骨性驼峰，将皮肤软组织罩复位后观察鼻背的形态，并用手触摸，再重复前面去除软骨性驼峰和骨性驼峰的步骤，直至鼻背高度满意。软骨性驼峰和骨性驼峰去除完毕后，可酌情对上外侧软骨进行修剪，但需要严格控制对上外侧软骨的组织去除量，同时必须保护上外侧软骨和鼻中隔软骨深面黏软骨膜的连续性，以免双侧上外侧软骨呈倒"V"形结构，影响通气功能（图 7-38）。手术

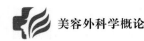

结束后用铝片或热塑板固定鼻背。

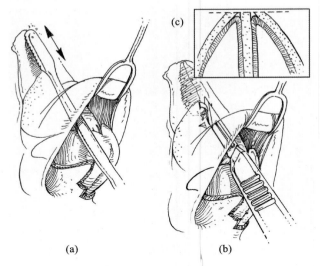

图 7-38　驼峰鼻矫正术
(a) 骨锉去除骨性驼峰；(b) 刀片切除软骨性驼峰；
(c) 保持深面黏软骨膜连续性及气道通畅性

六、综合鼻整形术

东亚人对鼻背外形的改善常集中在垫高鼻背和突出鼻尖上。人工材料可以用于垫高鼻背，但是由于异体材料的局限性，不适合用作支撑结构改善鼻尖的外形。同时，东亚人还具有鼻部皮肤较厚，皮下软组织丰富，下外侧软骨无力，鼻中隔软骨相对缺乏等特性。自身软骨组织相容性极佳，被雕刻成不同尺寸和形态的移植物可以灵活应用于鼻部各个区域，发挥不同的作用，起到全方位改善鼻外形的作用。近年来，采用自身软骨作为移植物改善鼻外形的手术越来越被医生和患者接受。这类手术具有综合调整、改善外鼻各美学单位的作用，因此也被称为综合鼻整形术。

1. 适应证　对鼻背、鼻尖、鼻翼、鼻孔等多处外鼻美学单位不满意，寻求改善外形的患者。

2. 禁忌证　有影响到软骨的免疫异常疾病的患者，如复发性多软骨炎，或者有不切实际目标的患者应被告知不能手术。

3. 优点　可以对鼻各美学单位进行精细调整和改善。自体软骨移植物无排斥性，安全可靠。

4. 缺点　软骨供区存在损伤和术后瘢痕。手术操作复杂，手术费用高。

5. 术前准备　认真评估鼻根、鼻背高度、鼻尖突出度和旋转度、鼻尖轮廓、鼻基底宽度、鼻唇角和鼻翼-鼻小柱关系的形态，同患者充分沟通，共同确认手术方案。在鼻中隔软骨不足的情况下，可能需要耳软骨和（或）肋软骨。使用肋软骨时，应告知患者相应的风险，包括卷曲、增生性瘢痕、气胸和肺炎等。

6. 手术方法

1）本手术采用全身麻醉　软骨采集区及鼻小柱、鼻尖、鼻背等术区也需要用含 1∶100000 肾上腺素的 1% 利多卡因局部注射进行组织浸润麻醉。

2）软骨的采集

（1）鼻中隔软骨的采集：合理采集鼻中隔软骨对鼻中隔的支撑作用影响很小，而且不需要在身体其他部位做额外的切口，鼻中隔软骨是综合鼻整形手术中经常采用的软骨移植物。

采用开放手术入路，寻找到鼻中隔尾侧端，小心剪断周围的韧带和纤维连接，在距离鼻中隔尾侧端 7～10 mm 处切开软骨膜，在软骨膜下向头侧端钝性剥离，在保持黏软骨膜的完整性的前提下广泛分离，充分暴露鼻中隔软骨。采集鼻中隔软骨要注意至少保留 7 mm 宽的"L"形边缘支撑结构，以保护鼻中隔软骨的支撑作用。

（2）耳软骨的采集：采集耳甲部分软骨对耳廓的形态几乎不构成影响，因此耳软骨也是综合鼻整形手术中经常采用的自体移植物。

可选择前方入路和后方入路，一般来讲，从前方入路获得的软骨量相对较大，切口也并不明显。局部浸润麻醉后，将手术切口设计在耳甲腔内，便于掩饰瘢痕。切开皮肤和软骨膜，在软骨膜下分离至外耳道。采集软骨时需带着背侧的软骨膜，因为耳软骨常被用于鼻尖区域，软骨膜的存在可以减弱移植物的棱角（图 7-39）。7-0 尼龙线褥式缝合切口，耳甲腔内放入挤干的酒精棉球。

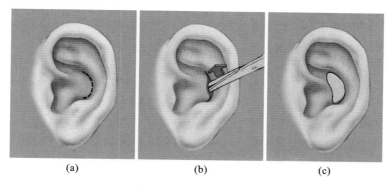

图 7-39　耳软骨的采集
（a）耳甲腔内切口设计线；（b）剥离软骨，保留后方软骨膜附着于采集的软骨；（c）采集耳软骨

（3）肋软骨的采集：肋软骨组织量相对较大，可以被雕刻成多种形态用于鼻各个部位。当鼻中隔软骨和耳软骨无法满足手术需求时多采用肋软骨。但是年龄越大的患者，其肋软骨钙化程度越严重。

可采集第 6 或第 7 肋软骨，根据选择的肋软骨，在其上方做切口。女性患者易选择乳房下皱襞附近切口。逐层浸润麻醉后切开皮肤及浅筋膜，钝性分离胸大肌纤维，切开肋软骨膜，在软骨膜下剥离肋软骨。离断一侧肋软骨，在背侧软骨膜下向另一端剥离。切断另一端软骨后，注入无菌生理盐水，排除气胸后逐层缝合切口。术后应用外包扎胸带固定肋部（图 7-40）。

3）切开和分离　通常选择外入路，鼻小柱中间水平设计倒"V"形切口（图 7-41），向两侧鼻孔内的下外侧软骨下缘切口延伸，在软骨膜上方分离可以最大限度地保护皮肤-软组织罩，充分暴露软骨和骨性鼻背。整体评价软骨支架和骨性支架，包括下外侧软骨的大小、形状、角度、力量、与皮肤-软组织罩的相对关系，以及内侧脚、中间脚和外侧脚的比例，穹窿点的位置等因素，根据手术目标和方案确定下一步操作。

4）放置软骨移植物　软骨移植物是维持外鼻功能和美观的关键结构，是综合鼻整形的核心理念和技术的体现。这里简单介绍几种东方人常用的软骨移植物（图 7-42）。

（1）鼻背盖板移植物：用于垫高鼻背的纵向移植物，少量到中度剂量的充填可以用鼻中

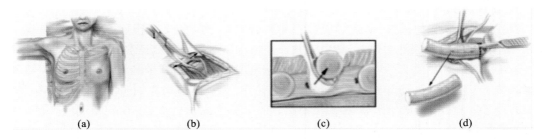

图 7-40　肋软骨的采集

（a）第 6 肋软骨上方切口；（b）钝性分离肌纤维；

（c）分离软骨，保留上方软骨膜；（d）分离后截断肋软骨

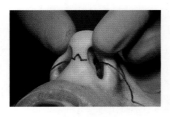

图 7-41　鼻小柱中间水平的
倒"V"形切口

隔软骨，如需较大组织量时通常采用肋软骨充填。当然可以用人工假体代替。

（2）鼻小柱支撑移植物和盾形移植物：在"鼻尖圆钝矫正术"部分已做过介绍。

（3）撑开移植物：通常会被成对地纵向放置在背侧鼻中隔和上外侧软骨之间的黏软骨膜下腔隙中，起到修复或者支撑内鼻阀、矫正背侧鼻中隔的偏曲、改善鼻背美学曲线或修复顶板开放畸形等作用。

（4）鼻中隔延伸移植物：用于控制鼻尖的突出度、支撑力、形状和旋转度等，也可以用来控制鼻尖上区转折角。

（5）盖子移植物：放置于鼻尖表现点和中间脚之间间隙的小移植物，用于修饰、柔化和充填皮肤较薄患者鼻尖中间的裂隙，同时可稍微增加鼻尖突出度。

（6）外侧脚支撑移植物：外侧脚支撑移植物是放置于外侧脚下表面和前庭皮肤之间的皮下腔隙中的移植物，固定缝合到外侧脚，用于矫正鼻翼退缩、鼻翼缘塌陷。

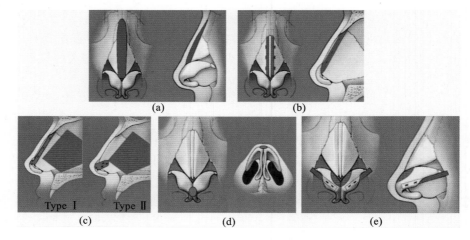

图 7-42　软骨移植物

（a）鼻背盖板移植物；（b）撑开移植物；（c）鼻中隔延伸移植物Ⅰ型和Ⅱ型；

（d）盖子移植物；（e）外侧脚支撑移植物

5）缝合　各软骨移植物需根据各自特点同周围软骨或骨膜缝合固定。鼻小柱切口可用

7-0 尼龙线做褥式缝合,前庭切口用 6-0 丝线间断缝合。

6) 包扎　手术后在鼻腔内放置明胶海绵并两侧分别注入 1 mL 盐酸庆大霉素使其膨胀,12~24 h 后取出。鼻背用纸质医用胶带进行头、尾端及两侧的交叉固定,再由尾端向头端进行叠瓦样固定。鼻背外固定铝制夹板,5~7 天摘除,若鼻背截骨,则夹板至少须佩戴三周再行摘除。

7. 术后处置及随访　术后常规使用 1 周广谱抗生素,5 天后拆除鼻小柱切口缝线,7 天后拆除鼻前庭缝线。若出现鼻背歪斜,可用手指推移矫正。也可嘱患者每 10 min 自行在鼻骨上用手指推动矫正。

8. 并发症

1) 软骨采集相关并发症　疼痛、出血、感染、耳廓形状改变、切口裂开、切口瘢痕明显等。
2) 肋软骨采集相关并发症　疼痛、出血、感染、胸部瘢痕形成、肋骨变形、气胸或肺炎。
3) 鼻整形相关并发症　鼻背歪斜、感染、出血、不对称、通气功能障碍等。

(张可佳)

第四节　口唇部美容手术

口唇部位于面部的正下方,是咀嚼和语言的重要器官之一,同时对容貌的影响也至关重要,可产生引人注目的丰富表情,同时也可呈现出年轻、衰老、性感、刻薄等外貌特征。

我们需要注意到唇是一个"动态"的组织,它的形态随着口周肌肉的收缩可呈现出多种变化。因此唇部美容手术不能仅考虑静态外形,还要考虑口唇在运动过程中呈现的外观变化。

一、唇部的解剖

(一)唇部应用解剖

唇的解剖界限上为鼻底,下达颏唇沟,两侧为唇面沟,中间为口裂。习惯上按唇部的颜色将其分为红唇与白唇两部分。白唇即皮肤,红唇则是皮肤与黏膜的移行区域,两者交界称唇红缘,鼻小柱以下至唇红缘的浅沟称为人中沟,两侧为人中嵴。上唇唇红缘形态非常重要,呈弓形,故又称唇弓。唇弓正中凹形称人中点或人中切迹,其两侧最高点称唇峰,与白唇的人中嵴相延续。人中点下方唇红缘正中部分呈珠状前凸,称唇珠。唇的这些解剖标志对唇部美容整形手术具有重要的意义。

唇的构造从外向内分为四层:

1. 皮肤　较厚,含有大量毛囊、皮脂腺和汗腺。

2. 浅筋膜　较疏松,炎症和外伤时常呈明显水肿。

3. 肌肉　主要为口轮匝肌,呈环状分布于面部,同其他表情肌相交,由面神经支配。

4. 黏膜下层　内含唇冠状动脉,在平唇红缘处形成唇动脉环,距黏膜较近。手术时可用唇夹或手指夹住口唇暂时止血,以利于手术操作。

(二)唇部美学

理想的唇型应是口唇轮廓线清晰,大小与鼻型、眼型、脸型相适宜,唇珠明显,口角微翘,整个口唇富有立体感。

唇部的美学数据：

上唇一般稍突出下唇前方,较下唇略宽,上、下唇的形态与牙的支架相一致。上唇的高度为 5～8 mm,下唇的高度为 10～13 mm。

唇厚度：女性美唇标准值上红唇为 8.2 mm,下红唇为 9.1 mm;男性则比女性稍厚 2～3 mm;唇厚度的年龄变化很明显,在 25 岁以后,特别是 40 岁以后,唇厚度可明显变薄。上、下唇厚度为 1∶1.5 较协调。

面下部 1/3 为唇部与颏部。自鼻基底线至上唇上缘称上唇部;下唇上缘至颏唇沟为下唇部。各部分比例：上唇高/下唇至颏唇沟高/颏唇沟至颏下缘高为 1∶1∶1,即上唇/(下唇＋颏)为 1∶2。鼻基底线距离上唇应为 18～20 mm,下唇至颏尖的距离为 36～40 mm。当比值大于 1∶2 时,下颌显得过长;当小于 1∶2 时,下颌显得短小而内收,呈小颌畸形。

闭合、放松状态下的嘴唇长度应等于虹膜内侧之间的距离,上下嘴唇黏膜表面的比例应为 1∶1.6。当口唇自然放松时,上颌切牙外露约 2 mm,微笑时牙冠部分可外露,但一般不超过 2/3。口裂的大小与面部表情肌活动、面神经支配、舌和唇活动及颏与鼻底部均有密切关系。通常在静止位置时口裂高度不超过 3 mm。

二、厚唇变薄术

厚唇是指红唇部分过于肥厚,超过正常标准。厚唇常见于下唇,侧面观下唇常突出于上唇前方,宽度也常大于上唇。

1. 适应证 适合已明确为口唇软组织本身肥厚造成的厚唇病例。需排除因牙床向外突出而引起的相对厚唇病例,否则越矫正牙床外露越明显。

2. 手术方法(图 7-43) 根据红唇增厚的具体部位和程度设计切口线。唇珠对于上唇的美观十分重要,在设计上唇的手术切口线时尽量不要横跨唇珠,可以左右两侧分别设计对称的手术切口,而且每侧切口的外侧角可考虑斜向口内,以避免术后瘢痕对口角产生牵拉、限制作用。

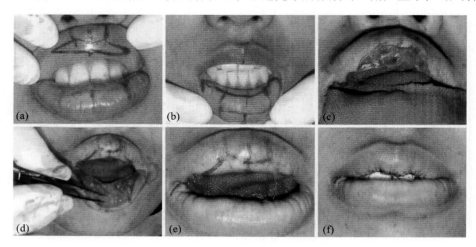

图 7-43　厚唇变薄术手术方法
(a) 上唇切口设计线;(b) 下垂切口设计线;(c) 切除上唇黏膜层;
(d) 切除下唇黏膜层;(e) 皮下缝合;(f) 缝合完毕

局部麻醉可选择阻滞麻醉结合局部浸润麻醉,但是要严格控制麻醉药物注射量及注射的对称性,以避免因麻醉肿胀对术中控制组织切除量造成干扰。手术切除的范围为增厚多余的黏膜和肌肉。

3. 术后处理

（1）切口局部外用抗生素软膏，可不必包扎，6 天后拆线。

（2）注意口腔及口周清洁，及时清除血痂，预防感染。

（3）术后肿胀时间往往较长，为 3～4 周，术前应向患者交代清楚。

4. 并发症及处理

1）切口感染　多由于口腔消毒不严或术后进食将细菌带入伤口。发现切口感染后，应拆除 1～2 针缝线，引流并注意用 1% 的苯扎溴铵消毒，必要时可注射抗生素；若感染严重，可静脉滴注大量有效抗生素，预防颅内感染。

2）肿胀　多由于唇部组织疏松、手术刺激及渗血所致。一般不需特殊处理，术后 3～4 天内即可慢慢消退，最长在 3～4 周内即可消退。

3）切口缘不整齐　由于黏膜柔软，切除时固定不当，导致切口不整齐。手术时可考虑同助手密切配合，用手指将口唇夹紧，保证手术区域稳定不动，以利于对切口线的控制。

5. 注意事项　此类手术需注意术前同患者充分沟通，既要让患者了解口唇美学单位的重要性，也要充分了解患者的心理需求。另外需要牢记嘴唇的厚度同衰老容貌的相关性：嘴唇越薄越显得衰老，因此在手术设计及术中操作时要严格控制软组织切除量。最后，不可将唇珠完全切除，手术切口设计线尽量避免贯穿唇珠。

三、重唇整形术

病理学认为重唇是由于唇部小涎腺超常增生肥大所致。一般好发于上唇，可见唇黏膜松弛过剩，闭口时突出在上、下唇之间，表面常伴有皲裂沟和不同程度的干燥，色泽正常，质软，无疼痛及其他不适。手术时去除两侧多余的松弛下垂状的上唇黏膜部分即可。注意控制麻醉药物注射剂量及对称性，同时控制软组织切除量，一般不需要切除肌肉组织。术后处理方法及并发症的处理同厚唇变薄术。

四、唇裂术后继发畸形修复

唇裂修复手术后，随着患儿的生长发育，一般又会出现新的不同程度的唇鼻畸形，称为唇裂继发畸形。有些唇鼻部畸形直到患者发育停止后才稳定，所以 I 期唇裂手术后常需要进行 II 期甚至多次继发畸形的修复。手术时间可选择在患儿五岁以前完成 I 期唇裂修复术，在学龄前，即 5～6 岁时进行唇裂继发畸形修复。

唇裂继发畸形的修复方法多且灵活多变，属于不定式手术，在此简单介绍几种常见的畸形修复方法。

1. 唇红缘不齐　一般采用对偶三角形组织瓣法矫正。

2. 鼻孔异常　常见的是患侧鼻孔过宽，可在鼻孔基底部切除部分组织缝合。鼻孔过扁，可采用鼻孔上缘新月形组织切除缝合法或"W"成形法抬高鼻孔上缘。

3. 鼻小柱偏斜　主要见于单侧唇裂术后，可采用对偶三角瓣转移修复。

4. 鼻尖不正合并鼻翼塌陷　可通过鼻尖鼻翼边缘做相连弧形切口，分离显露两侧下外侧软骨，将患侧软骨弓背部分离，然后将分离的两侧下外侧软骨中线贯穿相互缝合。

5. 鼻小柱过短　鼻小柱上唇部"V"形切开"Y"形缝合，可上推加长鼻小柱。

（张可佳）

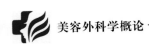

第五节　耳部美容手术

五官中耳朵的位置相对隐蔽,但是外耳异常的外观也会对容貌造成不可忽视的影响。除此以外,耳廓还是佩戴眼镜、耳环等饰物的必需结构。外耳包括耳廓、外耳道和鼓膜。与美容紧密相关的部分是耳廓。

一、耳部的解剖

1. 耳廓的表面标志　耳轮为耳廓卷曲的游离缘,其上方有一个突起的小结,为耳轮结节,又称达尔文结节。耳轮向前下方弯曲终止于耳轮脚,耳轮脚几乎呈水平方向位于外耳道上方。耳轮前方有一个与其大致平行的隆起,为对耳轮,对耳轮向前上方分叉,分别为对耳轮上脚和下脚,两脚间凹陷为三角窝。耳轮和对耳轮构成耳舟。对耳轮前方较大的凹陷为耳甲。耳甲又被耳轮脚分为上方的耳甲艇和下方的耳甲腔。外耳门前方有一近三角形的突起为耳屏。与耳屏相对应的对耳轮的前下端,也有一隆起为对耳屏,两者之间的切迹为耳屏间切迹(图 7-44)。

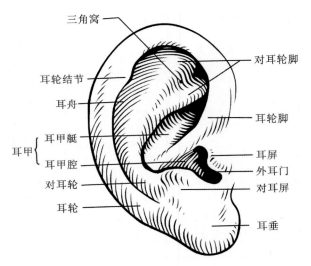

图 7-44　耳廓的表面标志

2. 耳廓的位置　耳廓位于头部两侧,左右对称。上端平眉弓上缘水平线,下端齐鼻底水平线。耳廓长轴与鼻梁线平行。耳廓与颅侧壁的夹角称颅耳角,约为 30°。

3. 耳廓的组织结构

(1)耳廓皮肤较薄,尤其前外侧皮下组织少,与软骨膜紧密连接不易分离。后内侧皮肤稍厚并有少量疏松皮下组织,比较松动。耳廓软骨支架薄而富有弹性,与外耳道软骨相连,形状凹凸不平与耳廓外形相似,但耳垂部分无软骨。

(2)耳廓的血液供应非常丰富,分别来自颈外动脉的颞浅动脉、耳后动脉和枕动脉。颞浅动脉主要供应耳廓前面,耳后动脉和枕动脉主要供应耳廓后面。耳廓静脉由耳廓周缘向耳廓根部汇集,前面注入颞浅静脉,后面注入耳后静脉。

(3)耳廓神经分布非常丰富,有些区域受双重神经支配。来自颈丛的耳大神经是耳廓的主要感觉神经。另外来自三叉神经下颌支的耳颞神经、枕小神经分支、面神经耳支和迷走神经耳支也分布于耳廓区域。

（4）耳廓的肌肉分为耳外肌和耳内肌。耳外肌：耳上肌、耳前肌和耳后肌。耳内肌6块：耳轮大肌、耳轮小肌、耳屏肌、对耳屏肌、耳横肌、耳斜肌。

（5）耳廓软骨靠韧带固定于颞骨上，主要有耳前韧带和耳后韧带。

二、招风耳

招风耳是一种比较常见的先天性耳廓畸形，一般认为是胚胎期耳轮形成不完全或耳甲软骨过度发育所致。招风耳多发生于双侧，但两侧畸形程度往往有差异，而且通常可在其父母、兄妹中发现同样的畸形。正常耳廓的耳甲与耳舟呈90°角，招风耳患者的耳甲与耳舟间的角度大于90°，通常在150°以上。严重者耳甲与耳舟间的角度可达到180°，对耳轮及其上下脚亦完全消失，整个耳廓与头颅面成90°角。极其严重的，其耳轮缘也不见卷曲，轮廓没有卷曲回旋部分，形成茶碟样结构。这种极严重的招风耳也称为贝壳耳。

1. 手术时机 手术可在患儿五六岁时进行，此时耳廓与成人耳廓相差数毫米，手术对耳部发育影响不大。双侧耳廓整形手术适合一次完成。

2. 手术禁忌证 中耳炎、耳部皮肤炎症、瘢痕体质。

3. 手术原则 设法重新形成对耳轮及其上脚，减少耳甲壁宽度，使耳轮至乳突距离小于2 cm。

4. 手术方法 招风耳的整形手术方法很多，文章介绍一种当前普遍选用的手术方法：改良的 Converse 法招风耳整形手术。

（1）手术标记：用食指和拇指将耳廓向颅侧壁轻压折叠，以突显对耳轮及其上脚的轮廓，用亚甲蓝标记出对耳轮上、下脚及上、下脚结合部和三角窝。亚甲蓝针穿透全层，标记耳软骨的对耳轮位置，然后在耳廓背侧标记皮肤切口线。

（2）切开和分离：按手术切口设计线切开皮肤全层，切口两侧皮下紧贴耳软骨向两侧分离，直至全部露出软骨膜上两排亚甲蓝标记点。软骨上按照亚甲蓝标记点做两道切口，两切口向下方逐渐靠近，上方则逐渐分开。上方切口间的软骨暂不切开，待缝合过程中如需要时再切开，但切开时需保持一定间隔，不可连续切断。

（3）卷缝耳软骨：将两道切口间的梨状软骨条用细丝线内翻缝合成管状，形成对耳轮及其上脚。梨状软骨下端狭窄部则不缝合，但应切除耳轮尾部的不规则突起。如下脚部位也已做切口，此时亦应卷曲缝合成管状。

（4）缩小耳甲腔：在耳甲软骨的游离缘切除一椭圆形软骨片，以缩小耳甲软骨的宽度，使耳轮与颅侧壁的距离保持在2 cm左右。当切除耳甲缘上部分软骨时，可能会在对耳轮下脚的外侧边缘出现尖状突起，此时应予以斜行矫正。另外，因为卷缝成管状对耳轮容易向后滑动，使耳甲软骨的切缘明显尖锐突出，因此亦需将对耳轮边缘与耳甲软骨游离边缘缝合固定数针，以防止其滑到耳甲软骨下边。

（5）切除多余皮肤：软骨部分整形完毕后，随即切除耳后内侧面多余的皮肤，在切口两侧各切出一条。在耳垂部，常需要切除较多的皮肤以矫正耳垂外翻畸形。

（6）在矫正招风耳时，手术须适当过度矫正。术毕用湿纱布团塞耳廓凹陷部分，用棉垫及绷带加压包扎，以维持所需外形轮廓及位置，并预防血肿形成，伤口一般无需放置引流条。大约手术10天后拆线。拆线后持续加压包扎3～4周（图7-45）。

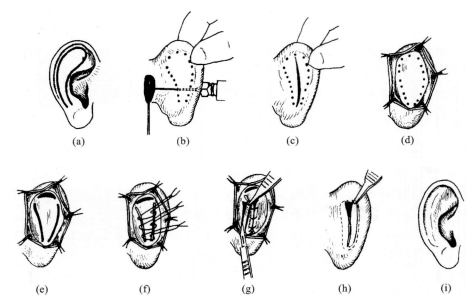

图 7-45　Converse 法招风耳整形术

（a）制作对耳轮外形；（b）亚甲蓝标记耳软骨；（c）切开皮肤；（d）暴露耳软骨；（e）切开耳软骨；

（f）卷缝耳软骨；（g）缩小耳甲腔；（h）切除多余皮肤；（i）手术结束

5. 并发症　常见的并发症有血肿、感染、矫正不足或矫正过度等。血肿可引起耳软骨感染，导致部分或全部耳软骨坏死，后果严重。预防血肿发生主要依靠术中仔细止血、术后牢靠包扎。矫正不足、矫正过度及对称性问题同医生的经验密切相关，手术中的判断十分重要。

三、杯状耳

杯状耳又称垂耳，是介于招风耳和小耳畸形之间的一种先天性畸形，在先天性耳畸形中大约占 10%。常发生于双侧，但左右不一定对称，有一定的遗传性。杯状耳畸形对容貌影响较大，还会影响佩戴眼镜，一般皆应手术治疗。

1. 杯状耳的主要表现　耳廓卷曲，轻者只是耳轮的自身折叠，重者则整个耳廓上部下垂，盖住耳道口。耳廓前倾，亦即招风耳，但与单纯的招风耳畸形不同的是：耳舟、三角窝多变窄而并不消失。耳廓变小，主要是耳廓长度变短。耳廓上部分位置前移，使耳轮脚位于耳屏垂线的前面。严重者整个软骨支架和皮肤均减少，因此局部整形手术很难恢复正常外耳大小。耳廓位置低，严重者更明显，且常常伴有颌面部畸形。

2. 杯状耳的分型　杯状耳根据畸形的严重程度可分为 3 型：Ⅰ型最轻，仅上部耳轮较宽并向前下方呈锐角弯曲；Ⅱ型耳轮缘弯向耳甲艇，对耳轮和对耳轮后脚发育不良或后脚不存在；Ⅲ型最严重，整个耳廓蜷缩呈小管状，耳舟和对耳轮形态消失。

3. 手术时机　杯状耳畸形对容貌影响较大，还会影响戴眼镜，因此一般需要通过手术方法进行修复。对于外耳道被下垂的耳廓遮盖的病例，适合尽早手术，以免影响听力。通常 6 岁左右即可进行手术，双侧可在一次手术中完成。

4. 手术方法　矫正杯状耳畸形的手术方法有很多种，但每一种方法都难以全面矫正各部分畸形，因此效果常不理想。对于轻、中度杯状耳畸形病例，可以进行耳廓局部整形；重度者，因组织量缺损严重，往往需要进行部分耳廓再造手术才能取得相对满意的疗效。在此介绍一种常用的手术方法：Tanzer 法杯状耳整形术。

在耳廓后内侧面距耳轮缘至少 1 cm 处做一与耳轮上缘平行的切口，暴露卷曲变形的软骨；然后弧形掀起，参照正常耳轮形态重新放置于耳舟处软骨的后内侧面，用细丝线间断缝合数针固定。该方法可延长耳廓的长度，恢复耳轮的正常外形（图 7-46）。

术后常规应用抗生素 3 天，10 天后去除敷料，拆除缝线。

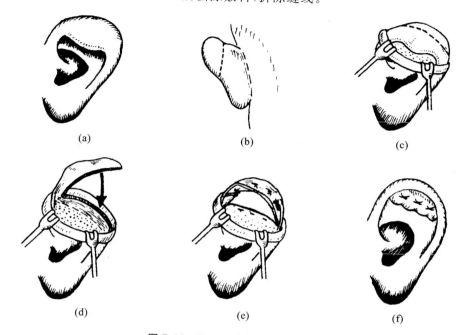

图 7-46 Tanzer 法杯状耳整形术
（a）招风耳术前外观；（b）耳后皮肤切口设计线；（c）制作耳软骨瓣；
（d）提起一软骨瓣；（e）交叉软骨瓣后缝合；（f）术毕皮肤加压缝合包扎

四、隐耳

隐耳又称埋没耳，为耳廓的一种先天性发育畸形。主要表现为耳廓上半部埋入颞部头皮的皮下，无明显的耳后沟。用手指向外牵拉耳廓上部，则能显露出耳廓的全貌，但是松开后，因为皮肤的紧张度和软骨的弹性又令其恢复原状。轻度隐耳畸形者，仅耳廓上部皮肤短缺，耳软骨的发育基本上不受影响；重度畸形者，除皮肤严重短缺外，耳廓上部的软骨也明显发育不良，表现为耳轮部向前卷曲、舟状窝变形、对耳轮亦常屈曲变形等。

1. 手术时机 隐耳除对容貌产生一定的影响外，还严重影响患者佩戴眼镜，淋浴时水也容易流入耳道内，给患者的生活带来诸多不便，应及早治疗。一般 1 岁以后便可手术治疗。儿童须在全麻下手术，双侧隐耳可在一次手术中完成；成年人则可在局麻下进行手术。

2. 手术方法 根据隐耳的严重程度不同，手术方法也不同。本节介绍一种适用于轻、中度的隐耳畸形且耳上发际线较高的患者，方法简单易行。

应用三角形推进皮瓣的方法，设计一个以耳廓上部为基底的三角形皮瓣，皮瓣尖端深入发际线内。掀起此三角形皮瓣，皮瓣尖端的毛发部分，可用剪刀将毛囊剪除。剥离翻开耳廓的粘连面，制造耳后耳颅沟，然后将三角形皮瓣向下后方折放于耳后所形成的创面上。供瓣区的创面则在两侧潜行分离后直接拉拢缝合（图 7-47）。

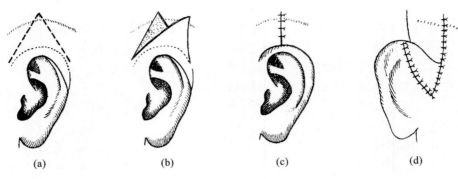

图 7-47　隐耳手术方法

（a）设计三角形皮瓣；（b）掀起三角形皮瓣；（c）将三角形皮瓣转移；（d）术后背面观

五、穿耳孔术

穿耳孔术是为了佩戴耳部饰物。医疗机构进行此手术的目的是为了提供专业的技术和满足受术者对于时尚的要求。

1. 适应证　如果患者希望穿耳洞，并能理解术后注意事项，即适合接受这项手术。但如果正在生病、怀孕中、服用抗凝血药物或有出血倾向的患者，或是因为社会因素而无法在耳洞穿刺之后 4～6 周内持续戴耳针者，就不适合接受此项手术。

2. 手术方法

1）穿刺点的选择　穿刺点的选择虽然是以患者的希望为优先，但是因为有不少人对耳垂的左右差距没有概念，所以术者可以先从耳垂的类型、大小及耳轮的方向，正面看耳垂的附着点高度方面观察左右差距，并请患者自己以镜子确认。如果不是直接以目测的方式决定，就以耳垂下缘与耳前线各距离 7.3 mm 的交点为准，参照左右的对称性，在 ±1 mm 的容许范围内选定穿刺点（图 7-48）。在确定耳洞位置后，再次同患者做一次确认。

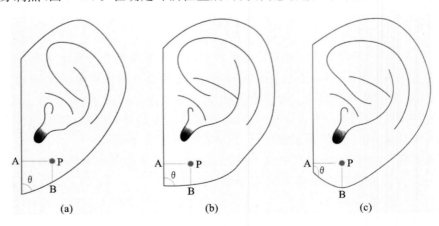

图 7-48　穿刺点的选择

注：决定耳洞穿刺点（P）的时候参照 AP＝BP＝7.3 mm 的标准。

2）穿刺方法　充分消毒耳部，用 21G 的注射针作为引导针，从做好记号的耳洞点前方刺入，此时针的角度无论从前方还是上方看都要左右对称。用 18G 针从耳垂后方往前将 21G 的导引针套入，针尖穿出耳垂前方后，将 21G 针从前方拔出，再将耳针插入之后，拔掉

18G 针。

3）术后处理　耳洞长出表皮大约需要 6 周时间,所以建议在诊断时间内一直插着耳针。更换耳针的时间间隔最好是采取逐渐缩短的方式,一开始的 3 个月内每个月一次,接下来的 3 个月为 2 周一次,半年之后可以缩短为每周一次。

4）并发症　穿耳孔术的并发症包括瘢痕疙瘩、感染、接触性皮炎、表皮囊肿、外伤等。耳垂是瘢痕易发生部位,瘢痕体质的患者在穿耳孔后耳垂更容易形成瘢痕疙瘩。一旦形成瘢痕疙瘩,需手术配合放射治疗。不仅穿刺的耳洞会闭锁,同时需要 3～6 个月的时间进行多次放射治疗。另外,如果发生感染、外伤的话,伤口愈合时耳洞也会随之闭锁。因此为了确保耳洞的存在,在治愈之前还是要用硅胶管穿过耳洞。即使耳洞已经表皮化,要到能拉扯耳针也不会出问题的强度,需要 12～18 个月的时间。

（张可佳）

第八章　面部年轻化美容术

第一节　面部年轻化的历史和现状

历史：解决面部老化问题的手术可以追溯到数千年前。古希腊、古埃及、古罗马都有类似的手术记载，并有类似美容手术器械的记载。但目前没有证据说明谁第一位完成了面部年轻化手术。

目前相对认为德国医生 Hollanler 最早开展年轻化手术的时间是 1901 年。1907 年 Miller 发表了通过改变皮下肌肉来改变皱纹的技术。1931 年德国人 Lexer 报道他在 1906 年开展了除皱手术。1919 年法国人 Passot 发表应用多切口加皮下分离的方法解决松弛皮肤的手术。1920 年美国人 Battman 发表了带有术前、术后照片的文章，他的切口由颞部至耳前绕耳后，他可能是第一个实施大切口手术的人。第二次世界大战的爆发减少了对年轻化手术的要求，直到 1949 年 Brown 发表了关于面颊下垂的耳前切开手术术式的文章。Pangman 和 Wallace 简述了肌肉浅表腱膜系统，即 SMAS 筋膜系统。1966 年巴西 Pitanguy 提出 SMAS 筋膜折叠、颊脂肪垫复位及面神经保护的方法。1981 年 Tessier 开展了骨膜下除皱手术，Ramirez 内窥镜技术应用。近百年来，人们对提升年轻化手术做了大量的解剖及实践工作，已经应用了各种复合型手术方案，应用了各种浅、深层的设计及填充物，现在同时也应用了科技手段如激光、可吸收线、脂肪移植填充等。唯一不变的是手术一直在变化中……

现状：目前面部年轻化手术处于多种手术技术的复合应用中。面部的提升术从额、颞、眉上、眉下、眼睑、面颊及耳后的部分或连贯式的切口应用，到分离的范围层次从浅层到深层至骨膜上。应用的器械由传统至各种局部专业术式器械的应用，如内窥镜的复合应用得到了广泛的推广。近十年来提升术逐渐归于"年轻化"抗衰老技术的范畴，主要归于复合技术应用。

目前年轻化手术的多源化方案将在多项复合技术的应用基础上，产生多种多样的术式方案，但现在及未来的术式方案都会围绕一个中心来制定：美学设计……

第二节　面部年轻化手术的应用解剖

面部年轻化手术应用解剖是该项术式的基础，众多术式的设计基础都与解剖基础有不可分割的联系，美学加应用解剖即是术式产生的根本。

面部软组织由皮肤、皮下组织、肌肉腱膜层、网状组织层、深层筋膜构成,它们通过支持韧带相互连接。本章即在这5个层次的解剖分层上作详细说明。

一、面部的分区

传统的方法是把面部分为3个区域(即上1/3、中1/3和下1/3),这种停留在原始概念上的分法虽然有用,却忽略了面部的功能。从功能的角度考虑,面部应该划分为正面部和侧面部,正面部是高度进化的,主要用于面部表情的交流;而侧面部的主要结构和作用是咀嚼,这两个区域的分界线为沿着眶外侧缘的垂直线。在这条线的深层,巧妙地分布着一组面部支持韧带,它们把正面部和侧面部区分开来。表情肌位于正面部的浅筋膜层,大多数表情肌位于眼睛周围和口周,可以表现出精细的运动,这些区域是高度活动的部位,也是随着老化容易松弛的部位。而侧面部是相对不运动的部位,主要是用于咀嚼,其解剖结构主要是颞肌、咬肌、腮腺及其导管。这些组织都位于深筋膜的深部,侧面部唯一的一块浅层肌肉是颈阔肌,位于面下1/3,可以一直向上延续到口角。

重要的是,正面部的软组织可以再分为2个部分:覆盖在一般骨性结构上的软组织和覆盖在骨性腔隙(眼眶和口腔)上的括约肌及软组织。和前者不同的是,后者没有深筋膜层的支持。覆盖在骨性腔隙周围的软组织,其支撑并不是来自于其正下方,而是来自于骨性腔隙外缘。软组织从腔隙外缘向腔隙中央区域的延伸,年轻人在外观上是无法察觉的,如果逐渐显现,则是衰老的标志。

为了适应人类面部的表情要求,正面部组织具有活动功能,而覆盖在咀嚼区域表面的侧面部是相对固定的(灰色部位)。位于垂直线上的那些支持韧带(红色部分)是正面部和侧面部的分界线,这些支持韧带从上向下依次为:颞韧带、眶外侧韧带、颧韧带、咬肌韧带、下颌韧带。在中面部,面颊被睑颊沟(虚线部分)斜行分成两个区域:位于其上方的眶部(蓝色部分)和位于其下方的口周部(黄色部分)(图8-1)。

二、SMAS筋膜、面部组织间隙、限制韧带的应用解剖

面部的5层结构:①皮肤层;②皮下组织层;③肌肉腱膜层;④网状组织层;⑤深筋膜层。这5层结构在头皮和前额部位非常清晰,因为伴随着脑额叶的发育,人体的颅顶部得到了充分的扩展,其表面的软组织也同时达到了扩张。头皮和前额是学习面部解剖层次的最佳部位(图8-2)。

第4层(网状组织层)的存在使浅层(第1、2、3)层和深层(第5层)之间可以相互滑动。通过头皮的解剖可以很容易地理解第4层,在这一层上并没有什么组织结构,但它为血管通过提供了重要的空间。在头皮的边缘,沿着上颞线和眶上缘,头皮和前额部的软组织被各种韧带紧密地锚着在骨性组织上,人体解剖的特点是重要结构如神经、血管等总是紧贴着支持韧带,这在面部也是一样,但显得更为复杂。这是因为在人类面中部缺少像其他物种那样的向前突出发育的结构,面部较为平坦,而且口腔和眼眶部又没有平坦的骨性结构用于韧带和肌肉的附着。为了使面部这5层结构的软组织和其深部的骨骼牢固相连,一个精密的支持韧带系统穿过了各个层次,将真皮和骨骼连接起来(图8-3,图8-4)。

面部的5层结构:这5层结构在头皮表现得最清晰,在面部虽然也有这些结构,但为了适应面部的功能,其结构有了明显的变化和压缩。其中第4层的变化最大,在面部表现为各种

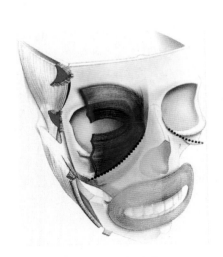

图 8-1　面部分区

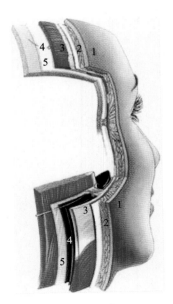

图 8-2　头面部解剖层次

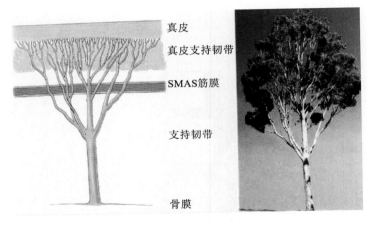

图 8-3　面部支持韧带示意图

组织间隙和支持韧带。面神经的分支也位于这个层次，它们从第 4 层的深面顺着支持韧带进入其浅面，即：①皮肤层；②皮下组织层；③肌肉腱膜层。

　　可以将面部的支持韧带联想成一棵树，韧带穿过整个 5 层组织结构，将面部的软组织和骨骼及肌肉筋膜紧密连接，支持韧带向外放射出许多细小的分支，植入真皮内。支持韧带在不同的解剖平面其名称也各异，比如在皮下组织层，其名称是皮支韧带，而在 SMAS 深层，其名称是韧带。

　　(1) 第 1 层(皮肤层)：表皮层是富含细胞的层次，主要包括分化的角质细胞、少量产生色素的黑色素细胞及递呈抗原的朗格汉斯细胞。真皮层富含血管网这一重要的结构。真皮的厚度和该部位皮肤的活动度成反比，眼睑部的真皮最薄，而前额部和鼻尖部的真皮最厚。

　　(2) 第 2 层(皮下组织层)：皮下组织由 2 部分组成：一是皮下脂肪，主要作用是提供组织容积；二是皮肤纤维韧带，用于连接真皮和其深面 SMAS 筋膜。皮肤纤维韧带指的是那些穿过皮下组织向浅层行走的支持韧带，其数量、比例及分布在面部不同区域是不一样的。在头

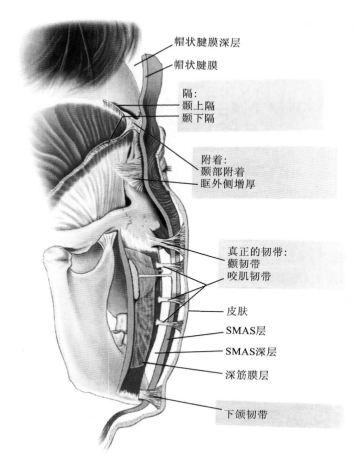

帽状腱膜深层
帽状腱膜
隔：
颞上隔
颞下隔
附着：
颞部附着
眶外侧增厚
真正的韧带：
颧韧带
咬肌韧带
皮肤
SMAS层
SMAS深层
深筋膜层
下颌韧带

图 8-4 三种不同形态的面部支持韧带

皮，皮下组织层的厚度均匀，并且和其浅层的真皮牢固结合；而在面部，皮下组织层的厚度和附着有明显的差别。在某些特殊的部位如眼睑和嘴唇，这层组织非常紧致，以至于都看不到脂肪层的存在；而在一些其他部位如鼻唇沟周围，皮下组织层非常厚。在一些皮下组织层较厚的部位，纤维韧带明显拉长，随着年龄的增长，纤维会逐渐弱化和失去张力。皮下组织层和其浅层的真皮附着较强，而与其深面的 SMAS 筋膜附着较弱，这是因为纤维韧带的分布和树一样，数量较少的粗大纤维韧带，穿过 SMAS 筋膜后会分成许多细小的"微韧带"到达真皮（图 8-3）。这就解释了为什么在皮下组织层分离时，紧贴 SMAS 筋膜的深面很容易分离，而在其浅面靠近真皮层的层次较难分离。因为在 SMAS 筋膜的深面，只有少数的纤维韧带，而且此处的皮下脂肪并不直接和 SMAS 筋膜相连接。此外，纤维韧带在面部行走的方式并不是每个部位都是一样的，而是根据其深面解剖结构的不同，在方向和密度上都有所区别，在即将描述的第 4 层组织中，支持韧带表现为垂直方向分布的纤维韧带，为其浅层的软组织提供了最致密和有效的支撑，同时，也形成了划分皮下脂肪的边界。在这些区域做手术松解，比如颧骨体表面的颧韧带部位，通常需要做锐性剥离。在第 4 层的这些支持韧带之间，有面部的一些组织间隙存在，这些间隙保证了深筋膜表面的浅筋膜层的活动度。在这些部位，皮下组织的脂肪层通常位于这些组织间隙的浅层，此处的纤维韧带比较疏松，而且其方向是平行的，这样就可以使组织容易分开，在手术剥离时只需要用手指即可将其分离（图 8-5）。位于皮下脂肪层的纤维韧带的不同密度和方向,是皮下脂肪区域划分的解剖学基础,这是最近才提出的新观点。

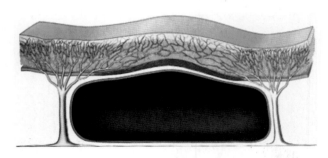

图 8-5　纤维韧带的分布

在面部不同的区域,皮支韧带纤维的密度和强度也有所不同。在支持韧带主干的附近,其纤维密度大,纤维走行方向大多是垂直皮肤的。在这些部位分离皮瓣时,通常需要锐性分离;而在组织间隙的表面,皮支韧带纤维的密度较低,纤维方向大多是平行皮肤走行的,在这些部位做皮下层除皱术时,可以很轻松地将皮肤掀起。

(3) 第 3 层(肌肉腱膜层):面部表情肌和位于深筋膜深层的骨骼肌是完全不同的。表情肌属于面部软组织,位于浅筋膜层,可以使软组织产生移动。几乎所有的或者说绝大多数的面部表情肌都位于第 3 层内,而且它们倾向于分布在眼眶和口腔的表面或周围。在头皮部,额肌可以使前额的软组织发生移动,和其深面的帽状腱膜之间有一个可以滑动的层次(第 4 层)。尽管为了描述上的便利,在第 3 层组织根据其浅层的肌肉不同在面部的各个区域有不同的名称,但事实上它在整个面部都是连成一体的。第 3 层组织在头皮部位的名称是帽状腱膜,在颞部的名称是颞浅筋膜,眼轮匝肌筋膜在面中部和面下部叫 SMAS 筋膜,在颈部是颈阔肌。

在第 3 层软组织内,面部肌肉本身有一个层次上的顺序,扁平的肌肉一般位于表浅的层次。覆盖在前面部的额肌、眼轮匝肌、颈阔肌分别覆盖面上部、面中部和面下部。这一层次的肌肉通常都没有直接附着于骨骼上,而是通过垂直分布的支持韧带间接地和骨骼相连:额肌沿着上颞线通过颞上间隔(superior temporal septum)附着,眼轮匝肌通过外侧部增厚部分和颧韧带固定,颈阔肌上缘有咬肌韧带固定。第 3 层内的深部肌肉位于骨性开口周围,提供了重要的括约肌功能。面上部有皱眉肌和降眉肌,在口周有提肌群(颧大肌、颧小肌、提上唇肌、提口角肌)和降肌群(降口角肌、降下唇肌),以及围绕口周的口轮匝肌,还有最下部的颏肌。

(4) 第 4 层(网状组织层):第 4 层就是面部除皱术时做 SMAS 筋膜深面剥离的那一层,这层空间内含有重要而复杂的结构:①软组织间隙;②多种支持韧带;③某些起点在骨骼的内在肌肉穿过此层次,止于浅层软组织;④面神经分支,从深层向浅层穿过此层次。从功能上看,第 4 层内的数个软组织间隙保证了眼周和口周肌肉独立的面部表情动作,保证了表情肌深面的咀嚼肌功能。面部支持韧带巧妙地位于这些组织间隙的周围,并加强了它们的外围。在侧面部,耳朵的正前方,在耳软骨前方 25～30 mm 处,是颈阔肌的后缘,是一个韧带附着的过渡区域,Furnas 将其描述为颈阔肌耳前筋膜(liatysma auricular fascia,PAF)。由于没有面部表情出现在这个部位,此处的真皮、皮下组织、SMAS 筋膜及腮腺薄膜(层次 1～5)紧密地连接在一起,融合成了复杂的支持韧带。第 4 层变薄,附着于此处,此处缺少软组织的间隙。相比之下,在前面部,在骨性腔隙的表面和周围,需要相当大的活动度,韧带非常紧密,围绕在骨性腔隙的周围,此处的边缘是韧带的附着位置,且位于深筋膜的深层,以便支持眼睑和嘴唇的开闭动作。支持韧带的位置正好是面神经分支从深层向浅层行走进入肌肉的位置,这一点对于外科医师来说非常重要。

在这个层次中有组织间隙(蓝色部分)、支持韧带(红色部分)和其他重要的解剖结构(斑纹部分);颈阔肌耳前筋膜(PAF)是最大的韧带附着,构成了第 4 层的后部,是面部活动性最小的部位。侧面部和正面部的交界线位于面部韧带构成的垂直线上;紧贴颧弓的上方和下方,是两个从侧面部向正面部过渡的三角形区域,其中含有重要的解剖结构(图 8-6)。

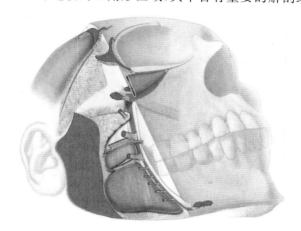

图 8-6 侧面部第 4 层组织结构的形态

面部的软组织间隙有 2 种:①在骨性腔隙的表面,如眼睑的眶隔前间隙和位于唇、鼻唇沟和颊部深面的口腔前庭间隙;②在骨骼表面的间隙,它们为其表面的浅层筋膜的自由移动提供了保证。

(5)第 5 层(深筋膜层):深筋膜层是面部层次最深的软组织,由覆盖骨骼的骨膜形成。在侧面部,参与咀嚼的肌肉(颞肌和咬肌)覆盖在骨骼的表面,深筋膜代替了腱膜覆盖在肌肉表面,在颧弓的上方是颞深筋膜,在颧弓的下方是咬肌腱膜。腮腺筋膜也是深筋膜的一部分。封套筋膜也是颈部的这种筋膜,它在颈部覆盖于胸锁乳突肌和舌骨下肌群表面,分开后形成了下颌下间隙,里面含有颌下腺。尽管深筋膜比较薄,但它很结实,为支持韧带提供了牢固的附着。在一些有开闭动作的骨性开口部位没有深筋膜,取而代之的是一层可以活动的衬里,如来自于骨性腔隙的睑结膜和口腔黏膜。

三、骨性腔隙相关的解剖

在眼眶、口腔和鼻腔周围,上述的面部 5 层基本结构是有所不同的(图 8-7)。在这些部位,软组织通常只有浅面的 3 层,其中的 SMAS 层含有括约肌(轮匝肌),这些肌肉向中央分布,直至软组织开口的边缘,如眼睑和嘴唇。虽然支持韧带是第 5 层软组织内最重要的部分,但并不存在于骨性开口部位。所以,从相对固定的区域到高度运动的开口部位,解剖和功能相互不同的软组织是有一个过渡区域的。为了支撑骨性开口部位的软组织,支持韧带变得致密和紧缩,沿着骨性开口的边缘如眶缘分布(图 8-8)。这是眶周韧带的解剖学基础,比如在下睑部位的眼轮匝肌支持韧带,它可以使眼轮匝肌附着在眶缘的骨膜上。在口腔周围,韧带起自颧骨体和咬肌表面的深筋膜。

从胚胎发育来看,眼睑和嘴唇的深层软组织来源于骨性腔隙的部分,而不是来自于面部

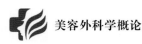

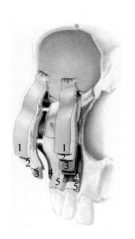

图 8-7　面部骨骼和骨性腔隙表面的解剖结构

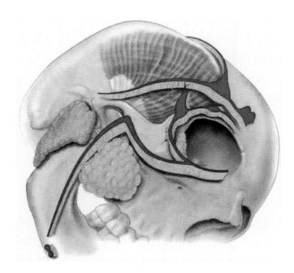

图 8-8　骨性腔隙周围的支持韧带

软组织。眼睑区域深部的肌肉及腱膜(提上睑肌和睑囊腱膜)、脂肪等组织的支撑,依赖于眶隔的筋膜系统。上、下眼睑游离缘的支持来自于它们和睑板之间的韧带,以及内外眦韧带和眶缘的附着。在睑板前区域,浅层和深层的组织结构(也就是前片和后片)相互融合。但在眶缘和下睑板前区域,前后片是分离的。换言之,睑板前的眼轮匝肌并没有和眶隔相互附着。这是下睑的睑板前间隙的重要应用解剖。而在上睑,却没有一个和下睑相似的睑板前间隙,因为肌肉下脂肪垫覆盖在眶上缘,并且同时覆盖在眶隔的表面,此处它和其浅层的筋膜(位于眼轮匝肌深面的筋膜)相连,几乎到达了提上睑肌插入眼轮匝肌的位置。

　　口腔前庭包括上颌骨及下颌骨,其范围和覆盖其表面的软组织随着年龄的老化有明显的缩小趋势,在组织间隙深层的骨骼无法再提供韧带的附着,用于支撑其浅层大面积的软组织。唇部及其临近的颊部区域有着极高的活动性,从而使其在老龄化后有明显的松弛性改变,这是面下部拉皮手术的适应证,手术可以极大地改善这种老龄化的改变。

四、面部的组织间隙

　　面部的第 4 层组织位于 SMAS 筋膜的深面,其间大部分是"组织间隙"。这些间隙的四周巧妙地分布着一些加强的支持韧带。重要的是,这些间隙在解剖学上称为组织分离的"安全间隙",因为没有重要的结构从中穿过,所有的面神经分支都位于这些间隙的外面。和间隙周围韧带加固的部分相比,间隙部的覆盖是最缺乏支撑的。所以在年老时容易形成松垂。这种松弛程度的差别可以解释许多老年后出现的特征性变化。手术时只有当某一个组织间隙被恢复到其应有的位置,位于其周围的支持韧带才能够在直视下被精确地松解,以达到一个理想的活动度,同时还要保护紧贴在韧带周围的重要的解剖结构。下面简述几个具有外科意义的重要面部组织间隙。

　　1. 上部颞间隙(upper tempolral space)　　上部颞间隙将颞浅筋膜和颞深筋膜分隔开,此间隙和前额的分界线是沿着颞上线的颞上间隔(superior tempolral septum,STS)。在前下部,此间隙被颞下间隔(inferior tempolral septum,ITS)和颞部下三角区域分开,此区域内有重要的解剖结构。这个间隔在三角形区域融合粘连,形成了颞(眶)韧带。上部颞间隙为眉外侧和上颊部的手术提供了安全手术的路径,这个间隙可以轻而易举地钝性分开,直至其四周外缘。在明确解剖结构后,四周边缘部分的韧带就可以使用精确的锐分法分离及松解。颞上间隔可以通过锐性分离松解,只是需要注意保护眶上神经的侧(深)支,此神经沿着颞上间隔额内侧 0.5 cm 处行走。颞下间隔是一个重要的解剖标志,因为面神经的颞支正好平行行走于此间隔的下方。为了松解颞下间隔,上部颞间隙的顶部覆盖需要小心地掀开,在间隙的底部是颞深筋膜,这从三维立体上显露了间隔,为小心地从底部松解做好准备,需要记住额支位于间隙顶部的颞顶筋膜的下缘,位于颞下区域底部的深层。一旦松解开,就可以看到哨兵静脉,此静脉并不是确定面神经颞支的一个良好标志,因为这些神经行走在静脉的头侧,在静脉和颞下间隔之间,神经行走在颞浅筋膜下方的脂肪层内。

此间隙的周围是颞上间隔(STS)和颞下间隔(ITS),它们是颞韧带附着(TLA)的延伸部分。没有组织结构穿过颞间隙。TLA 向内侧移行为眶上韧带附着(DLA)。在颞间隙的下方,是重要的三角形解剖结构(斑纹部分),颧颞神经(ZTN)的内侧支和外侧支、哨兵静脉(又称颧颞静脉)在这个区域的第 4 层通过。面神经的颞支(TFN)行走在颞顶筋膜的深面,紧贴在颞下间隔的下方。眶隔(PS,绿色部分)位于眶骨缘上,眶外侧增厚(LOT)和眶眉增厚(LBT),是眶隔的一部分(图 8-9)。

2. 颧前间隙(prezygomatic space) 在颧骨体的浅面有一个三角形的间隙,其深面是颧肌的起点。这个间隙的存在保证了眶下部的眼轮匝肌可以在颧肌表面自由活动,浅层眼轮匝肌的收缩提升了颧部的软组织,这可以产生颧部微笑线(zygomatic smile lines),位于鱼尾纹的下方(图 8-10)。随着年龄的老化,这个间隙的基底部逐渐松弛、位置下垂,导致眼轮匝肌发出更大的收缩力和运动度,加重了颧线。老年性的颧前间隙畸形,在临床上被称做"颧部堆积""颧袋""颧新月畸形"等,它们的解剖学本质就是间隙部位组织的臃肿。这种畸形表现为严重的松弛,其治疗方法应该是将其基底部收紧。

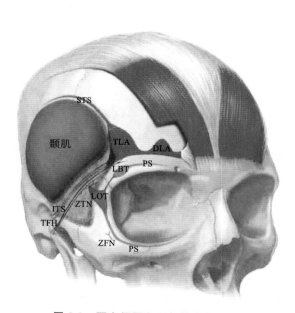

图 8-9 颞上间隔和颞部的支持韧带

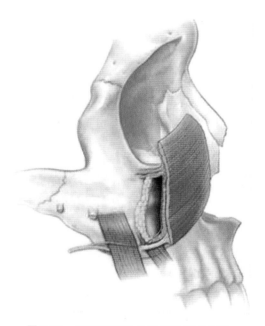

图 8-10 覆盖在颧骨体表面的颧前间隙

间隙的底部是颧肌的起点,间隙的顶部是眼轮匝肌下脂肪(SOOF),其上界是相对松弛的眼轮匝肌支持韧带,下界是坚强的颧韧带。

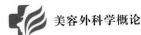

3. 上颌前间隙（premaxillary space） 上颌前间隙是一个位于上颌骨表面的四边形空间，位于颧前间隙的内侧，其基底部由提上唇肌构成。这个间隙的存在保证了间隙顶部的眼轮匝肌的运动和间隙底部的提上唇肌的运动相互没有干扰。图 8-11 详细描述了这个间隙的解剖结构。了解这个间隙的临床意义：随着年龄的老化，此间隙的顶部会逐渐松弛，加深鼻唇沟。

4. 下部咬肌前间隙（lower premasseter space） 这个间隙位于咬肌下半部的浅层，和颊间隙相似，它覆盖在咀嚼肌的深筋膜上（图 8-12），顶层由颈阔肌构成。这层可以滑动的软组织层保证了在张口时不会牵拉或扭曲其表层的软组织。此间隙具有重要的临床意义，因为随着年龄的老化，下颌部会发生老年性的解剖学变化：此间隙的顶部会逐渐松弛，尤其是由于此处附着于咬肌前缘的咬肌韧带通常不够坚固，间隙的下缘也没有支持韧带，所以会突显木偶线和下颌。下颌韧带可以为咬肌前间隙的前下角提供相对牢固的附着，所以此处通常会显现出酒窝，将木偶线和下颌垂肉分开，分别位于其上、下方。

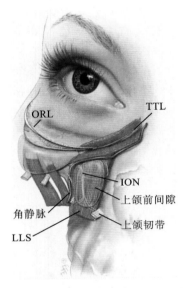

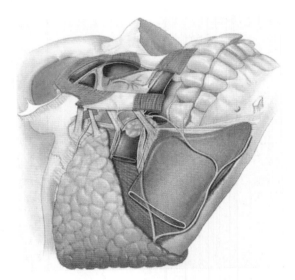

图 8-11　上颌前间隙相关的解剖
LLS：提上唇肌；ION：眶下神经；
TTL：泪槽韧带；ORL：眼轮匝肌支持韧带

图 8-12　覆盖在咬肌下半部表面菱形的咬肌前间隙

　　间隙的顶部是颈阔肌；后界是颈阔肌耳前筋膜（PAF）的前缘；前界是咬肌韧带，位于咬肌前缘；下界呈肠系膜样，没有韧带结构。由于咬肌前间隙顶部的颈阔肌在下缘的附着较弱，导致了下颌韧带后方的皮肤松弛。颊间隙内含颊脂肪垫，位于咬肌韧带上方的前侧，所有的面神经分支都行走在这个间隙的外围。手术中重要的下颌缘支，在离开坚固的颈阔肌耳前筋膜后，在此间隙的下缘行走，通过肠系膜样松弛的组织，进入到下颌韧带内。

5. 中部咬肌前间隙（middle permasseter space） 中部咬肌前间隙是一个矩形的空间，近心端位于下部的咬肌前间隙（图 8-13），其基底部是咬肌，顶部是 SMAS 筋膜。在 SMAS 筋膜下除皱术中，这是一个重要的软组织间隙。因为这个间隙是分离的安全平面，面神经的分支都行走在此间隙的上缘或下缘，腮腺及其导管也紧贴着此间隙的上缘。中部咬肌前间隙位于下部咬肌前间隙的上方、腮腺凹陷处，覆盖在咬肌的表面。面神经颊支的上下支位于这个间隙的外围，分别在间隙的上下缘。颊脂肪垫是其中唯一的内容物，且有一定的个体差异。

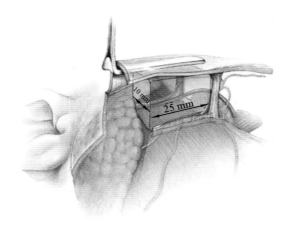

图 8-13 中部咬肌前间隙

6. 颊间隙（buccal space） 这是一个较深的面部间隙，有点像下颌下间隙（此间隙内含有下颌下腺），都位于深筋膜的深面（第 5 层）。颊间隙位于前面部，在咬肌前缘的内侧，年轻人其位置是在口角平面的上方。此间隙内含有颊脂肪垫，其功能：保证其浅层的颊部鼻唇沟位置的软组织自由活动，缓冲此处的软组织受到下颌过度活动的影响。随着面部的老化，此间隙的周围组织尤其是其下方的咬肌韧带逐渐磨损，颈阔肌和咬肌之间的连接出现松弛，如此则会使间隙的空间增大、颊脂肪垫下垂，低于口角连线水平。由于颊脂肪垫覆盖在咬肌下部前缘的表面，所以这种下垂可以导致木偶线和下颌的松垂。

五、面部的支持韧带

支持韧带将面部所有的 5 层软组织连接在一起，是各个面部沟槽（在松弛区域或臃肿区域之间的凹陷）的解剖学基础。为了描述这一重要概念，需要认真检查一下面中部。泪沟-眶下韧带复合体是主要的面中部支持韧带，它位于眶下，并沿着眶下缘行走。这条韧带是眼眶的骨性开口（眼眶）和骨性平面（面中部骨骼）的分界线，前者在上方，后者在下方，此韧带的功能是固定下睑的软组织，并保证其从相对固定的骨性区域顺利地移行到相对活动的开口区域。

泪沟韧带（tear trough ligament）是一个真实存在的孤僻韧带，起自上颌骨，穿过并连接面部的 5 层软组织，终止于泪沟部的真皮。如前所述，这是一条支持韧带，是泪沟畸形的解剖学基础（图 8-14）。泪沟韧带在外侧面延续为眼轮匝肌支持韧带，后者已经被证实是形成眶颊沟（orbital buccal groove）的解剖学基础。泪沟韧带和眼轮匝肌支持韧带的延续解释了该部位的老年性变化；泪沟和眶颊沟连在一起，形成了一个明显的皮肤沟槽，这个沟槽被称为"睑颊沟（lid-cheek

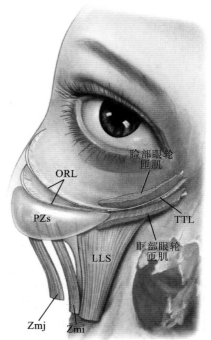

图 8-14 泪沟韧带

TTL：泪沟韧带；ORL：眼轮匝肌支持韧带；
PZs：颧前间隙；LLS：提上唇肌；
Zmj：颧大肌；Zmi：颧小肌

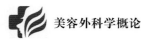

junction)"，这说明了面部软组织支持韧带在形成面部皮肤沟槽的过程中具有重要的作用。

六、面神经分支

面神经的风险区域在许多文献中都有描述，但对外科医师来说价值有限，因为这些二维的描述只能说明神经在体表投影标志点的行走路线，而在手术中，外科医师的自信是来自于对神经三维路径的理解，包括前面描述的解剖层次及直视下清晰可见的精准解剖标志（图8-15）。面神经分支从腮腺穿出后仍然行走在第5层组织内，由于它们都向前面部行走，在穿过第4层之后到达表情肌的深面。手术中有被损伤风险的正是这些穿过第4层的移行处的面神经分支。这种移行发生的位置是有规律的，通常都靠近支持韧带，此处可为神经提供稳定性，保护神经。如果手术中需要松解这些韧带以获得松动度，必须极度小心，因为此处已经非常接近面神经的分支。

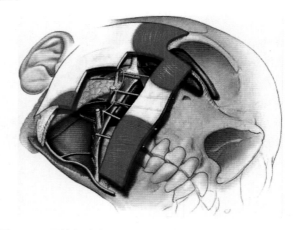

图 8-15　面神经分支、面部组织间隙、支持韧带之间的关系

在侧面部，面神经分支永远位于间隙的深部和外围。在侧面部和正面部的交界处，面神经分支从第5层进入第3层，总是行走在支持韧带的附近。

从面部皮肤上标记面神经的颞支，它是沿着Pitanguy线行走的，从耳屏下方0.5 cm到眶上缘外侧1.5 cm。传统的教材上说，颞支一旦穿出腮腺，就会紧贴着筋膜行走，位于SMAS筋膜的深面，并横跨颧弓。由于其行走得如此表浅，所以手术时不主张把SMAS筋膜在此处横断，也称为SMAS筋膜的高位横断（即位于或高于颧弓）。而现在我们搞清楚了，这条神经在横跨颧弓时，比我们原先想象的层次深。组织学检查证实了颞支穿出腮腺的位置是在颧弓的下方，然后它从颧弓上方2 cm处进入颞浅筋膜的深面。在这个区域，它们行走在第4层内，就是位于颞浅筋膜（第3层）的深面，颞肌筋膜（第5层）的浅面，在这个层次内，整条神经都由筋膜和脂肪层保护，这层组织随着腮腺咬肌腱膜向上延续，被称为腮腺颞肌筋膜。在另一项研究中发现，颞支在颧弓上方1.5～3.0 cm处移行到颞浅筋膜（第3层）的深面。颞支在跨过哨兵静脉前，在更头侧的部位，就移行到了颞浅筋膜的深面，所以，从颞部切口入路，一旦看到了哨兵静脉，颞支应该位于颞上间隙的顶部，在颞浅筋膜深面一层薄膜样组织内。

颧支穿出腮腺后行走在深筋膜的深面，紧贴颧骨的下方，腮腺导管的头侧。它和面横动脉一起水平行走在咬肌表面。大约在颧大肌的起点附近，强劲的支持韧带（颧弓韧带）从颧骨发出，就是在这个位置，颧支移行到了肌肉的深面，进入并支配此肌肉。颧支行走在颧大肌和颧小肌的下方，并在颧弓韧带附近从深面进入肌肉。在颧大肌的外侧缘，常常会发出一个分支支配眼轮匝肌,在眼轮匝肌的下外侧角进入肌肉。在用剪刀做垂直分离的时候,需要特别小心,不要损伤这条分支。

上颊支穿出腮腺后,沿着腮腺导管,在腮腺导管的浅面,逐渐走行进入咬肌腱膜内,贴着中部咬肌前间隙的上缘到达咬肌前缘后,上颊支离开了咬肌腱膜的深面,靠近咬肌韧带的上点,下颊支穿出腮腺后向下行走,大约在耳垂水平一直行走在咬肌腱膜的深面,靠近中部咬肌前间隙的下缘。同样,在咬肌前缘入路,下颊支从深部移行到 SMAS 筋膜的深面,靠近咬肌韧带的下点。在神经到达第 3 层后,面神经的颧支、上颊支、下颊支、下颌缘支之间相互有连接的分支,此后,它们才进入到各自支配的表情肌内,这种结构保证了肌肉的神经重复支配。

颧支和下颌缘支在手术损伤后情况最为严重,因为这两条神经支配的目标肌肉缺少其他神经分支的交叉支配。下颌缘支位于比较危险的位置,此处它靠近支持韧带,在下颌缘支的近心端,在下颌角附近,位于颈阔肌耳前筋膜(PAF)内,然后行走在下颌韧带的前面。大多数情况下,下颌缘支位于咬肌前间隙的下缘,是活动的。一般情况下不需要在这条神经附近作分离,因为颈阔肌本身就有一定的活动度,在此处它覆盖了下颌部和下颌下区域。这条分支是具有活动性的,因为它行走在下部咬肌前间隙的下缘,在此处,其行走的路径变化较大,有时位于下颌骨的下方。

第三节　皮肤老化的原因与皮肤衰老皱纹的评估等级

一、皮肤老化的原因

促使面部老化的因素有很多。一直以来,重力作用被认为是使面部老化的主要原因。实际上,它仅是原因之一。光照损伤、脂肪组织的丧失与重新分布、肌肉萎缩和肥大、骨质吸收及遗传因素使面部皮肤松垂,出现面部许多部位的袋状畸形和"双下颏"。日光引起的弹性组织变性和皮肤胶原破坏引发皱纹和皮肤表面松弛。眶周、颧颊区域脂肪丧失导致局部凹陷和容量减少,更加重了皮肤松垂。脂肪在上颈部的堆积钝化了颈颏角。肌肉萎缩,特别是在颞区,使得组织量改变,进而减弱固定力以致加重表面皮肤的松垂程度。颈阔肌肥厚与分离在颈颏部形成条索,破坏了颏颈角,使颈部轮廓变得模糊。随时间推移,支撑面部软组织的骨性支架开始吸收。此现象在下面部尤其严重,导致组织容量更为不足,加重皮肤凹陷与松垂。下颌骨发育不全继发老化和缺齿,也可以是遗传或病原学原因导致的真性小颏症。

有效地纠正这些缺陷以恢复年轻容颜需要综合多种手段。近来,恢复组织容量的努力倍受关注,婴儿面部被看作是效仿的对象。据调查,30 多岁的人颈面部呈现圆角,富有年轻的弹性和成人的鲜明棱角,连同颈部吸脂、下面部精细塑形及颈阔肌成形术,可恢复光滑的圆角。隆颏可显著改善下颌棱角,其他辅助手段诸如脂肪移植或生物材料填充会补充组织容量,恢复两侧的对称性。同时,激光嫩肤术和化学剥脱术能够使皮肤表面光滑匀称。

患者的选择:每位患者面部老化的表现不同。有的患者虽保持了皮肤的光泽,却因组织容量缺失和皮肤松弛而产生下颌赘肉;有的患者保持了紧致的皮肤却常带有"火鸡颈";还有患者因小颏症造成下颏丑陋、颏点模糊及颏颈角消失。以上第一类患者仅需施以小切口面部提升术而无需颊部填充;第二类患者则须行颈部吸脂术联合悬吊线悬吊、后拉折叠固定或颈阔肌成形术等;对于第三类患者,单纯的颈部或面部提升均不能取得良好效果,但通过简单的隆颏并结合细致的吸脂术即可获得效果。每位患者需要结合不同的技术手段来实现其美容的目的。好的医生会认识到患者的真实需求,并综合多种方法量体裁衣,努力实现患者的意愿。本章节提出术前讨论的内容:明确患者的主要目的,全面评价其面部特征,精心设计手术计划,以有效地实现患者重塑容貌美的愿望和目标(表8-1)。

表 8-1　在术前交流中要明确的主要项目

■ 明确患者手术的目的及动机
■ 讨论手术方法,包括患者期望的效果,手术的局限性、并发症和费用,以及其他可供选择的手术方式
■ 与患者讨论可供调整的治疗方案,解释这种方案的优点及预期结果
■ 与患者建立良好的医患关系,并取得患者的信任,以便于进行良好的交流

二、皮肤衰老皱纹的评估等级

面部皱纹的表现程度,临床上可根据皱纹的大小深浅分为4级(表8-2)。

表 8-2　皮肤衰老评估等级表

等级评定	年龄评估	皱纹评估	组织退变评估
Ⅰ级	36~45岁	皮肤光泽度降低,眼周皮肤皱纹明显,鼻唇沟变深,泪沟加深	皮肤含水量、皮脂分泌减少,真皮层胶原纤维减少,皮肤弹性下降,弹性损失5%,皮下脂肪减少
Ⅱ级	46~55岁	皮肤皱纹增加,眼周、额部、眉间皱纹加深,鼻唇沟明显加深,眼袋形成,下颌袋形成	皮肤干燥,有色素斑出现,皮肤全层变薄,部分区域脂肪堆积,皮肤弹性较差,弹性损失20%,皮下悬韧带松弛,肌肉松弛
Ⅲ级	56~66岁	全面部皮肤皱纹明显,额部、眉间、眼周、耳前、颈部皱纹呈皱襞样,眼袋、下颌袋明显突出,面中、下部皮肤皮下组织松垂	皮肤色泽差、无弹性,有较多色素斑出现,皮肤皮下组织萎缩明显 皮下筋膜和韧带组织松弛、向下方移位,皮肤牵拉延长率增加,弹性回缩率下降,弹性损失50%
Ⅳ级	66岁以上	颏部皮肤松弛下垂,眼袋、下颌袋、颏下袋显现,大部分皱纹形成明显的皱襞	皮肤干燥、无光泽、无弹性,老年性色素斑明显,皮肤皮下组织萎缩严重,真皮下脂肪层几近消失,脂肪分布不均 皮下筋膜、韧带、骨膜均有萎缩,支持作用明显不足;皮肤皮下组织移位明显,弹性损失70%

第四节　面部除皱术的解剖学

一、面部脂肪分区及临床意义

美容手术的精确不仅取决于操作人员的技术技能,而且取决于外科医生详细理解解剖学知识的多少与程度。在处理与面部相关的美容手术时,这点尤其重要。对面颈部解剖层次和

结构的全面理解,是美容手术成功和安全的前提。了解深层骨骼、肌肉和皮下组织,包括筋膜层和脂肪小室之间的关系,不但可增强我们对老化过程的理解,而且也是年轻化手术成功的关键。然而这需要从三个维度上对解剖结构进行全面了解:①解剖结构和解剖关系并不一致,外科医生必须知道可能的差异。②个体与个体之间的解剖,以及同一个人的不同的侧面解剖都可能不同。③以前的手术干预也可能会改变解剖,并应在所有的面颈部及躯干部的二次美容手术中考虑到这一点。

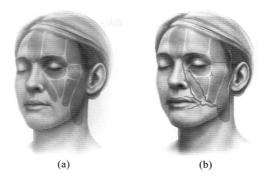

(a)　　　　　　　(b)

图 8-16　面部的皮下组织小室

多年来,面部皮下脂肪被认为是一个融合的块状组织。但是,最近 Rohrich 和 Pessa 的解剖研究表明,这种脂肪存在于不同的解剖小室内,如图 8-16 所示。这些脂肪小室被起于浅筋膜和止于真皮的筋膜间隔所隔断。起于深动脉的穿支血管穿过这些间隔,供应皮肤,并确定外覆的血管分布区域或血管供区。

1. 解剖特点

(1) 前额和颞部脂肪小室:前额由三个脂肪小室组成:中央、颞中部和外侧颞-颊部脂肪小室。中央脂肪小室位于前额中线部位,以两边的颞中部脂肪为界,其下缘为鼻背,中央脂肪小室两侧被颞部中央隔所限制,从滑车上血管发出的穿支通过这个隔,这解释了为什么颞部中央隔的皮下边界和临床上已知的前额皮瓣限制相符合。颞中部脂肪小室位于前额中央脂肪小室的两侧,其下缘为眼轮匝肌维持韧带,在外侧其被颞侧上隔和外侧颞-颊脂肪小室所限制。外侧颞-颊脂肪小室是面部最外侧的脂肪小室。它从前额跨越到颈部,连接颞部脂肪与外侧颊部和颈部的皮下脂肪。

(2) 眶脂肪小室:有三个眶周脂肪小室:上、下和外侧眶脂肪小室。眶上脂肪小室边界为眼轮匝肌维持韧带走行在眶上部周围的路径,内侧和外侧的界限为内外眦。眶下脂肪小室位于紧接着下睑板下方处,在下方的边界也是眼轮匝肌维持韧带,内侧和外侧范围也是内外眦。外侧眶脂肪小室位于颞区,其上缘为颞下隔,其中有从颧眶支发出的穿通支。下方边界是颊上隔,颧大肌与这个脂肪小室附着。

(3) 鼻唇脂肪:鼻唇脂肪小室是面部小室中最靠内侧的小室。眼轮匝肌维持韧带在其上缘。在外侧,其边界是颊部内侧脂肪小室,下方为鼻唇脂肪。颧大肌的下缘与这个脂肪结构附着。从内眦动脉而来的穿支血管走行在位于鼻唇脂肪小室和上唇脂肪小室之间的鼻唇隔内。

(4) 颊部浅层脂肪小室:颊部浅层有三个明显的脂肪小室:颊部内侧、中间和外侧颞-颊部脂肪小室。

颊部内侧脂肪小室位于鼻唇脂肪小室外侧。这个边界是由走行着从面动脉到眶下动脉发出的穿通支的隔膜确定的。其上边界为眼轮匝肌维持韧带和眶外侧脂肪小室。外侧边界是颊中隔和颊部中间脂肪小室,山羊腮就位于这个小室下方。面静脉稳定存在于颊部内侧脂肪小室的深面。

颊部中间脂肪小室位于内侧和外侧颞-颊部脂肪小室之间。颊中隔是这个小室的内侧边界;它中间走行着面横动脉到皮肤的穿支血管。这个脂肪小室位于腮腺前方的浅面。颊部内侧脂肪小室与颊部中间脂肪小室相交处相当于腮腺咬肌韧带的位置。其上边缘为颊上隔。

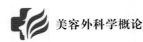

隔膜融合处,即小室与颊部内侧脂肪和眶下脂肪交汇处形成颧韧带。颊部中间脂肪小室与颧大肌在其上方部分附着。在面部提升术期间必须小心操作,因为颊部外侧和中间脂肪小室之间的平面很容易进入颊脂肪垫和深部的神经血管结构。

外侧颞-颊脂肪小室是面积最大、最外侧的小室。在颊部,这个脂肪紧挨着腮腺浅面。它从前额跨越到颈部,连接颞部脂肪与颈部皮下脂肪。颊外隔位于这个小室之前,相当于面部提升术中遇到的第一个过渡区。颞浅动脉发出的多个穿支血管通过这个隔膜向上到前额区域。颞上隔和颞下隔为其上下边界。

(5) 颊部内侧深层脂肪小室:颊部内侧深层脂肪小室位于颊部浅层内侧和中间脂肪小室的深面。它位于眼轮匝肌的下方,上边界为眼轮匝肌维持韧带,下边界为口轮匝肌下脂肪。最外侧为颊脂肪垫和颧大肌的包膜,内侧界为鼻基底周围的梨状孔韧带。后缘是上颌骨骨膜和存在于骨膜和内侧深层脂肪小室之间的潜在间隙(Ristow 间隙),这是一个潜在的脂肪转移部位。

2. 功能意义   面部不大可能作为一个融合的块状一起衰老。皮下脂肪小室之间的平滑过渡是年轻面部所特有的特征。随着衰老的发展,在这些部位之间会出现一些突兀的轮廓变化。在面部老化过程中,组织量和位置都会对浅层和深层脂肪小室产生影响。这些改变可能以 Lambros 描述的韧带松弛和容量损失联合的形式出现。

做面部提升术时,医生会遇到黏着区域交替出现的情况,这表明面部脂肪的不同区域之间存在着障碍。这些部分出现在小室之间的过渡区。小室之间的过渡区可能会损伤到更深的结构,包括面神经的分支等。在面部提升术期间,过渡层进行过深时可能出现。

曾有一个概念,即颊部深层脂肪会支持外覆的皮下脂肪。颊部内侧深层脂肪小室容积的丢失可能是中面部突出度变小的主要决定因素。在面部老化中,韧带松弛造成的鼻唇脂肪向

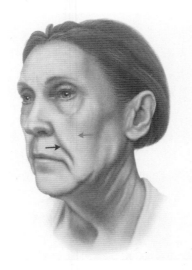

图 8-17   鼻唇沟脂肪小室变化

下移位不是在这个部位观察到的改变的唯一原因。看起来好像鼻唇脂肪量是保留下来的,而颊部浅层的内侧和中间脂肪小室继发于内侧深层脂肪萎缩,丧失了突出度。这些结果表明,衰老带来的鼻唇沟突出的原因之一是部分程度上一种假性下垂的形式,浅层的颊部内侧和中间脂肪小室的突出度丧失使得鼻唇部脂肪表现得更突出,而实际上,其组织量并没有变化。临床上,当脂肪注入内侧深层脂肪小室(颧大肌深部和内侧)时,会改善中面部突出度,重新形成一个年轻的颊部,降低鼻唇沟突起,改善睑颊连接。

随着年龄的增长,鼻唇脂肪小室的组织量会保留(黑色箭头),但是颊部浅层脂肪小室的突出度丧失(红色箭头)(图 8-17)。伴随衰老出现的鼻唇沟突出在部分程度上是一种假性下垂,颊部浅层脂肪小室的突出度丧失使得鼻唇沟表现得更明显。

二、面部血供及临床意义

1. 面部组织的血供   面部和头皮的血运非常丰富,血管网密集。这些血管不但相互交通,而且会穿过中线和对侧血管交通。面部软组织血供丰富,清楚地认识深层血管和外覆皮

下组织及皮肤之间的交通可以使面部美容手术安全进行,皮肤坏死风险降低。

整个面部和头皮的血供都是基于颈动脉系统。几乎所有的这种循环都是基于颈外动脉及其分支,一小部分到眼睑、眉、前额和头皮的血供都是由来自于颈内动脉眼支的滑车上和眶上分支供应。

在 Whetzel 和 Mathes 对面部头皮血供进行详尽的研究中,他们根据 14 根单独的动脉描述了 11 个血管分布区域。他们还进一步将面部分为 5 根血管供应的前区、4 根血管供应的外侧区和 5 根血管供应的头皮和前额区(表 8-3)。

表 8-3　面部和头皮的血管区域

前面部动脉	外侧面部动脉	头皮和前额动脉
面动脉	面横动脉	颞浅动脉
上唇动脉	额下动脉	颞浅动脉额支
下唇动脉	颧眶动脉	颞浅动脉颞支
滑车上动脉	耳前动脉	耳后动脉
眶上动脉		枕动脉

2. 面颈部血管应用解剖　在这三个大的头皮和面部分区之间,动脉的血管化模式都是不同的(图 8-18)。前面部由大量的、小的、密集的肌皮穿支供应;外侧面部有少量的、大的、稀疏的皮肤筋膜穿通支在可预测的位置上供应;头皮和前额区域有大量的、小的、密集的皮肤筋膜穿通支供应。

1)动脉

(1)颈外动脉:颈外动脉通过其面动脉、枕动脉、耳后动脉、颞浅动脉和上颌动脉分支参与颜面部软组织血供,图 8-19。

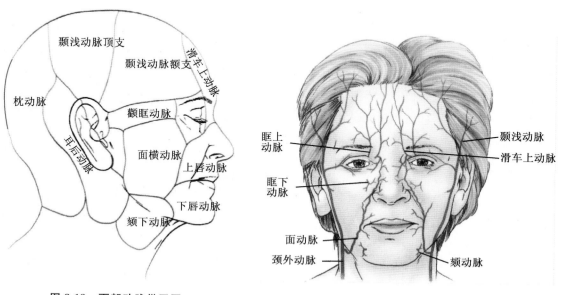

图 8-18　面部动脉供区图　　　　　　　　图 8-19　颈外动脉

面动脉在舌动脉上方和舌骨大角上方的颈动脉三角,从颈外动脉前方发出。向内侧走行到下颌骨升支,向上弯后走行在颌下腺后面的凹槽内。在腺体之间,其向下走行到下颌骨缘,分出颏下动脉。然后面动脉在下颌骨下缘,咬肌的前缘的肌附着处钩过来。在这里其位于颈阔肌下的浅层和面神经下颌缘支交叉,甚至在其绕过下颌骨处的周围会形成凹槽,上升到颊肌表面的嘴角处,走行在表情肌深面。在嘴角处发出上唇动脉和下唇动脉后,沿鼻面线上升,最终和眼动脉的鼻背分支吻合。在这一部分的走行路径中,其位于提上唇鼻翼肌深面或肌内。面动脉参与面部软组织和皮肤血供的分支包括颏下动脉、下唇动脉、上唇动脉和鼻外侧动脉。面部和其到外覆皮肤分支的大部分是通过密集的多个肌皮动脉完成的。

颏下动脉从面动脉的发出处正好在其沿下颌骨下缘向上转的地方。它在下颌骨体下方,下颌舌骨肌表面,向前行走。它供应周围肌肉,然后在下颌骨颏部向上方走行,其分支和下唇动脉和颏动脉吻合,通过肌皮穿通支供应颏部皮肤。

下唇动脉和上唇动脉在嘴角发出。两根血管比起来,上唇动脉较大些。下唇动脉走行在降口角肌深面,然后穿过口轮匝肌,在唇红缘深面以迂曲的路径走行,和从对侧来的下唇动脉吻合。同样,上唇动脉也走行在提口角肌深面,然后进入口轮匝肌,这两个血管通过肌皮穿支供应嘴唇和颏部的皮肤和黏膜。

唇动脉走行在唇红缘深面的口轮匝肌内,在应用充填剂材料丰唇时有受损伤的风险。

枕动脉起于面动脉起点对应的颈外动脉后方,向后沿二腹肌后腹深缘走行至后方头皮。其供应后方头皮,最终和滑车上动脉及眶上动脉吻合。

耳后动脉是一个小分支,紧靠二腹肌和茎突舌骨肌上方从颈动脉后面发出。其在腮腺和颞骨茎突、舌骨突之间,耳软骨和乳突之间的沟槽内向上走行。然后它又分为供应耳的头侧皮肤(内侧面)的耳支,以及供应耳后皮肤的枕支,最终和枕动脉分支吻合。

颞浅动脉是颈外动脉两个终末分支中较小的一支。其起于腮腺内,向上越过颧骨走行,在颧骨上方大约 5 cm 处其分为两个终末支——额支和顶支。其在腮腺内和面神经颞支与颧支交叉,在头皮内与耳颞神经在其深面伴行。颞浅动脉供应面部和头皮的五个分支包括面横动脉、耳前动脉、颧眶动脉和其两个终末支(额支与顶支)。

面横动脉在腮腺内起于颞浅动脉,向前走行穿过腺体。其在颧弓下方和腮腺导管上方越过咬肌,和面神经颧支及额支伴行。它供应了外侧中面部一大片区域,形成大量的终末支和面动脉与眶下动脉分支吻合。面横动脉通过大的皮肤筋膜穿支血管供应外覆的皮肤。这些穿通支中最突出的通常位于耳道到鼻棘连线的外侧三分之一与内侧三分之二交界处。

颧眶动脉有时可能从颞中动脉而不是颞浅动脉发出。其在静脉的伴行下沿着颧弓上缘,在两层颞筋膜内走行到眶外侧缘。其通过三个或四个皮肤筋膜穿支供应外覆的皮肤,其中最大的一支通常位于从耳道到鼻根连线的外侧三分之一和内侧三分之二交界处。

颞浅动脉的额支起于颧骨上方 5 cm 处,向前内侧走行。其对侧动脉及眶上动脉和滑车上动脉的分支形成多处吻合。它通过肌皮穿支血管供应外覆皮肤。其向上和向后走行,与对侧血管和耳后动脉及枕动脉形成多个吻合。

颌内动脉通过额支和眶下支参与颜面部软组织和皮肤的血供。颏动脉是下牙槽动脉的终末支,这是颌内动脉的第一个分支或颌内动脉的下颌部分。这个小血管通过下颌骨颏孔和颏神经伴行穿出。其分支和来自面动脉的下唇动脉及颏下动脉形成吻合。它通过肌皮穿支血管参与颏和嘴唇的血供。

眶下动脉是上颌动脉第三部分(翼腭动脉)的分支。它通过眶下裂后方部分进入眼眶,沿眶下沟和眶下神经管走行,穿过眶下孔到提上唇肌深面,从而走行到面部上方。它在上唇提肌和提口角肌之间下行。其分支和面动脉、上唇动脉及面横动脉形成吻合,通过肌皮穿支血管供应外覆皮肤。

（2）颈内动脉：颈内动脉通过其眼支的眶上动脉和滑车上动脉参与前额和头皮血供，通过睑支供应眼睑。眶上动脉和眶上神经伴行，通过眶上孔或眶上切迹穿出眼眶，分为浅支和深支。它供应外覆肌肉，并通过肌皮穿支血管供应前额皮肤。其终末支和滑车上动脉和颞浅动脉的额支形成吻合。滑车上动脉是眼动脉的终末支，和滑车上神经沿着眼眶上内侧面伴行穿出眼眶。在眼眶的血管和神经出口处可能会有明确的切迹。这根血管发出肌皮穿支血管到外覆的皮肤，和眶上动脉分支形成吻合（图 8-20）。

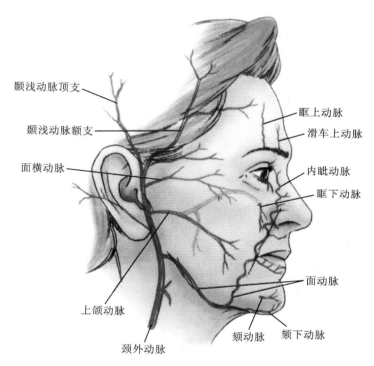

颞浅动脉顶支
颞浅动脉额支
面横动脉
上颌动脉
颈外动脉

眶上动脉
滑车上动脉
内眦动脉
眶下动脉
面动脉
颏下动脉
颏动脉

图 8-20 颈内动脉

小的成对的眼睑缘动脉供应眼睑。睑内侧动脉（上和下）直接在上斜肌滑车头下方起于眼动脉。它们进入眼睑，然后沿睑板走行，形成与外侧眼睑血管的吻合。睑外侧动脉是泪腺动脉的分支。

面部血管主要位于面部最深层的平面，同时伴有腮腺导管和面神经颞支与颧支。在骨膜下面部提升术及深层和复合面部提升术中要避开这些血管。面部血管对皮肤的血供是通过沿着口角和鼻唇沟的肌皮穿支血管网实现的。正如 Whetzel 和 Mathes 所指出的，面部前区通过密集的肌皮穿支血管网络接受血供，而面部外侧通过较稀疏的皮肤筋膜穿支血管接受血供。然后面部皮瓣的血供只能依赖位于内侧的肌皮穿支血管。朝向鼻唇沟将皮肤从皮下组织下进一步做分离会断开这些穿支血管。深层入路则会保留这些肌皮穿支血管，因此会提升和保持皮瓣的循环。

前额血供丰富，甚至是在冠状入路中前额和头皮缺血都是极为罕见的，因为外覆皮肤的血供是通过肌皮穿支血管实现的，只要不是做皮下眉提升，就不会被破坏。头皮毛发的血供十分丰富。但是，如果张力过大或切口边缘血供被缝线勒住时，可能也会被破坏。由于皮肤切口的长度有限，周围的皮下神经丛被保留，所以内窥镜入路有助于预防或限制脱发的出现。

在眉间部位和嘴唇注射充填剂材料时应小心操作。如果注射进入动脉,特别是有压力时,可能会影响血供,在眶周部位可能因强行逆流进入视网膜中心动脉而导致视力出现问题。更安全的首选方法是边推动注射器活塞边出针。

面颈部的静脉引流:虽然头颈部静脉(图 8-21)引流在面部年轻化手术中不是软组织的皮瓣存活的关键,但是了解相关的知识还是必要的,因为一些静脉和我们在面部分离时会尽力保护的神经有着密切的解剖关系(比如说面神经额支和前哨静脉、耳大神经和颈外静脉等)。术中损伤到静脉会导致大出血。虽然罕见,但是术后血肿也可能和术中静脉损伤有关。静脉引流的知识将有助于我们了解术后的面部肿胀。

以下头颈部静脉引流的讨论不会像动脉供血那样详细,只是提一些有意义的解剖要点,以及它们对面颈部分离的影响。头颈部的静脉引流被分成浅静脉系统和深静脉系统。美容外科医生们通常只遇到浅静脉系统。

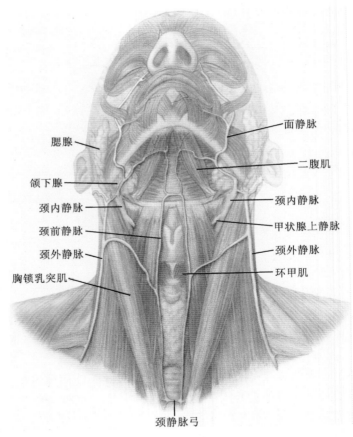

图 8-21　头颈部静脉

2)静脉

(1)颈部静脉:颈部的静脉根据它们与颈深筋膜的关系,分为浅静脉和深静脉系统。浅静脉是颈外静脉属支,引流颈部皮下结构。所有的深静脉都会引流进入更大的颈内静脉,在美容手术中很少会暴露。

(2)①颈外静脉

a.解剖特点:颈外静脉接受面部和头皮而来的大部分血液。它由浅层静脉系统、颞静脉和耳后静脉所组成。它起于下颌角水平,沿颈部向下走行到锁骨中间,在锁骨后方进入锁骨下静脉。颈外静脉的大部分长度被颈阔肌覆盖,并位于颈深筋膜上方。耳大神经沿着静脉朝面部上行。

b.功能意义:在颈阔肌深面分离时有损伤颈外静脉的风险,与耳大神经在朝耳上行走过程中关系密切。

②颈前静脉

a.解剖特点:每侧下颌下区域的几根小静脉汇合到一起形成颈前静脉,其沿着下颌舌骨肌和胸骨舌骨肌下降到胸骨上切迹,最终引流进入颈外静脉或直接进入锁骨下静脉。这些静脉的大小变异较大。

b.功能意义:在颈阔肌下分离时常会有损伤颈前静脉的风险,并可能产生大出血。它们很容易识别,沿着带状肌内侧缘从上向下走行。

(3)①面静脉

a.解剖特点:滑车上静脉和眶上静脉引流前额和前方头皮。这些血管开始于前方头皮和前额,沿着眶内侧缘彼此汇合形成面静脉。然后面静脉沿着眶内侧缘和鼻根行走,和面动脉一起向下和向后行走。其在颧大肌下穿过,斜向下朝着下颌骨缘下降。在其走行路径中的一部分,它与面动脉和面神经的分支会有联系。它越过下颌骨缘,走行在颌下腺、二腹肌后腹浅面,向后在舌骨水平汇入颈内静脉。

b.功能意义:面静脉没有静脉瓣,通过其属支眶上静脉和眼上静脉,其与海绵窦相互交通。临床意义在于所有累及面静脉的感染可能会扩展到颅内静脉系统。面静脉位于颧大肌深面,在颧大肌上方做深层分离时应很安全。

②颞浅静脉

a.解剖特点:颞浅静脉引流颞部和后方头皮区域,通过属支与滑车上静脉和眶上静脉相交通。这根静脉比面静脉走得更浅,越过颧弓,横跨腮腺浅面。其接收大量属支,最终和耳后静脉汇合,形成颈外静脉。枕静脉引流头皮外侧和后方,在头部和颈部交界处穿过斜方肌,汇入深静脉和椎静脉,通过其属支与耳后静脉交通。

b.功能意义:在极少数情况下,耳后区域后方的大范围分离可能会显露出枕静脉。耳后静脉沿着耳后区域走行,是枕静脉和颈外静脉之间的交通静脉,颈外静脉则是由耳后静脉和颞浅静脉汇合而成。这些都是在面部解剖过程中可能损伤的浅静脉。

③前哨静脉

a.解剖特点:颧颞静脉(两个)是浅层和深层静脉系统之间的交通静脉。它们通过颞肌将面部浅层静脉系统和深层静脉系统连接起来。这些成对的血管位于颧骨上方和眶外缘外侧。两者中更靠外侧的一支通常较小,与颧颞神经伴行。更粗、更靠内侧的血管被称为前哨静脉。这在临床上是一个非常有用的解剖标示,包括术前和术中,标示着面神经额支的走行路径。当存在时,此静脉在提眉术期间非常容易被识别出来,无论是开放式入路,还是内窥镜入路。面神经的分支通常走行在这根静脉上方 1 cm 处(图 8-22)。

b.功能意义:当患者取卧位时,大多数患者的前哨静脉位置可见。在静脉上方 1 cm 处的皮肤上做标记可以显示面神经额支的走行路径。眉部提升可以快速进行分离到那个点,然后放慢速度,在内窥镜下或开放式入路中小心地进行分离,直到前哨静脉被识别。这对于避免损伤走行在颞顶筋膜内或其浅面神经额支是一个有用的指引。

只要有可能,这些交通静脉应予以保留。烧灼或结扎这些静脉会导致眶周部位静脉进一

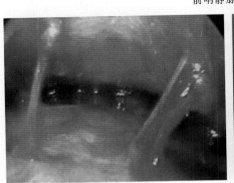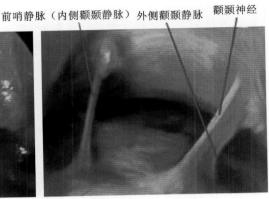

前哨静脉（内侧颞颧静脉）外侧颞颧静脉　颞颧神经

图 8-22　解剖特点图

步突出。

三、面部神经分布及临床意义

1. 解剖特点　面部和头皮的感觉神经支配均来自三叉神经和颈部脊神经，在耳道处第八和第十颅神经会有部分参与。三叉神经的每个分支都会有其自己明确的皮肤支配区。眼支通过眶上神经、滑车上神经、滑车下神经、泪腺神经和外鼻神经支配；上颌支通过颞颧神经、颧面神经和眶下神经支配；下颌支通过耳颞神经、颊神经和颏神经支配（图 8-23，图 8-24）。

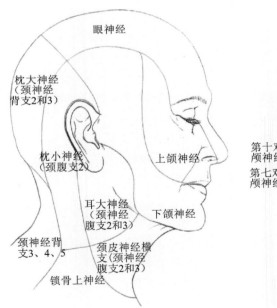

图 8-23　面部和头皮的感觉神经支配

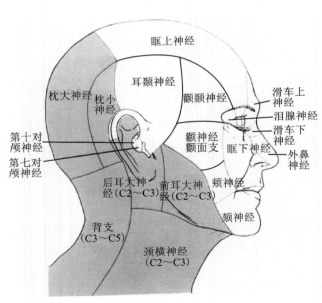

图 8-24　面部和头皮的感觉神经支配

额神经是眼支通过肌肉上方的眶上裂进入眶内后最大的分支。其在眶内向前走行，分为一个小的滑车上神经和更大的眶上神经。滑车上神经在上斜肌滑车上方内侧向前走行，自眶内侧穿出。其和眼动脉的滑车上动脉伴行向上弯，支配前额中央部分。眶上神经是两个分支中较粗的一支，向前和眼动脉的眶上支一起走行到眶上切迹或眶上孔穿出，支配前额和头发。

眶上神经的外侧支是头皮的主要感觉神经,在颞肌嵴内侧进入头发生长区域。

滑车下神经是鼻睫神经的一个小的分支,沿着上斜肌滑车附近的眶内侧壁走行。其接收从滑车上神经发出的分支,穿出眶内后支配眼睑内侧和鼻上内侧的一小部分。泪腺神经是眼神经最小的分支,支配泪腺,出眶后支配眼睑和相邻颞区的一小部分范围。

眶上神经和滑车上神经在做提眉术时是需要考虑的重要因素。这些神经走行路径在前额旁正中位置向上到头皮,如果被横断时会导致头皮顶部感觉减退。这些神经被横断后感觉会缓慢恢复,患者经常会有感觉异常、瘙痒和其他副作用。在内窥镜下前额提升期间眶上神经常会被保留。应用中线和外侧颞部切口,这些神经的主要分支不会受到影响。内窥镜下前额入路的优点之一是使得医生能在去除皱眉肌和降眉间肌的同时,保留眶上神经和滑车上神经。

眶上神经比滑车上神经粗很多。它从明确的切迹穿出眼眶,偶尔从眶缘上方大约 1 cm 的孔内穿出。而眶上神经通常为单个的粗神经,而滑车上神经也许会分成几支而不是一个较粗的主干。在瞳孔中线上方眶上缘的皮肤上可以做出眶上神经的标记。与此对应的是在瞳孔中线上,眶下缘下方 1 cm 处可以在皮肤上标记出眶下神经。同一个瞳孔中线延长到嘴唇下方时,可以标记出颏神经的位置。眶上神经的外侧支是头皮的主要感觉神经支配,沿着颞肌嵴或其内侧走行。头皮切口内侧跨过颞肌嵴时,就可能损伤到此神经,导致头皮的麻木。

做面部美容手术的外科医生必须清楚地理解面部神经。此神经任何一个分支的损伤都会导致明显的肌肉麻痹和明显的面部不对称,让患者和医生都很难过。幸运的是,大多数术后面部肌肉无力是因面神经分支可逆性牵拉损伤造成的;神经横断虽然罕见,但是可能性始终也是存在的。

面神经通过茎乳孔出颅,马上就被腮腺保护。在腮腺内它分为上、下两个部位,然后分为五个主要分支:颞支(额支)、颧支、颊支、下颌缘支和颈支(图 8-25,图 8-26)。然后这些分支从

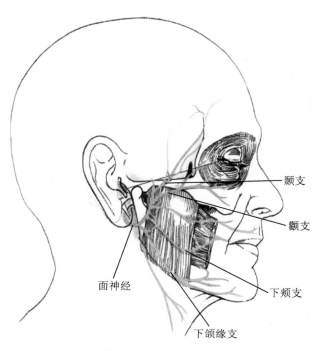

图 8-25 面神经分支

腮腺内侧穿出,一开始在咬肌浅面和腮腺咬肌筋膜深面(面部深筋膜),超过咬肌后,分支位于颊脂肪垫上方,在此水平上,面神经分支、腮腺导管和面部的血管都在同一深度内。面神经分支向内侧前行,在表情肌深面支配表情肌,层次最深的肌肉如颏肌、提口角肌和颊肌除外,这些在其浅面支配。在深层或复合面部提升术中进行分离时,无论是通过内窥镜还是开放式入路,都应在颧肌浅面也就是在面神经分支的浅面进行分离。

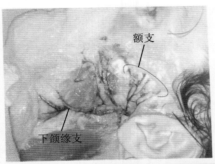

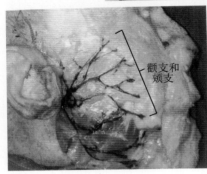
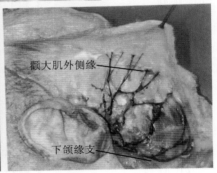

图 8-26 面神经

虽然面神经分支很深,在面部分离期间也保护得很好,但是额支和下颌缘支的风险仍然很大。额支不像其他分支位于面部筋膜层深面,在越过颧弓时走行路径较浅。它们在从耳屏到外眦画的线大约中点处越过颧弓。在这个水平,它们在颞顶筋膜深面的 SMAS 下脂肪内走行,路径较浅。在更远端,它们穿破颞顶筋膜,在额肌深面支配额肌。

面神经下颌缘支沿着其走行路径的内侧部分被腮腺保护得很好(图 8-27)。超过腮腺后,它被更厚的 SMAS 颈阔肌层保护。在这里,它通常走行在下颌缘或其下方,随着其越过颈阔肌深面的面动脉,会向上走行,通常位于下颌骨缘上方。在面动脉层次,颈阔肌和筋膜通常都会更薄。

下颌缘支周围路径的会沿着下颌缘走行。在越过面动脉前,其可能延伸到下颌骨缘下方 1 或 2 cm 处。但是一旦它跨越了面动脉后,它会始终走行在下颌骨缘的上方。其整个走行路径都在颈阔肌深面,但是随着颈阔肌变薄,这个神经就比较危险了。为了防止神经损伤,所有的颈阔肌下分离都应从下颌角下方至少 2 cm 处开始。在外侧颈阔肌上方分离和中间颈阔肌的深面分离也可以避免神经损伤。

2. 功能意义 面神经的颊、颧支损伤极其罕见。这些面神经分支位于 SMAS 和面部深筋膜的深面。其颊支和颧支之间有多个相互交通,一个或多个分支的损伤可能不会导致临床上明显的缺陷。如果在除皱术期间出现损伤,其损伤不但会穿透 SMAS 层,而且还会穿透面部深筋膜(图8-28)。

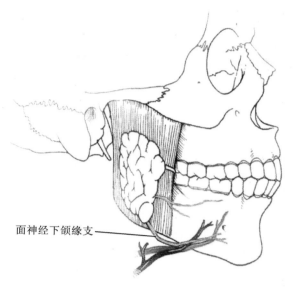

图 8-27　面神经下颌缘支

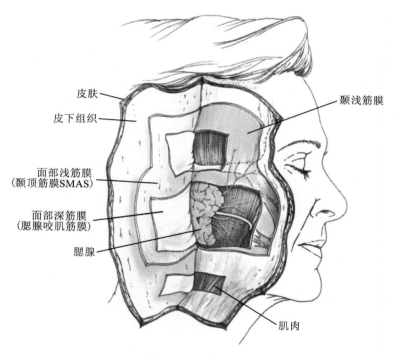

图 8-28　面部分层

　　在 SMAS 固定的或不变的部分（附着和外覆在腮腺上的部分）深面分离时是安全的，最好用手术刀或剪刀进行锐性分离，但是在活动的 SMAS 深面进行分离时，即超过腮腺范围时，必须谨慎进行，最好用钝性撑开而不是切开。

　　额支和下颌缘支的风险更大。额支在越过颧弓后有一段较浅的走行路径。在这个区域破坏 SMAS 和面部深筋膜后，颊支或额支才会有风险。因此安全的颞区分离平面应在额支深面或浅面进行。当开放式冠状切口提眉术和面部提升术联合进行时，颧骨上方的分离在颞顶

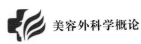

筋膜深面的疏松网状层进行,即在颞深筋膜的浅层之上,在颞顶筋膜之下。在颧骨下方的分离应在更浅的皮下层次进行,保留一个夹在中间的"隔膜层"以保护神经。

在内窥镜提眉术中,可以通过几种方式来避免额支损伤。在紧挨着眉外侧颞深筋膜浅层上方的平面进行的外侧分离,必须按从内侧到下外侧方向小心进行。应根据其解剖走行路径预测神经的位置,医生还应该知道前哨静脉,这表示已经接近神经。在这个平面用光滑的圆形剥离子做清扫动作来掀起皮瓣可以帮助识别这个血管。分离的代替方案包括在更深平面掀起皮瓣,要么在颞深筋膜浅层下方,要么在颞深筋膜深层。这两种位置都可以进一步将分离层次和神经分开。在这些深部分离(包括颧弓骨膜下掀起)期间,过度的强行向上的力量会导致神经损伤,应尽量避免。

在开放式或内窥镜下的骨膜下面部提升术中,切开颞深筋膜浅层,在这个层次的深面进行分离,在颞浅脂肪垫内到达颧骨。这样可以更好地保持分离平面在额支走行路径的下方。

Seckel描述了面部的危险区域,做面部年轻化手术时,在这些地方最容易损伤到运动神经和感觉神经分支。包括面神经的额支、颞支、颊支和下颌缘支,耳大神经、眶上神经、眶下神经和颏神经(图 8-29)。

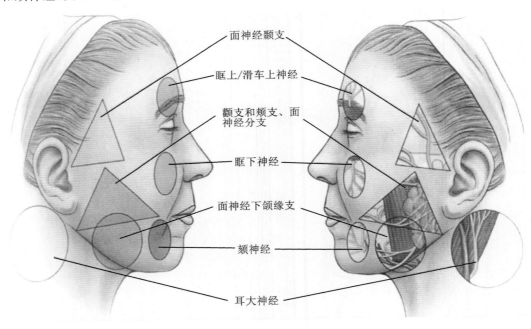

图 8-29　面部危险区域

第五节　面部除皱术

一、额颞部除皱术

额颞部除皱术是先行颞部的皮下层分离,后行额部的帽状腱膜下或骨膜下层分离。帽状腱膜下分离时,两侧颞部要确保在颞浅筋膜浅面分离。两个平面分离结束后形成额部头皮瓣及颞浅中筋膜蒂瓣,称为"颞支蒂瓣",内含颞浅血管、面神经颞支。同时对皱眉肌、降眉间肌、额肌和眼轮匝肌等进行处理。皱眉肌切除要确切,降眉间肌切除一小段,额肌要做纵横切开。

1. 适应证

(1)眉间纵纹、鼻根皱纹、鱼尾纹较明显者;中重度眉与上睑皮肤松垂者。

(2)前额高度与面部整体高度比例不良者,前额形态不佳者。

(3)额部塌陷和眉弓突度不足需要填充者。

2. 手术操作要点 头皮切开时分离按前述的额颞部切口线平行于毛根毛囊斜行切开头皮至帽状腱膜下疏松结缔组织。处理眼轮匝肌:该处理对于鱼尾纹较重者,短期内比较有效,远期由于眼轮匝肌收缩持续存在,故效果欠佳。颞支蒂瓣分离:在颞发髻内耳轮上弧形切口前 0.5 cm 处,切开颞浅筋膜至颞深筋膜浅面、颞中筋膜深面,在此层次向前下锐性剥离,至颧弓上缘;至此,颞支蒂瓣形成。头皮瓣分离:额区在帽状腱膜下、骨膜浅面行锐、钝性剥离。至眶上缘 2.0 cm 时,以手指卷纱布钝性剥离,到达眶缘、鼻根处。处理表情肌:将头皮瓣连同镊支蒂瓣向下翻转,充分显露眉间及鼻根部。提紧颞支蒂瓣,缝合固定:在颞支蒂瓣游离缘上用 3-0 涤纶线向外上方悬吊,缝合固定在切口附近的颞深筋膜上。拉紧头皮瓣,缝合切口(首先缝合颞部皮瓣)。

二、面中部除皱术

面中部是指双侧颧突与蜗轴连线之间的区域。颧脂肪垫在此范围内。颧脂肪垫是一个由皮下脂肪增厚构成的大致三角形结构,它的下移是面中部重力性老化的原因。面中部老化主要表现为明显加重的睑袋、泪沟、颧颊沟和鼻唇沟。

1. 适应证 有明显睑袋、泪沟、颧颊沟和鼻唇沟者。

2. 手术操作要点 切开分离:沿下睑睫毛下 2 mm 横行切开皮肤,在眼轮匝肌浅面向下锐性分离皮瓣。悬吊上提软组织:悬吊上提的方法有埋没引导法或组织代用品材料法。固定:埋没引导法上提的软组织可将缝合固定于三点。处理眶隔脂肪:根据具体情况可切除部分眶隔脂肪或将眶隔脂肪还纳后,加强性眶隔重叠缝合。缝合切口:软组织上提后,可见较多的多余下睑皮肤及眼轮匝肌。将多余眼轮匝肌切除或重叠缝合,下睑皮肤应在无张力情况下切除后以 6-0 尼龙线缝合。

三、面颈部皮肤分离技术除皱术

面颈部皮肤分离技术除皱术俗称"拉皮术",是在全面部和颈部的皮下脂肪层进行分离的单纯皮肤提紧切除术,是早期的第 1 代除皱术。操作简单、安全,术后反应轻微,如果分离范围足够大,对鼻唇沟治疗效果较好。

1. 适应证 面颈部皮肤皱纹多而且细密,下垂不十分明显;较年轻的轻度老化受术者或要求尽快恢复者。

2. 手术操作要点 额颞部皮肤提紧术的切口线:两侧颞部的切口都隐藏在发际内,切口自耳轮脚开始向上和稍向后弯,再向中间与发际缘平行。两侧切口相同,连成一线。潜行分离的层次:在额部,沿骨膜和帽状腱膜之间的帽状腱膜下疏松结缔组织平面进行分离。中间应分离达鼻根部,两侧达眶上缘。

面中部及颈部皮肤提紧术的切口线:沿耳轮脚向下延伸紧贴耳前皱襞,绕过耳垂沿耳后皱襞向上达皱襞中端呈 60°转向下。切口向下沿枕发际缘延伸 6 cm 左右。潜行分离层次:沿皮下脂肪层,即 SMAS(浅表肌肉腱膜系统)的浅面和颈浅筋膜的浅面进行分离。分离范围:

前上部不超过颧突前方,前下部可分离达鼻唇沟区。

四、除皱手术并发症及其预防

除皱手术因分离层次多而复杂,分离平面广泛,故而难免发生各种并发症。除皱术的常见并发症及处理如下。

(1) 出血与血肿:控制血压,应用止血药。

(2) 血清肿:分离处理 SMAS 筋膜或折叠缝合时,避免损伤腮腺。

(3) 神经损伤:熟知面神经分支的走行层次和部位。

(4) 感染:应密切观察,及时处理。

(5) 皮肤坏死:避免皮瓣张力过大,及时处理血肿。

(6) 秃发:头皮瓣分离时不宜用电刀。

第六节　内窥镜除皱术

内窥镜除皱术这一项针对前额的新兴技术,始于 20 世纪 90 年代早期,而后逐渐发展应用到中面部、颈部区域。

一、手术步骤

(一) 标记

中面部面积虽小,但它是重要的美学亚单位。其解剖结构的上界为下眼睑,内界为鼻面角,外界为耳屏区和鬓角,下界为鼻唇沟。标记中三个分离区域,内镜下中面部年轻化手术可单独进行(第一、三区域),也可联合内镜眉提升术(第一、二、三区域)。头皮和颞区备皮并做标记。眶上神经的深支非常重要。应描记其走行,避免在其附近做切口,否则可导致前头皮感觉异常(图 8-30)。

(二) 切口

颞部切口(红色阴影线)是颞部和中面部的入路(图 8-31)。它位于发际线后 2 cm 处,呈冠状方向;其正中点位于起自鼻翼外侧缘,经过眉外侧尾端,延伸至头皮的连线上。

分离平面位于此解剖区域的皮肤、脂肪层和颞顶筋膜之下(图 8-32)。面神经颞支位于此分离面的浅表层。它由中层筋膜(疏松的蜂窝组织)、颞浅层脂肪垫筋膜所包绕保护。此神经位于分离间隙的顶层。继续沿着蜂窝间隙分离。直至眶上缘和颧骨上缘。

继续在颞浅筋膜(颞顶筋膜)下、颞深筋膜上分离(图 8-33)。在两层间识别并保留哨兵静脉。如果它妨碍了组织分离则可加以电凝;注意保护其上方的皮肤组织。若有必要助手可冲洗分离部位,以保持视野高清洁度。

内镜下小心提起组织可以减少对眶下神经的损伤并避免中面部神经感觉异常。在第一和第三区交界区建立一局限性偏内侧分离区,由于避开了颧弓外侧 2/3 区域内的分离,故可有效防止损伤面神经颞支。这些分支从腮腺上极穿出,穿过颧弓,走行于肌肉筋膜系统(SMAS)下,之后走行更浅。它们穿过颞浅筋膜,而后向前上方走行,约在眉尾外侧 1 cm 处,止于额区(图 8-34)。

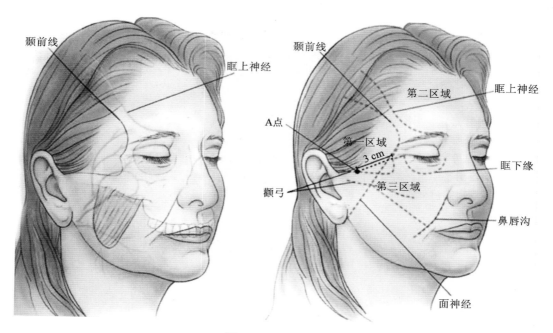

图 8-30 分离区域

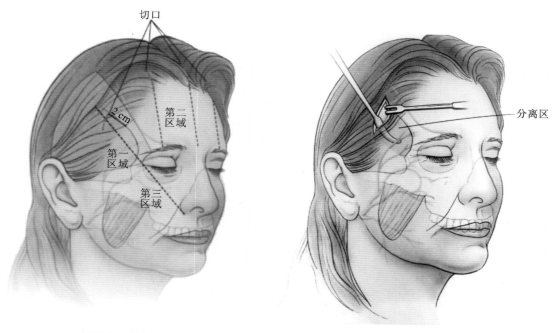

图 8-31 切口

图 8-32 沿分离层面分离

　　沿颞线（颞嵴）前缘末端行分离时遇到颞部韧带,即我们所熟知的颞融合线,此处是骨膜与颞深筋膜交汇处（图 8-35）。

　　第一步是分离并松解颞融合线,延续为眶上缘骨膜的松解,二者可达到对眉部的充分松解并打开中面部第三区域的入口,辨认并保护好眶上神经。

　　若不处理眉毛,仅仅分离第一、三区,则下个步骤是将骨膜下剥离延伸至眶侧缘。在此狭

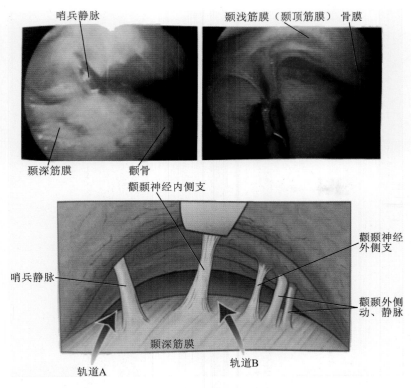

图 8-33 哨兵静脉

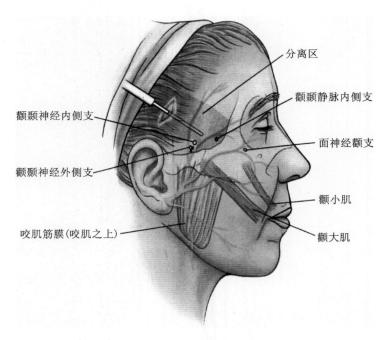

图 8-34 分离区和面神经走行关系

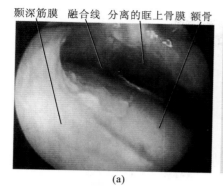 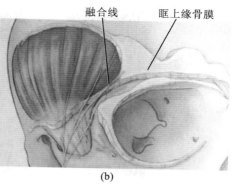

颞深筋膜 融合线 分离的眶上骨膜 额骨

(a)

融合线 眶上缘骨膜

(b)

图 8-35 颞融合线

窄的移行区域要多加小心,才能尽可能最大化地显露内镜视野且将神经血管结构的创伤减小到最小程度(图 8-36)。

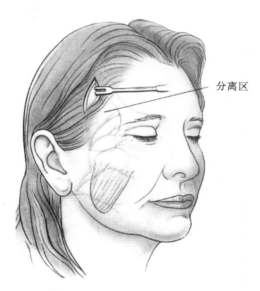

分离区

图 8-36 骨膜下剥离眶外侧缘

在第三区的内镜经颧骨膜下(分离)法不影响下眼睑神经肌肉功能,因此避开了出现睑外翻及巩膜外露等并发症,而这两种情况偶见于经下睑骨膜下分离手术方法。这种较为彻底的骨膜下一、三区浅掘式分离法可将整个中面位置分离并进行轮廓重塑。在眶侧缘水平的骨膜下分离,向外侧可至颧骨,向内可致眼眶下缘走行(图 8-37)。

颊脂垫或称颊部脂垫位于颧骨脂肪垫下方的深层、咬肌的内侧及颊肌的浅层。面神经分支从颊脂垫浅层穿行。

完全松解眶周黏附的支持韧带后,继续分离至齿龈沟。齿龈沟处的骨膜菲薄,且分离时容易戳破。若鼻唇沟过深,可分离其周围皮下组织而处理鼻唇沟。

咬肌附着于颧骨下方。常常需要松解部分肌肉纤维以便于内镜从眶侧缘插入中面部。这些纤维宜用内镜剪刀小心剥离或横断。经这一狭窄通道充分剥离能更好地暴露中面部的结构,更能可靠地固定,大大减少了中面提升术后复发的可能性,效果更持久。但是中面部扩大化分离也会导致水肿更严重、持续时间更长。

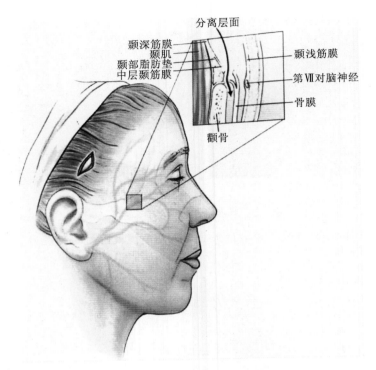

图 8-37　颧骨上分离层面

　　眶外侧缘骨膜分离后,可转向下方导入内镜。骨膜下剥离用的是曲棍式剥离子,它的好处是可以在安全层面中行眶下区的分离。目的是上提整个骨膜和下睑及其附属结构来矫正此区的凹陷。分离可提升并拉伸皮肤及皮下组织。下睑可经结膜入路单独处理,祛除眼袋。如果有多余皮肤,可用保守方法及皮肤切除或激光疗法来处理。分离向内可达到鼻骨。彻底松解此处上颌,准备固定。

　　（三）固定

　　效果能否持久取决于分离是否到位、骨膜固定是否充分恰到好处。有两种固定技术可供选择:直接针式固定和装置固定技术。

　　1. 直接针式固定　　在剥离结束后开始固定。这里我们用的是依 Reverdin 针改良后的细直针头(Casagarande 针头)。

　　在面部提升的标记线处入针,内镜的视野中可以直接看到穿入视腔的针头,将针轻柔地从颞部切口穿出,用一不可吸收线穿过针孔。而后退出至皮下,在软组织内走一段隧道,再从颞部切口出针并固定于颞深筋膜(图 8-38)。将缝线从针眼中撤走,并固定于软组织之内,以利于提升和固定。术前在此区域画出神经的位置可以避免操作中的神经损伤。扩大的内镜额部提升术,在 SOOF(眼轮匝肌下部脂肪)只有一个固定点。在内镜中面部提升术中,需要做 2~3 个以上的固定点:第一个固定点位于颧脂肪垫高度,第二个紧邻眼轮匝肌下部脂肪,第三个在眶下区。额区固定点经穿过旁正中切口。通常第一个切口位于外眦的延伸线上,第二个位于外侧眉的水平,第三个位于发际线,固定点要尽量靠近发际线和颞深筋膜。

　　2. 装置固定术　　装置固定术是一种简单易行、分步完成的中面部提升-固定装置可以加强软组织的固定,为最佳提升效果和突出度提供简单易行的调节方法。机械固定能维持到生物学固定较为牢靠为止。五钩固定装置可以为软组织固定提供多接触点。提升力均匀分布

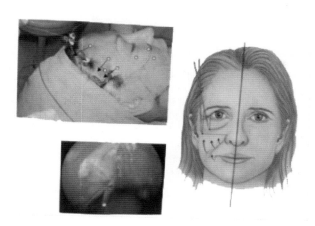

图 8-38　直接针式固定

于较大区域内,消除了局部皮肤牵拉畸形的可能性,插入并展开装置是通过颞部切口完成的。植入物几乎在外面触及不到,6 个月以后开始被吸收。使用固定用植入物进行中面部提升技术有以下优点:

(1) 避免经口内的切口。

(2) 无需缝线提升。

(3) 提拉带可多点应用,并能吸收。

当颞部发际线上移很少时,首选的切口应选择在颞部发际线内(图 8-39),此切口常位于颞部鬓角下方,上耳轮跟水平切除一个三角形的皮肤。

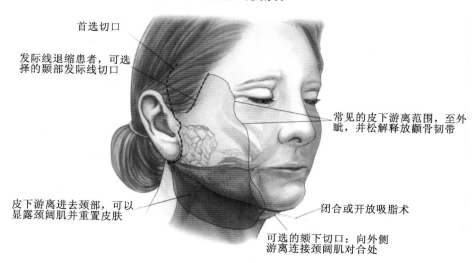

图 8-39　切口及分离范围

二、并发症及处理方法

内镜下眉提升术的并发症与开放式冠状切口眉提升术类似,但概率要小很多。常见的问题包括血肿、感染和头发毛囊问题。置入引流管可减少淤斑,但不能避免头皮瓣下血肿。因此分离组织时要谨慎操作。活动性出血的处理方法是加压止血,若效果不好可电凝止血。小血肿可以用注射器进行抽吸。感染很少见,可用合适的抗生素。切口附近头发毛囊减少可能

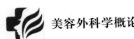

会导致局部头发脱落;可观察 6～12 个月,大多数患者都可在此期间内恢复毛发生长,否则可采取切除-缝合的方法处理。

牵拉造成的暂时性神经麻痹是眶上神经和滑车上神经常见的副作用。滑车上神经更易发生长期型感觉丧失,原因是切除皱眉肌时可能损伤其传入神经分支。神经再支配是期望的结果。

面神经颞支可能会出现暂时性运动神经麻痹。此神经功能丧失是医生最担心的并发症。

(王 波 胡劲松)

第九章 注射美容

第一节 肉毒素在美容外科的应用

肉毒素是来源于厌氧肉毒梭状芽孢杆菌的一种具有神经毒性的蛋白质。肉毒素可以抑制神经肌肉接头处的乙酰胆碱释放，导致局部化学去神经化，暂时性减少肌肉的收缩，使治疗区皮肤皱纹变平滑，或使肌肉废用性萎缩。肉毒素应用后并不能马上发挥作用，通常于 48 h 后起效，数周后作用达到峰值。随着受损神经轴突伸出新末梢，其递质传输功能恢复，肉毒素作用消失，此处肌肉重新收缩。通常肉毒素作用时间为 3～6 个月。

肉毒素的适应证有：①眼睑痉挛；②痉挛性斜颈；③颈阔肌束带；④面部皱纹；⑤咬肌肥大；⑥多汗症；⑦腋臭等。整形外科涉及除皱，咬肌、腓肠肌肥大，多汗症等。因此使用肉毒素需要了解肌肉的解剖。药物配备一般为 100 U 肉毒素＋2.5 mL 生理盐水，浓度为 40 U/mL。

一、肉毒素除皱

（1）肉毒素除皱用于额纹，即减少前额皱纹，目标肌肉为额肌。注射区域为眉上 2 cm，4～6 个点，总剂量 10～20 U（图 9-1）。

（2）肉毒素除皱用于眉间纹，即减少眉间的垂直皱纹及水平皱纹，目标肌群为降眉肌、皱眉肌及降眉间肌。眉间注射 3～5 个点，总剂量 20～40 U（图 9-2）。

（3）肉毒素除皱用于鱼尾纹，即减少眼角的皱纹，目标肌群为外眦部眼轮匝肌。注射区域为距外眦 1 cm 以外。每侧注射 3～4 个点，总剂量 6～12 U（图 9-3）。

（4）肉毒素除皱用于鼻背纹，即鼻外侧和或鼻背部皱纹，目标肌群为鼻肌。注射区域为鼻背两侧皱纹最明显处各一个注射点，严重时可在中间加一个注射点，总剂量 2～5 U（图 9-4）。

（5）肉毒素除皱用于法令纹，即鼻唇沟处，沿着鼻翼两侧的两道纹路。肌肉过度收缩为鼻唇沟形成的主要原因。目标肌群为提上唇鼻翼肌和提上唇肌最表浅的肌纤维。注射区域为鼻翼外上方鼓出的区域，每侧一个注射点，每侧 1～3 U（图 9-5）。

（6）肉毒素除皱用于木偶纹，即口角外侧或下方深的弧形凹陷，目标肌群为降口角肌和颈阔肌，使在静息状态下口角上提。距离口角外 1 cm，鼻唇沟延长线上为降口角肌注射点，颈阔肌注射点为外眼角垂直线与下颌骨下缘交点。每点注射 3～5 U（图 9-6）。

二、治疗咬肌肥大

肉毒素治疗咬肌肥大，是利用肌肉废用性萎缩的原理，达到瘦脸的目的。注射方法为在

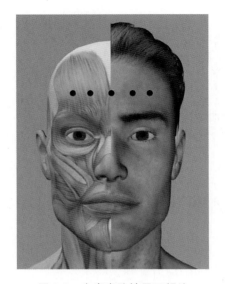

图 9-1 肉毒素除皱用于额纹

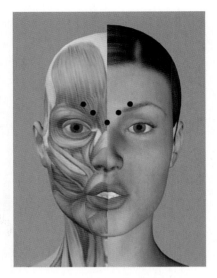

图 9-2 肉毒素除皱用于眉间纹

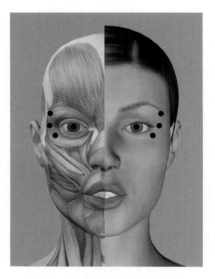

图 9-3 肉毒素除皱用于鱼尾纹

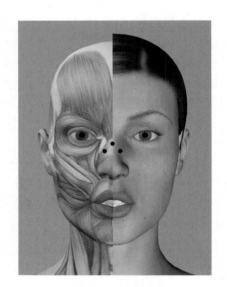

图 9-4 肉毒素除皱用于鼻背纹

咬肌中间最厚处定一注射点,然后沿着下颌骨平行线,在该点上方和下方约 1 cm 处各定一注射点。或采用如图 9-7 所示三点法,即在咬肌表面呈三角形均匀分布注射点,以使药物分布均匀。总剂量为 60~100 U。

三、治疗腓肠肌肥大

肉毒素治疗腓肠肌肥大,也是利用肌肉废用性萎缩的原理,达到瘦小腿的目的。注射方法为标记腓肠肌内侧头内侧缘和外侧头外侧缘,注射方法为,将腓肠肌分为上、中、下三段,在肌肉最凸起处注射(图 9-8),每点注射量为 10~20 U,总剂量为 100~200 U。也可以在腓肠肌范围内分多点注射,使药物均匀分布于腓肠肌中即可。

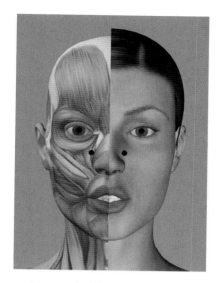

图 9-5　肉毒素除皱用于法令纹

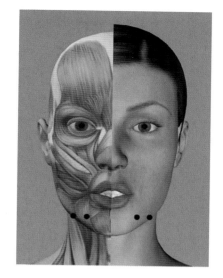

图 9-6　肉毒素除皱用于木偶纹

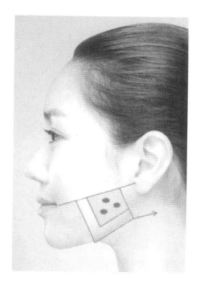

图 9-7　三点法

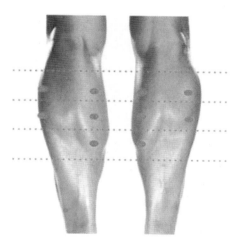

图 9-8　肉毒素治疗腓肠肌肥大注射位置

四、治疗腋部多汗症

肉毒素治疗腋部多汗症是利用肉毒素抑制真皮内汗腺释放乙酰胆碱,从而减少汗腺分泌的原理。一般采用 Minor 碘淀粉试验确定多汗的区域。多汗区域内淀粉、碘和汗液混合时,会变为紫色。注射范围为腋下多汗区域,每侧腋部 20～40 个注射点,每点注射 1.5～2.5 U。总剂量约 100 U(图 9-9)。

五、并发症的管理

肉毒素注射后最常见的不良反应是注射部位疼痛、水肿、出血。这些反应无需治疗,几天即可消退。肉毒素注射的并发症,主要是过量使用和使用位置不正确导致的,如僵尸脸、笑容

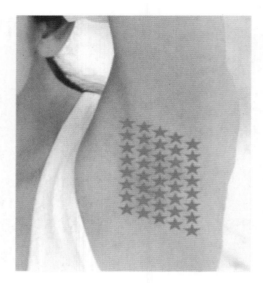

图 9-9　腋下多汗区域

不自然、上睑下垂、面部不对称等。

如使用假冒伪劣的肉毒素产品,可有过敏性休克的可能性。若出现休克,应立即脱离过敏原,立刻急救,进行心肺复苏,注射肾上腺素,建立呼吸通道,送往医院 ICU 救治。甚至患者还可出现肉毒中毒、全身乏力、呼吸困难,此时则需给予抗毒素,呼吸机辅助呼吸。

第二节　透明质酸在美容外科的应用

透明质酸是在各物种中都天然存在的黏多糖,其聚合物结构在不同物种中都是一样的,几乎没有免疫原性,因此产生过敏反应的可能性很小。在人体中,透明质酸广泛存在于结缔组织的细胞外基质、滑膜液及其他组织,包括真皮基质、筋膜、眼的细胞外基质、透明软骨等。注射进入人体组织后,透明质酸的半衰期很短,需要交联以延长维持时间。正是由于交联的工艺不同,造成透明质酸产品种类繁多。透明质酸在美容外科的应用,主要是对组织容量缺失部位进行填充或对自身不满意的部位进行塑形,以达到整形美容的效果。大部分透明质酸产品维持时间在 4～12 个月。注射透明质酸最严重的并发症为血管栓塞,故使用透明质酸需要熟知相应部位血管的解剖生理。

一、修复凹陷

临床上透明质酸产品多用于修复凹陷,即面部凹陷部位的填充。最常见的填充部位包括泪沟、鼻唇沟和木偶纹,面部塑形部位如额部、颞部、苹果肌、鼻部、颊部、颏部等。

(1) 泪沟、鼻唇沟和木偶纹填充时需要注意根据填充部位不同,选择不同的注射深度、注射方法和选用适当的透明质酸产品。如注射较深的层次,可用交联度较高即较硬的产品,注射层次较浅,需要使用交联度适当的即较软的产品。这些部位因体位变化影响较大,尽量采取坐位注射。注射层次一般为骨膜上或皮下。这两层无大血管走行,相对安全。注射方式可为直线形或蕨叶形(图 9-10),泪沟注射剂量为每侧 0.2～0.5 mL,鼻唇沟注射剂量为每侧

0.5～1.5 mL,木偶纹注射剂量为每侧 0.5～1 mL(图 9-11)。

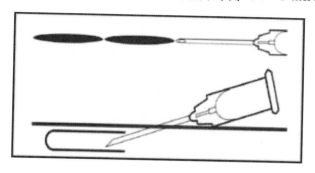

图 9-10　直线形注射法

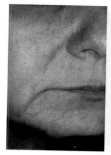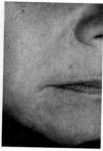

图 9-11　鼻唇沟及木偶纹注射前后对比图

（2）额部填充可用扇形或平行交叉的方法大面积填充（图 9-12,图 9-13）,注射层次为骨膜上,剂量 2～5 mL。颞部注射层次为骨膜上或皮下,每侧剂量为 1～3 mL。苹果肌注射层次为骨膜上或皮下,剂量为每侧 1～2 mL。鼻部注射层次为骨膜上或软骨膜上,剂量 1～3 mL。颊部注射层次为皮下,剂量为每侧 1～3 mL。颏部注射层次为骨膜层或皮下,剂量 1～3 mL(图 9-14,图 9-15)。

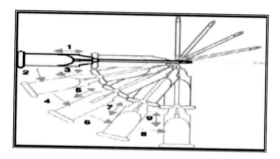

图 9-12　扇形注射法

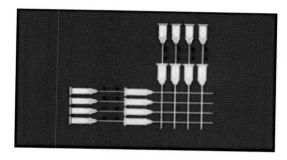

图 9-13　平行交叉注射法

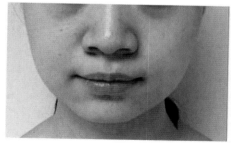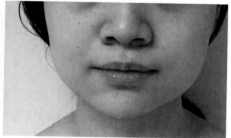

图 9-14　下颏部注射前后对比图(骨膜层)

二、修复皱纹

（1）额纹注射时,需要标记皱纹范围,顺皱纹方向,接近水平进针,针尖斜面向上,深入真皮深层,边退针边推药。注射至微凸,然后按压抚平,使透明质酸扩散均匀。注射层次为真皮深层。注射剂量为 1～2 mL。

（2）眉间纹注射时同理。肉毒素对眉间纹的注射效果良好,应为首选。在肉毒素注射后

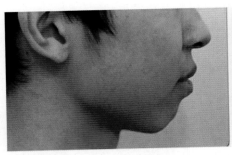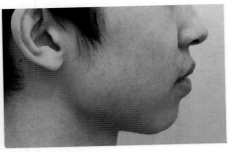

图 9-15　下颏部注射前后对照图

较深的静态皱纹可辅助使用透明质酸填充。眉间血管较多,注射前应回抽,若见血液,应换临近点注射。注射剂量为 0.5～1 mL。

（3）鱼尾纹、颈纹注射方法同前。层次为真皮深层,选用产品应为较软的产品,注射适量,剂量不宜过多,避免活动时出现局部凸出。

三、并发症及意外的处理方法

随着透明质酸使用越来越普及,其相关并发症也越来越常见。常见的并发症为淤青、红斑,注射部位形态欠佳,透明质酸移动,严重并发症为皮肤坏死、失明、脑梗死,甚至死亡。

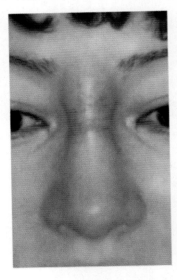

图 9-16　透明质酸移动

（1）淤青、红斑:淤青形成原因为注射过程损伤小血管,血液淤积于皮下导致,一般不需处理即可恢复。术后 10 min 内出现的短暂性红斑为正常现象,但持续超过 1 天的红斑反映的是血液供应障碍。这时需密切观察,必要时使用透明质酸溶解酶溶解透明质酸或手术取出透明质酸。

（2）形态欠佳,透明质酸移动:形态欠佳一般为注射不足或注射过量导致,不足时再次注射即可,但过量时若患者自觉外形可以接受,则无需治疗,多运动、热敷可加速透明质酸吸收,要求急切可使用透明质酸酶溶解,也可用手术取出。透明质酸移动,主要是因面部肌肉收缩,向组织疏松地方移位导致,可使额部凹凸不平,鼻根部过宽,鼻唇沟处向上方移位等（图9-16）。若症状不严重,可等待自行吸收,若要求快速改善,用透明质酸溶解酶溶解即可。溶解酶可用 1500 U（1 瓶）＋1 mL 生理盐水配制,混匀后抽取 0.1 mL 溶液,加入 0.9 mL 生理盐水,配成 1 mL 溶液,可溶解 1 mL 瑞兰 2 号透明质酸。

（3）皮肤坏死:透明质酸误注射入血管或压迫血管时,导致相应部位缺血,皮肤坏死。最常见的为鼻部坏死,处理原则最主要的是及时判断坏死的进程,快速处理,越早治疗预后越好。缺血早期沿血管走行出现地图样变化或花斑样变化,这时需快速减压、针刺、放血和使用溶解酶溶解,溶解酶浓度要高,可用 1500 U（1 瓶）＋1 mL 生理盐水溶解后,直接抽取注射溶解。缺血 48 h 后可出现脓疱,这时需要去除脓疱,口服抗感染药物,治疗若及时,4～6 天可消失,之后可遗留色沉或瘢痕（图 9-17）。

（4）失明:透明质酸导致的最严重的并发症之一为失明（图 9-18）。失明一旦发生,几乎是不可逆的,现无有效治疗方案,因此应以预防为主。要了解失明发生的机制,需学习血管的解剖。颈内动脉分支为眼动脉、大脑前动脉、大脑中动脉、后交通动脉和脉络膜前动脉。眼动脉分支为视网膜中央动脉、睫状动脉、泪腺动脉、肌支、睑内侧动脉、眶上动脉和滑车上动脉等。当面部注射时,透明质酸栓塞到眶上动脉、滑车上动脉或其吻合支鼻背动脉、角动脉和侧鼻动脉时,透明质酸逆流至眼动脉,阻塞视网膜中央动脉或睫状动脉,导致视力立刻或数分钟内完全丧失。阻塞肌支出现上睑下垂、斜视等。当出现症状后需立即移送综合医院眼科,行球后注射玻尿酸溶解酶,眼球按摩或前房穿刺降眼压等,争分夺秒抢救,以尽可能挽救部分视力。

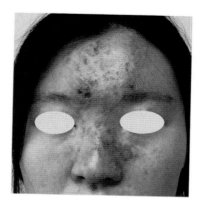

图 9-17　皮肤坏死

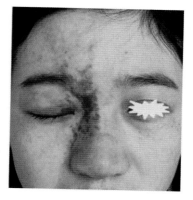

图 9-18　失明

（5）脑梗死,死亡:透明质酸经颈内动脉进入颅内,阻塞大脑供应血管,即可出现脑梗死,甚至死亡。脑梗死者应立即送往综合医院抢救,此时已非整形外科领域,应请神经外科和神经内科医生会诊治疗。

（许莲姬　赵自然）

第十章　面部轮廓的美容手术

第一节　下颌角肥大整形术

咬肌肥大多伴有下颌角向下方及侧方的发育过度,从而使面部长宽比例失调,呈方形面容。在东亚人群,这种畸形以骨性下颌角肥大为主,表现为下颌角骨质增生突出(prominent mandibular angle),导致面下部过宽,又称方颌。一些患者还伴有颏部发育不足,国外一些学者称之为宽面综合征,见图10-1。

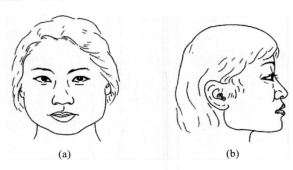

图 10-1　宽面综合征

(a) 正面;(b) 侧面

下颌角肥大整形术的术式最早是从口外入路完成的,但因会有遗留面部瘢痕及损伤面神经的风险,现已演变为口内入路,但因口内操作视野受限,准确定量的截骨显得十分困难。目前,随着高效率颌骨手术动力系统与冷光源照明系统的应用,加之三维数字化技术及内镜系统的使用,使经口内入路下颌角截骨术变得更加容易且安全。

一、下颌骨的应用解剖

下颌骨呈弓形,是构成面下 1/3 的主要支架,由下颌体和下颌升支组成。因其参与了颞下颌关节的形成,下颌骨成为颌面诸骨中唯一能动的骨骼,见图10-2。

(一)下颌体

两侧下颌体外侧面在正中有一直嵴,称为正中联合或下颌联合,在正中联合两侧近下颌下缘处,左右各有一隆起称为颏结节。颏孔通常位于第一、第二前磨牙之间的根尖下方,在牙槽嵴顶与下颌骨下缘之间。颏神经血管束由此孔穿出进入软组织。从颏结节经颏孔之下延后上方与下颌升支前缘相连的骨嵴称为外斜线,有降下唇方肌和降口角肌附着。下颌体内侧

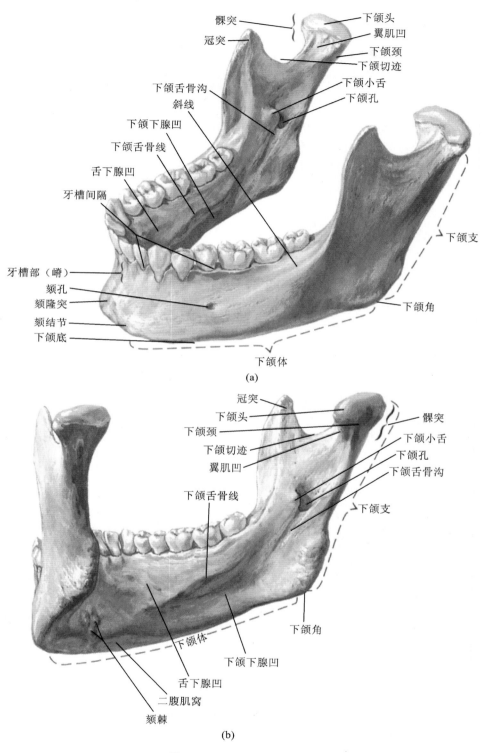

图 10-2 下颌角解剖标志

(a) 外侧面；(b) 内侧面

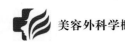

面附着若干肌肉,下颌骨下缘厚而钝圆,为下颌骨最坚实的地方,是维持下颌体连续性和面部轮廓的主要支架。在颏成形和下颌角弧形截骨术时,注意应将下颌骨下缘切透,若下颌下缘未完全截开就暴力凿骨,很可能造成意外骨折。

(二)下颌升支

下颌升支是一个几乎垂直于下颌体的长方形骨板,其厚度个体差异较大。喙突为升支前端突起,有颞肌附着。髁突为后方突起,它不仅参与颞下颌关节的形成,而且是下颌骨的主要生长区,儿童时期的髁突损伤合并关节强直,往往导致严重的下颌发育不良畸形。

下颌升支的外侧面上部光滑,下部粗糙,称咬肌粗隆,在行下颌角弧形截骨术时,该角区的肌肉附着常常需要仔细用力的剥离才能显露。升支内面中央稍偏向上方处为下颌孔,朝后上方开口,呈漏斗形。下颌孔后方有下颌神经沟,下牙槽神经血管束通过此沟进入下颌孔,沿下颌管在松质骨中走行,其管壁为皮质骨,最后从前方颏孔穿出(图10-3)。在行下颌角弧形截骨术时,其截骨线一定位于该神经管下方,以保护神经血管不受损伤。

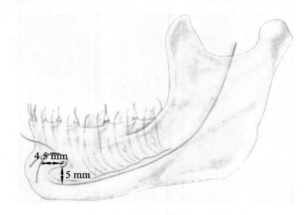

4.5 mm
5 mm

图10-3　下牙槽神经血管束解剖示意图

(三)下颌骨主要肌肉附着

下颌骨周围有着强大的肌群附着,分为升颌肌群和降颌肌群。升颌肌群包括附着于喙突及升支前缘的颞肌,附着于下颌角及升支下份外侧的咬肌及附着于下颌角内侧与下颌支内侧下份的翼内肌。降颌肌群主要附着于下颌体,包含舌骨上肌群及翼外肌。

二、适应证

下颌角发育过度伴或不伴有咬肌肥大的患者。下颌角肥大的诊断并没有一个金标准,往往是患者主观的要求,这与其自身的审美标准有很大的关系。术者需判断其宽面型确实因下颌角的骨性肥大引起,而非面部软组织或肌肉造成,这还需要进一步的体检及影像学检查。

三、术前检查与测量分析

术者需仔细观察患者的正侧面及面部左右对称情况。通过触诊初步判断咬肌肥厚与下颌角骨突出的程度。口内牙齿情况也需注意,若有阻生智齿,最好在术前拔除,否则截骨术后再行拔智齿会增加下颌角骨折的概率。若存在牙周感染或牙周不洁,则建议治疗康复后再接受下颌角肥大整形术。

常规拍摄头颅正、侧位X线片与下颌曲面全景片。观察其正、侧位时下颌角骨骼肥大的程度。下颌曲面全景片可以清楚地显示下颌角与下颌升支形态及下颌管走行的位置,根据下颌管的高低来确定截骨线的安全范围。同时,对颏部的高低、突度可以一并测量,看有无必要同期行颏成形术。术前还应了解患者颞下颌关节的功能及其开口度是否正常。术前拍摄正、侧位面部相片,留存资料。还有一个关键问题是需向患者仔细认真地介绍手术过程、预期效果及相关风险,若患者表示理解与配合,并签署手术知情同意书,则开始准备手术。

四、麻醉

通常采用经鼻腔气管内插管全身麻醉。也有少数采用下颌神经阻滞及局部麻醉,但不推荐此法。

五、手术过程

1. 切开与显露 切口设计于下颌齿龈沟偏颊侧黏膜 5 mm,前端始于第二前磨牙牙根处,后方至下牙殆平面,但应低于上颌磨牙殆平面,以免切断颊动、静脉,见图 10-4。切开黏膜后,使用电刀垂直骨面方向切透骨膜,使用骨膜剥离器进行骨膜下剥离,显露下颌升支下份、角区及部分体部,尽量保护骨膜的完整性及颏神经穿出部位。注意需将下颌骨下缘及角区下方的骨膜粘连尽可能完全剥离开,以便截骨时减少软组织的阻挡。

2. 下颌角弧形截骨 显露下颌骨后,根据术前设计,先用磨球磨去部分下颌骨外板,达到预期厚度,此时应注意尽量避免显露骨松质,若发生骨松质外露,应及时用骨蜡止血。打磨范围通常包含下斜线走行的弧形区域,使之流畅光滑。再用小球钻定点截骨弧线,做好截骨标志后,使用摆锯沿此标记由前向后依次截骨,使截骨线尽可能连续,见图 10-5。截骨线走行完毕后,使用骨凿依此线凿开骨质,注意角区凿骨时,应由助手用力托住下颌骨,以防损伤颞下颌关节。当下颌角骨质完全游离后,小心用长剥离子或电刀去掉角区内侧翼内肌的附着,即可完整取出下颌角。在使用动力系统时,应注意保护患者口唇黏膜不被磨伤、烫伤,需要助手一直冲水降温,冲走骨屑,并吸引干净。也可将下颌骨外板截骨去除,但此法会显露骨松质,出血较多,较少使用。

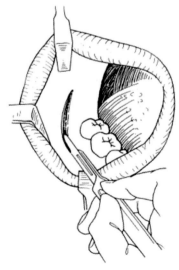

图 10-4 口内黏膜切口示意图

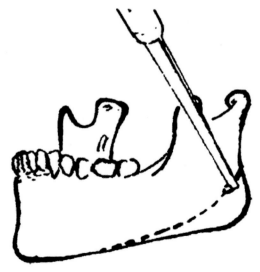

图 10-5 下颌角弧形截骨线示意图

3. 关闭切口　稀释碘伏反复冲洗，彻底止血后，分别放置负压引流管，丝线全层关闭切口，缝针时注意应包含黏膜、肌层和骨膜。

4. 包扎　下颌角术后的包扎十分重要，必须加压固定。通常使用棉垫及绷带环形加压于术区剥离范围。

六、术后处理

术后适当使用抗生素、止血药，前 2 日可使用地塞米松 10 mg/d，减轻口内黏膜的肿胀。引流管术后第 2 日可拔除，一并拆除绷带。期间应进流食或半流食，每日饭前、饭后勤漱口，保持口腔清洁至关重要。术后 10 日拆线。此后需佩戴弹力头套继续加压 1～3 个月，可防止软组织下垂。

七、主要并发症及处理方法

1. 血肿　血肿是最常出现的并发症之一。若是早期出现，并持续加重，引流管内负压无法维持，则应考虑有活动性出血，此时应进行紧急手术探查，找到出血点后彻底止血，重新缝合。若血肿出现在术后 3 天以后，则可待触之有波动感时，使用较粗的针头穿刺抽液，再加压包扎即可。

2. 感染　因口内黏膜非清洁切口，且牙齿消毒难以彻底，加之术后无法刷牙，只能依靠漱口的方式进行口腔清洁，这些都增加了感染的风险。若切口感染流脓，需拆除部分缝线，每日局部换药冲洗，填塞消毒纱条，换药至伤口完全愈合。期间应足量使用抗生素，加强口腔清洁护理。

3. 下颌缘不整齐　由于截骨线通常是使用摆锯一下下完成切割，所以下颌缘早期可能会扪及轻微不平整，随着日后骨骼的改建，便会逐渐趋于光滑。

4. 下颌升支骨折　当下颌骨角区截骨未完全时便暴力凿骨，很可能出现下颌升支骨折。若出现严重的下颌升支骨折，则需要扩大切口，按骨折的治疗原则进行内固定处理。

5. 神经损伤　在手术过程中，可能会为了暴露视野，过度牵拉前方切口，造成颏神经损伤，致使术后出现口唇麻木。通常这种损伤是可逆的，由于颏神经受到牵拉后短期内出现麻木的症状，往往在术后 3 个月左右可以完全恢复。

6. 口唇黏膜损伤　因术野局限，往往需要拉钩牵拉才能得以暴露，牵拉用力可能会引起术后口唇的肿胀。术中使用的动力系统可能会因反复摩擦或高温损伤口唇黏膜，若不慎造成损伤，可于术后应用软膏涂抹，愈合好后往往不留痕迹。

第二节　颧骨复合体整形术

颧骨的形态和突度对容貌影响很大，但对于颧部的审美不同种族有很大的差异。西方人喜欢轮廓清晰，高鼻深目，髁突明显，对颧部的突出也有一定的要求，因此颧骨过低反而是希望改善的面貌，需进行颧骨增高术；而东方人喜欢面部轮廓柔和，线条圆润，过突的颧骨使人们觉得不和谐，往往需要行颧骨降低术改形，因此便需要颧骨、颧弓降低术。

一、颧骨复合体的应用解剖

颧骨位于面中部，左右各一，近似菱形，外凸内凹，构成面颊部的骨性突起。颧骨有四个突起,分别是额蝶突、颌突、颞突和眶突,通过骨缝与周围的额骨、蝶骨、上颌骨和颞骨相连,颧骨的颞突与颞骨的颧突构成颧弓,颧骨的前侧方主要突出部位称为颧骨体。颧骨与上颌骨、额骨及颞骨相连处的骨缝分别称为颧颌缝、颧额缝及颧颞缝。颧骨体表面有颧面孔,其中有颧面神经血管穿出,见图 10-6。

上颌骨与颧骨相连,眶下孔位于上颌骨眶下缘下方,有眶下神经血管束穿出,司感觉,在行颧骨手术时往往因暴露术区需要而需特殊保护此神经。成人上颌窦几乎占据了全部上颌体,颧骨截除术时偶会截开上颌窦,此时应严防感染的发生。面神经颧支出腮腺后在颧弓表面跨越,走行于颞浅筋膜深层,在行颧弓根部截骨时需注意勿损伤该神经。

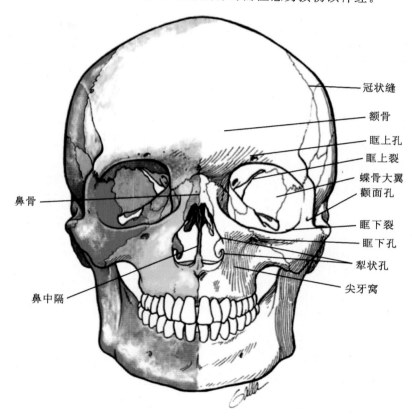

图 10-6　面部骨骼解剖正面图

二、颧骨、颧弓降低术

颧骨、颧弓过突者面形多呈圆形或菱形,面上部与面中部骨性宽度比值小于 0.75,两侧眶外缘之间的距离过短、颞部不丰满。需根据其不同的特点选择合适的术式。

颧骨、颧弓降低的术式从发展历程来看有许多种,从最早的打磨降低到后来发展的截骨降低,截骨降低主要在颧骨体和颧弓两部分。颧骨体截骨方式有 L 形、I 形、楔形及皮质切开;颧弓截骨方式有斜向前、斜向后、皮质切开、外力青枝骨折等。截骨的入路也有冠状入路、口内入路及耳前颞部入路。本节将主要介绍目前较常用的经口内入路颧骨、颧弓磨削术及经口内-耳前切口颧骨、颧弓截骨术。

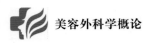

（一）适应证

首先术者需仔细判断患者颧骨、颧弓的突度,结合面部软组织的特征判断其严重程度,需排除因软组织凹陷才突显的假性高颧骨、颧弓,这类患者需进行软组织凹陷填充后再决定是否需要颧骨、颧弓降低术。

若颧部的突度不十分严重,可选用颧骨、颧弓磨削术,但此法只限于打磨皮质骨,因此降低程度有限;突度较大时应选择截骨降低术,目前常用颧骨 L 形截骨降低术;若合并颧弓两侧过宽,则需加做颧弓截骨降低术。

（二）术前检查与分析

首先需要术者仔细检查,观察其颧部的突度及左右对称性。拍摄头颅正、侧位,颏顶位及颧弓位 X 线片了解其颧弓突度及形态。必要时可行三维 CT 重建,进行手术模拟截骨过程及术后效果。

（三）麻醉

经鼻腔气管内插管全身麻醉。眶下神经阻滞联合局部浸润麻醉也可,但不推荐此法。

（四）手术过程

1. 经口内入路颧骨、颧弓磨削术

（1）切开剥离:切口设计在口内上颌前庭沟靠唇颊侧 5 mm,起自一侧尖牙止于同侧第一磨牙,左右各一,见图 10-7。切开黏膜、黏膜下层及骨膜,用骨膜剥离器行骨膜下剥离,剥离范围包括部分上颌骨、颧骨体部、眶外缘及颧弓,充分暴露颧骨体部,注意保护眶下神经血管束。

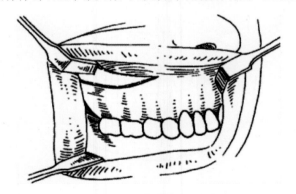

图 10-7　口内黏膜切口示意图

（2）颧骨、颧弓打磨:使用颧骨拉弓钩住颧弓与眶外缘的切迹,显露颧骨体,辅以拉钩保护上唇黏膜显露术野。根据术前设计使用打磨球结合骨锉进行颧骨体部及颧弓的打磨至外形满意。

（3）关闭切口:冲洗伤口,口内切口分别留置引流管一根,丝线缝合黏膜切口,可部分采用褥式缝合,防止黏膜内卷,适当加压包扎。

2. 经口内-耳前切口颧骨、颧弓截骨术

（1）口内切口切开剥离:同颧骨、颧弓磨削术。

（2）颧骨体部"L"形截骨:斜行截骨线位于颧骨体中份,两条垂直截骨线位于颧颌缝两侧,见图 10-8。取出两条垂直截骨线间的骨块。如颧弓根部在外力按压下造成青枝骨折,内推颧骨颧弓复合体,使垂直截骨间隙闭合,应用钛板、钛钉固定。打磨截骨线断端至光滑即可。若颧弓突出明显,则需行耳前切口颧弓截骨降低,此时需将口内切口用纱布填塞以止血。

(3)耳前切口颧弓截骨降低:耳前切口尽量选择在鬓角发髻内或其延长线,避开面神经颞支。纵行切开长1.5~2 cm的切口,小心分离至颧弓表面,可用裂钻或来复锯将其离断,内推至适当距离,钛板、钛钉分别固定颧骨体及颧弓截骨断端。也有学者认为颧弓内推后,若与残端有接触,可不用内固定。打磨截骨线至光滑。

(4)关闭切口:冲洗伤口,口内切口分别留置引流管一根,丝线缝合黏膜切口,可部分采用褥式缝合,防止黏膜内卷。缝合耳前切口,适当加压包扎。

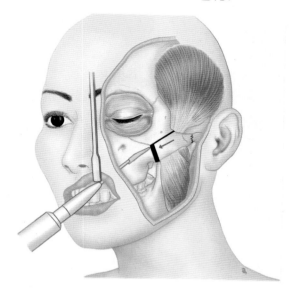

图 10-8 "L"形截骨示意图

三、颧骨增高术

先天发育不足或外伤可导致颧部突度不足或左右不对称,使得人们需要行颧骨增高术来改善外形。

(一)适应证

因某些先天因素或疾病、外伤等原因造成的颧骨突度不足、颧部塌陷或左右不对称,均可进行颧骨增高术。可选用假体置入增高,也可选用颧骨截骨扩展、植骨术。

(二)术前准备及分析

术者需仔细检察患者面部形态,仔细与其沟通希望增加的高度。若是单侧正常的不对称矫正,则需参照健侧即可。必要时可拍摄头部三维CT进行手术模拟,让患者了解术后的形态明确期望的高度。

(三)麻醉

一般采用经鼻腔气管内插管行全身麻醉。假体置入颧骨增高时也可用眶下神经阻滞联合局部浸润麻醉,但截骨扩展时不推荐此法。

(四)手术过程

1. 假体置入颧骨增高术 可选用自体髂骨、颅骨外板、肋软骨,将其塑形雕刻至所需形态备用。但常常因为供区的附加损伤而使患者难以接受。目前较常用的是 Medpor 假体,有可供选择的不同型号,只需术中稍加雕刻即可与骨面贴附,便于固定,使用方便。假体置入可有效增加颧骨体、颧弓突度,效果确切。

(1)切口与剥离:通常选用口内切口,位于上颌齿龈沟靠唇颊侧黏膜 5 mm,自尖牙至第一磨牙,切开黏膜至骨膜,选用骨膜剥离器小心行骨膜下剥离,暴露颧骨体,至假体所需的范围即可。注意保护眶下神经血管束。也可选择下睑缘切口,但因切口暴露,较少采用。

(2)固定假体:修剪假体至合适大小,观察左右对称、形态满意后,应用钛钉 2～3 枚加以固定。

(3)关闭切口:反复冲洗伤口,彻底止血,留置引流管一根,用丝线缝合黏膜,必要时行部分褥式缝合。适当加压包扎,避免无效腔形成。

2. 颧骨截骨扩展、植骨术　　常用的方法是行颧骨体部的“L”形截骨,在垂直截骨线间插入所植的骨片,这种方法对增加颧骨向前的突度有限,更多的是使颧弓外展。也可行口内、外联合入路,将颧颌缝、颧额缝及颧颞缝均截开,使整个颧骨离断后向前外侧移位,骨缝间再植入骨片,这种方法可以充分移动颧骨达到理想的位置,但操作复杂,并发症较多,不常使用。下文将详细介绍颧骨“L”形截骨扩展、植骨术。

(1)切口与剥离:口内切口,位于上颌齿龈沟靠唇颊侧黏膜 5 mm,自尖牙至第一磨牙,切开黏膜至骨膜,选用骨膜剥离器小心行骨膜下剥离,暴露颧颌缝、颧骨体、部分颧弓,注意保护眶下神经血管束。使用细薄的剥离子于颧颌缝背侧行骨膜下剥离,勿损伤骨膜完整性。

(2)“L”形截骨与植骨:先于颧骨体中份行斜行截骨线,再于颧颌缝行垂直截骨线。撬动颧骨颧弓复合体,将修剪好的骨片置于间隙中,用钛板、钛钉内固定以防骨块移动。一般颧弓的弹性可扩展容纳 5～6 mm 宽的骨块。

(3)关闭切口:反复冲洗伤口,彻底止血,留置引流管一根,丝线缝合黏膜,必要时行部分褥式缝合。适当加压包扎。

四、术后注意事项

术后适当使用抗生素、止血药,前两日可使用地塞米松 10 mg/d,减轻口内黏膜的肿胀。引流管术后第 2 天可拔除,一并拆除绷带。期间应进流食或半流食,每日饭前、饭后勤漱口,保持口腔清洁至关重要。耳前切口术后 5～7 天拆线,口内切口术后 10 天拆线。颧骨整形需要强调的是术后 2～3 天去除包扎敷料后应及时更换为弹力面罩,使软组织贴附得更好,预防面部下垂。弹力面罩建议佩戴至术后 3～6 个月。

五、主要并发症及处理

(1)面部下垂:面部下垂是颧部手术的主要并发症。主要表现为鼻唇沟加深及颧部组织下移。预防的方法包括术中尽量减少剥离范围、截骨区域行坚强内固定,术后包扎妥当,更换敷料后,坚持佩戴弹力头套 3～6 个月。若年纪偏大已有部分松垂者可联合颞颊部除皱矫正和预防面部下垂。

(2)神经损伤:耳前切口有损伤面神经颞支的风险,主要是对面神经的解剖层次和走行不熟所致,加之术中暴力操作,可能使神经受到牵拉出现可逆性的损伤。

(3)感染、上颌窦炎:多因截骨线致上颌窦外露,或碎骨块掉入上颌窦所致,需要术中精确截骨,仔细操作。

（4）面部不对称及形态不佳：多需术者积累经验、熟练操作来避免，术前、术中仔细设计及精细操作。也可使用计算机辅助技术进行手术模拟设计，术中应用截骨导板来避免。

（5）张口受限：颧弓内推过多可能造成压迫下颌骨喙突，造成张口受限，但此并发症较罕见。

（6）假体置入颧骨增高术可能会出现术后扪及假体轮廓，存在异物感。

（7）颧骨截骨扩展、植骨术中可能出现植骨松动、骨块脱落的情况，需要术中固定确切，避免发生。

第三节 颏部整形术

颏部畸形可分为颏部发育不足、颏部过度发育及颏部偏斜。其中因颏部发育不足而来求美的患者居多，也就是我们常说的小颏畸形。轻度的小颏畸形可以通过颏部填充术来治疗，较严重的小颏畸形往往合并下颌升支的发育不良，又称小颌畸形。按其严重程度，可先行下颌升支的骨牵引延长，再行颏整形术。对于颏部过度发育及偏斜的患者，则需通过颏部截骨整形，多方位调整才可达到理想的外形。

一、颏部截骨整形术

（一）适应证

颏部截骨整形术适用于各种颏部畸形，如颏部短小后缩、颏部过长过突、方颏，以及合并各方向不对称者均可通过截骨整形来进行调整。

（二）术前检查与准备

术者需仔细观察并检查患者颏部，明确其颏部形态类型及颏肌厚度。常规拍摄头颅正、侧位 X 线片与下颌曲面全景片，了解颏部骨骼形态及下齿槽神经血管束走行的位置与颏孔的关系，根据颏孔的高低来确定截骨线的安全范围。若颏高需要增加过多者，则需提前做好植骨准备。

术前需要进行一定的测量分析，来确定有无必要行颏成形术。常用的骨性测量标志点有鼻根点（N，nasion）、颏前点（Pog，pogonion）、下齿槽座点（B，supramentale），测量 Pog 到 NB 连线的距离，一般为 $2\sim5$ mm，平均 3 mm，该值不受下颌骨前突或后缩的影响，也不受上颌骨的影响，因此，不论该距离过大或过小，都是施行颏成形术的适应证。

常用的软组织测量方法：首先使眶耳平面（也称 Frankfort 平面）保持水平，即耳点和眶下点的连线，然后自软组织鼻根点（NS，nasion of soft tissue）向眶耳平面作垂直线，该线称为零线（zero meridian），理想的零线应通过软组织颏前点（Pog），见图 10-9。

（三）麻醉

通常采用经鼻腔气管内插管全身麻醉，也有少数采用下颌神经阻滞及局部浸润麻醉，但不推荐此法。

（四）手术过程

1. 切开与显露 通常经口内入路，切口位于下唇前庭沟偏唇侧 5 mm 的黏膜内，避开下唇系带，称倒"V"形，其后端终止于第一前磨牙根尖处，切开黏膜及黏膜下组织，边止血边用电刀切至骨面，注意保留一定颏肌组织，便于缝合。剥离器小心沿骨膜下进行剥离，远端显露

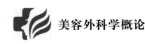

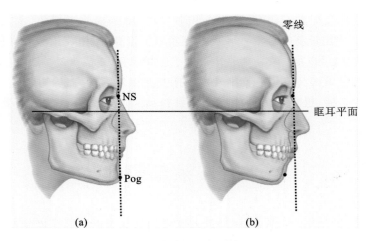

图 10-9　颏部软组织测量标志点

（a）理想面形；（b）小颏畸形

两侧颏结节，左右两侧显露颏孔并保护好颏神经血管束，沿腔隙向后方剥离至下颌下缘。

2. 截骨　先用细牙科钻在骨面标记垂直定位线：颏中线、面中线及左、右各一指示标记线。标记线应与水平截骨线相交。依据术前设计，再标记水平截骨线，标记好后将来复锯尖端指向下颌角方向，锯齿置于钻好的凹槽内，先行一侧截骨，再行另一侧，注意保持截骨线在同一水平，使左右互相连通。截骨时需掌握好切割深度，一旦切透舌侧骨板，立刻停止。此时往往出血较多，需要尽快完成截骨。使用来复锯时，还应保护舌侧肌肉的完整性，因远端骨块的血运由这些肌肉血运供应。将薄刃骨凿小心插入截骨间隙内，检查舌侧骨皮质尤其是两侧后方下颌下缘是否完全切开，轻轻撬动或凿开少许骨连接将颏部骨块完全松动。若剩余骨连接过多，便使用骨凿暴力凿开，很可能造成两侧后缘不规则劈裂，影响骨块移动后的就位。部分手术过程见图 10-10。

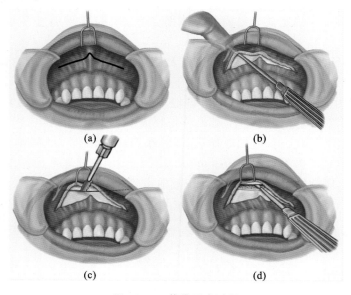

图 10-10　截骨手术过程

（a）倒 V 形黏膜切口标记线；（b）使用骨膜剥离器沿骨膜下分离；

（c）使用来复锯进行水平截骨；（d）使用骨凿分离截骨断端

其水平截骨线不可过高也不可太低,若颏部骨量有限,最高不得高于颏孔以下 3~4 mm,因下牙槽神经血管束在颏孔处走行多先向下弯曲再向上穿出颏孔。截骨线亦不可过低,因远端骨块过小,会增加骨块坏死的风险。

颏部后缩者可通过水平截骨前移来改善;若合并颏高不足,可将远、近端骨块适当张开,若同期行下颌角肥大截骨术,可修剪骨块至合适大小回植入腔隙内;若合并偏斜,也可以通过适当旋转远端骨块及修整轮廓得到矫正;长颏畸形可以进行阶梯状截骨,取出中间骨块来缩短颏部。

用 Kocher 钳夹持远端骨块按设计移动好,若计划前徙,则不宜过多,避免暴力拉伤舌侧软组织蒂。移动到理想位置后,进行坚强内固定。现在多用钛板、钛钉进行固定,已逐渐取代了传统的钢丝固定法。

3. 关闭切口 稀释碘伏反复冲洗,彻底止血后开始缝合。一般分层缝合,先对位缝合颏肌,再关闭黏膜组织。颏肌的对位缝合是为了防止术后出现下唇外翻。若颏部骨块前徙,骨膜可能无法对合,应尽可能将骨膜对位。黏膜的中线及两侧尖牙部位应做褥式缝合,避免黏膜内卷。留置引流管一根,适当加压包扎。

(五)术后注意事项

术后适当使用抗生素、止血药,前两日可使用地塞米松 10 mg/d,减轻口内黏膜的肿胀。拆线前可进流食或半流食,每日饭前、饭后勤漱口,保持口腔清洁。引流管术后第 2 日可拔除,更换敷料为弹力颌颈套,建议佩戴 1~3 个月。术后 10 日拆线。

(六)主要并发症的处理

1. 血肿 血肿在颏成形术中不常发生,积血往往不会积聚在切口深部,通常都会通过引流管及切口间隙引流而出。

2. 感染 感染并不多见,但当合并下颌角肥大整形术及颏部自体骨移植时应十分注意,以防自体骨的成活受影响。若发生感染,期间应足量使用抗生素,伤口按时换药多可治愈。

3. 下颌缘触及台阶感 当水平截骨线所截下的远端骨块向前移动时,其两侧后方近端下颌骨断端即为骨性突起,而从颏部的切口很难将其修整光滑。这种台阶感往往是由于水平截骨线过短、太靠前造成,若截骨线向后方适当过渡,再前移骨块时台阶感就会小很多。

4. 舌下血肿 多因截骨时或者操作过程中对舌后肌群造成损伤所致,患者可能有开口困难、疼痛等症状,待血肿吸收后均可恢复。

5. 神经损伤 最严重的损伤是截骨时离颏孔过近,将反折部位的神经切断造成,此时应尽可能将断端对合缝好,日后有恢复的可能。术中对颏神经的牵拉也极可能造成术后口唇的麻木,这种情况多会恢复,一般 3~6 个月。

6. 口唇黏膜损伤 拉钩过度牵拉,动力系统使用过程中可能会不慎损伤口唇黏膜,术后应用软膏涂抹,愈合好后往往不留痕迹。

二、颏部充填术

颏部充填术可以用针剂注射隆颏,也可选用假体置入隆颏,本节将主要介绍假体隆颏术。适用于轻度颏后缩但不伴颏部短小的患者,假体可以增加颏的突度,但无法增加颏高。常用的假体有硅胶、膨体(聚四氟乙烯)、Medpor(高密度多孔聚乙烯)等。

(一)适应证

本术适合咬合关系正常,轻度后缩的小颏畸形。

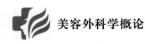

（二）术前准备

仔细观察患者正、侧位，必要时可进行头影测量，确定其突度欠缺的程度。与患者沟通选择合适的植入材料，告知相关风险，签署手术知情同意书。

（三）麻醉

可选择两侧颏神经阻滞麻醉联合局部浸润麻醉。

（四）手术过程

1. 雕刻假体　通常在局部浸润麻醉之前挑选合适型号的假体并进行初步的雕刻修整，因此时皮肤没有肿胀，易于观察颏部形态，可同时在颏部皮肤表面做出假体轮廓的标记。

2. 切开分离　若选择的是硅胶假体，可做纵切口或横切口，因硅胶假体较软，易于变形，容易放置。若选择 Medpor 假体，建议做横切口，易于显露、放置假体及固定。无论是纵切口还是横切口，都应切开软组织后，应用骨膜剥离器于骨膜下小心剥离，保护两侧颏神经，分离的腔隙要足够，以防术后假体移位。硅胶及膨体没有特殊的固定方式，可用缝线固定，或在假体凹侧做些凹槽增加摩擦力；Medpor 假体一般选用自攻钉，于左右两端各固定一个即可稳定。

3. 关闭切口　仔细冲洗剥离腔隙，彻底止血。对位缝合颏肌，褥式缝合黏膜。可根据术中出血情况决定是否放置引流管。适当加压包扎。

（五）主要并发症的处理

与颏部截骨整形术相似，血肿、感染、神经损伤等并发症都有可能，处理方式可一并参考，但假体隆颏还有其独有的并发症需要注意。首先，硅胶假体没有较好的固定方式，如腔隙剥离不够彻底，很可能造成日后假体歪斜。随着时间推移，硅胶周围会形成包膜，有些甚至形成严重的包膜挛缩，造成形态不佳则需要取出假体。

若患者颏后缩较重，同时伴有颏肌的紧张，那么置入的假体将一直受压迫，致使颏部的骨骼受压，随着时间推移，骨骼会出现被吞噬的现象，造成骨吸收形成一个凹槽。硅胶假体出现此现象的较常见，Medpor 假体骨吸收的情况较轻或不出现。此类重症患者若执意选择假体，可推荐其同期进行颏肌的肉毒素注射，来缓解颏肌的紧张，可减轻该并发症。

第四节　颊脂垫摘除术

一、颊脂垫的应用解剖

颊脂垫是位于面颊深层组织间隙中的一团脂肪组织，它位于腮腺导管下方，咬肌后方，颊肌浅面，向上延伸到翼腭窝，向下进入翼下颌间隙。整个颊脂垫表面包裹一层薄而透明的完整包膜，与周围组织连接较为疏松，并通过一些纤维束与周围的骨膜或肌膜连接固定，见图10-11。每侧颊脂垫平均重量 9.7(8.0~11.5)g，平均容积为男性 10.2(7.8~11.2) mL，女性 8.9(7.2~10.8)mL，平均厚度 6 mm。

根据不同的视角可将颊脂垫分为三叶或者一体四突，见图 10-12。三叶即前叶、中叶和后叶。一体四突即一个体部和四个突起。体部：以咬肌前内侧为界分为深、浅两层，浅层位于表情肌深面，深层附着在上颌骨后面的骨膜上，邻翼腭窝，被颊肌和颞肌覆盖。颊突：位于咬肌、笑肌和颧肌之间，表面被覆一层菲薄的筋膜，在咬肌前缘深面向后延伸并与体部相连。翼腭

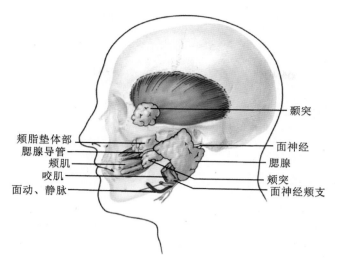

图 10-11 颊脂垫解剖示意图

突:体部向翼腭窝内的直接延伸部分,位置较深。颊突:最大的突起,从体的上部向上延伸,位于颊肌的前缘和颧骨的颞面之间,分为深、浅两部。深部较小,呈窄舌状,位于蝶骨大翼和颞肌间;浅部较大,呈扁而宽的扇形,位于颞深筋膜和颞肌之间。翼突:从体的后下极突向下后的下颌骨支的内侧,位于翼内肌与翼外肌锥状纤维的外面,此突较小。颊脂垫的血供丰富且多源,主要来自上颌动脉的颊支及颞深支、颞浅动脉的面横支及面动脉的数个分支等。

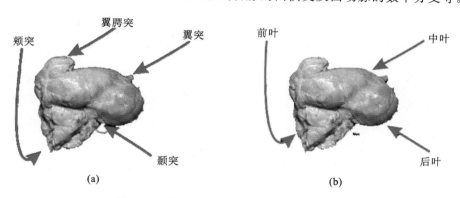

图 10-12 颊脂垫四突及三叶的解剖标志图

在颊脂垫切除术中,切除脂肪的量和部位尤为重要。一般颊脂垫各个部分比例不同,其中颊突部比例最大,占总重量的 $31\%\sim40\%$。颊突部和体部两者占总重量的 $55\%\sim70\%$。因此,在术中主要是切除颊突和体部的脂肪,只将脱出的脂肪切除即可。

二、适应证

过于发达的颊脂垫往往表现为面部臃肿、圆胖,颊部组织凸出,使得面部轮廓不明显。因颊脂垫是可以去除的组织,所以有改善面形需求的健康人群,可以接受该手术。

三、术前检查

术前需判断其颊脂垫的大概丰满度,用手捏住患者颊部皮肤,嘱其用力咬牙,以判断颊部丰满是因皮下脂肪过多还是颊脂垫肥大所致。可张嘴观察口内颊脂垫内凸的程度,初步判断可去除的量。

四、麻醉

术区局部麻醉即可。

五、手术过程

在龈颊沟第 1、2 磨牙相对的腮腺管、黏膜开口下约 1 cm 处做长 1 cm 的切口,将黏膜和黏膜下层切开,采用血管钳进行钝性分离。将颊肌纤维分开,以暴露颊脂垫包膜,然后打开包膜,再用手指在口腔外挤压颧弓下颊部;这时颊脂垫会从切口自动疝出,轻轻提拉颊脂垫,将颊脂垫钝性分离,注意分离时勿损伤周围其他组织。尽量使脂肪溢出,然后用血管钳夹住溢出脂肪垫的根部,剪除脂肪,并电凝止血或结扎残端,还纳回腔隙内。观察无活动性出血后,关闭切口。切除量应注意左右对称。适当加压包扎。

六、术后注意事项

术后应保持口腔内清洁,进食前后使用漱口水漱口。面部术区加压包扎 2 日,术后 7 日拆线。术后避免过多咀嚼动作,以防出血。

七、主要并发症及处理

1. 颊部凹陷 多因术前判断不当、术中去除过多引起。操作时注意不要牵拉颊脂垫,尽量去除多余溢出的脂肪即可。

2. 血肿、感染 多因暴力操作,对解剖不熟悉导致术中过多其他操作,致使软组织损伤重,出血增多。当血肿发生时应尤其注意避免感染的发生,此时可足量使用抗生素,必要时穿刺抽液,控制感染,避免其沿颊间隙蔓延。

3. 腮腺导管、面神经损伤 分离颊脂垫时应使用钝性分离,辅助口外颧弓下按压使多余的颊脂垫溢出,切勿用力牵拉颊脂垫,以防牵扯其表面走行的面神经颊支及损伤腮腺导管可能。

第五节　颞部凹陷填充术

一、颞部应用解剖

颞区位于颅顶的两侧,主要分布有颞肌及其浅面的数层筋膜。此部位的组织层次由浅入深依次为:皮肤、皮下组织、颞浅筋膜层、颞深筋膜浅层、颞浅脂肪垫、颞深筋膜深层、颞肌、颅骨骨膜和颅骨,见图 10-13、图 10-14。

1. 颞浅筋膜层 颞浅筋膜层是帽状腱膜的延续,又称颞顶筋膜,因覆盖在颞部而得名。这一层向眶部和面颊上部的延续则是眼轮匝肌及浅表肌肉腱膜系统。此层有颞浅动、静脉,面神经颞支分布。面神经颞支走行于颞浅筋膜深层,通常有 3 个分支:额支、前颞支和后颞支。额支主要支配额肌,后颞支分布在颞部后上区域,支配颞顶肌和耳周围肌,前颞支支配外眦至颧额缝之间的眼轮匝肌,主要由额支从远端分出,单独发出者也有。此外,面神经颧支的

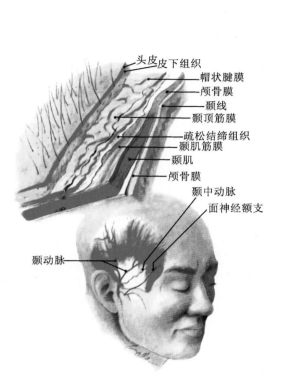

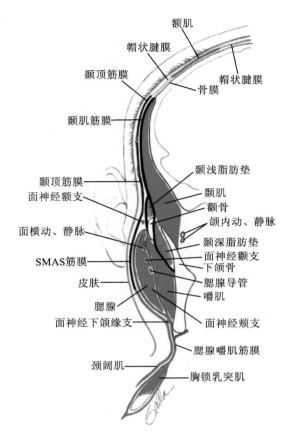

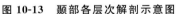

图 10-13 颞部各层次解剖示意图　　**图 10-14 颞部侧面解剖示意图**

一些细小分支也参与支配眼轮匝肌和颧部肌肉,并与额支有一定的吻合出现。面神经颞支出腮腺上缘点平均位于耳屏间切迹前方约 2 cm 处,实际上,这一分支在绝大多数情况下与颞浅动脉额颞支相伴行。因此,颞浅动脉及其分支可以作为筋膜间隙入路面神经分支保护的解剖标志。

2. 颞深筋膜层　该层坚韧致密,覆盖于颞肌表面,上缘附着于颞上限,向下分为浅、深两层,浅层附着于颧弓外面,深层附着于颧弓的内面。浅、深两层之间包裹着颞浅脂肪垫,其中有颞中静脉、颞中动脉和颧颞神经穿行。颞深筋膜深面有颊脂垫的颞突分布。

3. 颞肌　颞肌呈扇形,位于颞窝内,起自颞鳞,止于下颌骨的冠突。颞肌的厚度因所处的部位不同而有明显的差异,前下区最厚可达 9.3 mm,后区最薄只有 2.2 mm。

二、适应证

适于正常人群双侧颞部凹陷者,或者因外伤、疾病等原因继发的颞部凹陷、左右不对称等情况。

三、麻醉

一般采用局部浸润麻醉即可,必要时可联合静脉麻醉。

四、术前准备及分析

颞部凹陷的填充常用的填充材料有透明质酸、自体脂肪及假体。术前需与患者沟通选定填充材料。

五、手术方法及并发症

(一) 自体脂肪填充颞部凹陷

1. 吸取脂肪 通常选用下腹部或大腿内侧。常规碘伏消毒,注入吸脂肿胀麻醉液,待皮肤发白肿胀后,使用注射器低负压反复抽吸。将脂肪静置、沉淀以备用。

2. 填充区准备 术前标记凹陷部位及范围。可选在颞部发际线内做注射入口。先于注射区及脂肪填充区域少量注入含副肾的稀释局麻药,作用 10 min 左右,可以使一些小血管收缩,减少栓塞风险。再用较细的脂肪注射钝针于皮下均匀进行注射,直至外观满意。切忌粗暴操作,勿使填充压力过大。

3. 术后包扎 吸脂术区应适当加压包扎。面部注射针孔可涂抹红霉素软膏覆盖,用小块纱布覆盖即可。

4. 主要并发症及注意事项

(1) 脂肪吸收:术后脂肪的吸收是最常见的并发症之一,通常在 30%～70% 之间。可在术后 3～6 个月进行第二次手术。

(2) 填充部位凹凸不平:可因注射不均或脂肪颗粒大小不一而引起,加之移植后的重力左右,也可能使脂肪发生移位。

(3) 脂肪感染液化:多因无菌操作不严格、感染导致脂肪液化。此时应充分引流,彻底清除坏死液化的脂肪。

(4) 非结核分枝杆菌感染:它是脂肪移植感染时较罕见的一种,但常出现于脂肪移植后的顽固性感染。

(5) 栓塞:颞区血液供应主要来源于颈外动脉,眼动脉(颈内)与颈外动脉分支之间有很多的吻合支。

若颞区注射时的压力过大就可能使注射物沿其吻合支逆行至眼动脉,从而导致视网膜中央动脉栓塞,引起失明。但若发生解剖变异时,使一侧的侧支循环代替了颈内动脉为眼动脉供血,此时若注射物进入血管,即使压力不大也可引起视网膜中央动脉致使失明。

同样因一些吻合支的存在,当压力过大时,可以使注射物进入颈内循环,到达大脑中动脉、前动脉等引起相应区域的脑梗死。

(二) 透明质酸填充颞部凹陷

(1) 术前标记凹陷部位及范围。

(2) 常规消毒术区,将透明质酸均匀注射于凹陷部位。可根据术者习惯选用锐针或钝针,但均应轻柔操作,避免栓塞。

(3) 主要并发症及注意事项:

①透明质酸大多可以被机体完全吸收,通常可以存在 6～8 个月,也有个别患者达 1 年左右。因此需告知患者,若要保持效果需要再次注射。

②透明质酸也可通过上述血管吻合支发生栓塞,若出现视网膜动脉栓塞可紧急行透明质酸酶球后注射,可有所缓解。

(三) 假体置入颞部凹陷填充术

(1) 术前选择合适型号的假体备用。

（2）常规消毒、铺单。用亚甲蓝标记凹陷范围。切口可选在颞部发际线以内,此处较为隐蔽。

（3）假体置入的层次可选在皮下层或颞浅筋膜以下颞深筋膜浅层。皮下层较为安全,但是术后易触及假体边缘,可扪及异物感。颞浅筋膜下这个层次相对来说软组织覆盖较多,但面神经颞支走行于该层的深面,在分离层次时应尽量靠近颞深筋膜浅层较安全。面神经颞支在此处的体表投影是外眦与耳轮脚连线中点和眉外端处的连线,其后方即为安全区。操作时在安全区范围内进行分离,此层多较为疏松,易于分离,出血较少。

（4）假体固定:假体放置位置满意后,将其固定于颞肌筋膜。再将颞浅筋膜复位。观察无出血点后分层缝合。

（5）主要并发症及注意事项:

①可触及假体边缘,患者有异物感。

②假体移位:多因固定不可靠或外力左右,使假体沿组织间隙移位,此时需要手术调整。

③假体排异:可能出现假体外露、局部红肿无菌性炎症等,此时需要取出假体。

④感染:因有假体存在,所以应加强预防感染。

⑤血肿:因硅胶假体表面光滑,所在腔隙内组织易渗血,易发生血肿。若术后短时间内肿胀明显,应立即采取措施,去除血肿,以防感染。

（董　雪）

第十一章 乳房手术

第一节 乳腺解剖

女性乳房是泌乳的器官,也是副生殖器官,它作为副生殖器官常被视为女性重要的第二性征,它受脑垂体和卵巢的性内分泌系统管制。

乳房的形态可因种族、遗传、年龄、哺乳等因素而差异较大。我国成年女性的乳房一般呈半球形或圆锥形,两侧基本对称。正常乳头呈筒状或圆锥状,两侧对称,表面呈粉红色或棕色。乳头周围皮肤色素沉着较深的环形区是乳晕。乳晕的直径 3~4 cm。

乳房位置亦与年龄、体型及乳房发育程度有关。我国学者对国内女性乳房多项形态学的测量结论是:乳头的位置随年龄变化,年轻妇女乳头位于第 5 肋间锁骨中线外 1 cm,中年妇女乳头位于第 6 肋间、锁骨中线外 1~2 cm。许多研究认为:乳头的位置在胸骨上切迹至乳头的距离为 18~24 cm,乳头间距 20~24 cm,乳房下皱襞至乳头的距离为 5.0~7.5 cm,平均 6.5 cm。正常中国成年未婚女性乳房的体积平均为 325 mL 左右。评价乳房的大小与身高和体重有关。

乳房的内部结构包括了乳腺管、乳腺小叶、腺泡、脂肪、纤维组织带,血管、神经、淋巴管分布其中。乳房的纤维结缔组织从乳腺小叶表面到乳房前面浅筋膜的浅层,构成乳房的悬韧带(Cooper 韧带)。该层结构对乳腺起到支撑作用,表面附着于皮肤,浅筋膜的深层扩展附着于胸肌筋膜(图 11-1)。

一、乳房的血液供应

乳房的血液供应十分丰富(图 11-2)。锁骨下动脉的胸廓内动脉,发出第 2、第 3 和第 4 肋间穿支从胸骨侧面进入乳腺内侧。腋动脉的胸外侧动脉,供应乳腺的外侧。降主动脉的前肋间动脉,在腋中线从胸廓肌肉穿出,经第 2、第 3 和第 4 肋进入乳腺的深面,并和胸肩峰动脉的胸支共同供应乳腺的外侧部 1/4 部。

乳房的血液供应主要有三个来源,即胸廓内动脉、胸外侧动脉和后肋间动脉的分支。

(1)胸廓内动脉在胸骨旁上第 6 肋间隙下分出前穿支,供应乳房内侧部分,占乳房供血的 60%。

(2)胸外侧动脉起于腋动脉,越过乳房腋部,并与其他动脉吻合,供应乳房外上部,占乳房供血量的 30%。

(3)后肋间动脉的前、外侧分支($T_3 \sim T_5$ 肋间)供应乳腺外下部分。占乳房供血量的很少部分。

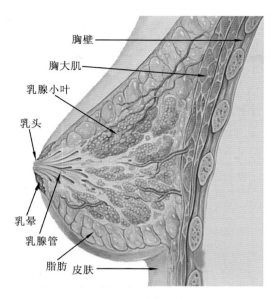

图 11-1　乳房结构

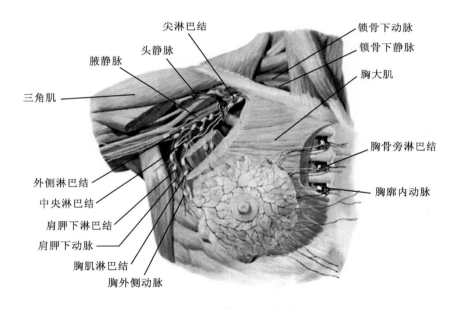

图 11-2　乳房的血液供应

（4）其他腋动脉分支、胸肩峰动脉、肩胛下动脉分支也提供很少部分供血量。

上述血管在腺体周围有丰富的吻合，在腺体前后形成深、浅两层血管网，并在乳头乳晕周围形成血管网。Lalardrie(1982 年)认为，乳房的动脉网有皮肤真皮血管网、腺体前血管网和腺体后血管网三种，皮肤真皮血管网占主要部分。

乳头乳晕血供：由胸内、外侧动脉肋间动脉在乳头乳晕深面形成血管网，也有三种形式，即乳头乳晕真皮下血管网、乳晕周围动脉环上的轮辐状分支以及乳腺导管周围和乳头下方的毛细血管网。

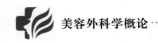

二、乳房的感觉神经分布

乳房的神经分布十分丰富（图 11-3），特别在乳头和乳晕上。乳房皮肤（包括乳头和乳晕）的感觉神经来自颈丛的锁骨上神经分支和第 2、第 3、第 4 及第 5 肋间神经分支。乳腺深部由第 4、第 5、第 6 肋间神经分支支配，乳头和乳晕的感觉神经主要来自在腋中线传出胸廓肌肉的第 4 肋间神经的分支。行手术时如果损伤此神经，则乳头和乳晕会发生永久性麻痹。乳腺体的感觉来自第 4、第 5 和第 6 肋间神经。分布至乳头的感觉神经中尚有交感神经纤维，可使乳头勃起。

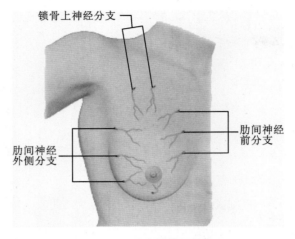

图 11-3　乳房的神经分布

第二节　隆　乳　术

通过外科手术对不发育和发育不良的小乳房进行乳房扩大整形使之丰满，称为隆乳术。通过乳房体积的增加，改善其形状和对称性，使胸部更加丰满，以恢复女性的形体曲线。

随着乳房扩大整形技术的逐步成熟，以及人民生活水平、社会文明程度的不断提高，要求行隆乳术的人数也逐渐增多。

女性小乳症的原因：多见于先天发育不良或哺乳后腺体萎缩，雌激素水平低下，肥胖者体重骤减，少数由外伤、炎症及腺体肿瘤术后的破坏所致。

一、概要

隆乳术是对女性（由于多种原因所致乳房不发育和发育不良）进行乳房增大整形，通过乳房体积的增加改善其形状和对称性，使胸部更加丰满，以恢复女性的形体曲线。

二、隆乳术适应证

（1）乳房先天发育不良或乳房在分娩后萎缩。
（2）体重骤减后体形消瘦、乳房萎缩。
（3）青春期前乳腺组织病变导致乳房发育不良。

（4）单纯乳腺切除或行改良根治保留胸大肌的早期乳房癌术后。

（5）乳房形态不良与身体整体形态不相称者。

（6）两侧乳房大小不对称、轻度下垂或乳头凹陷等。

三、隆乳术禁忌证

（1）乳房组织有炎症或手术切口附近有皮肤炎症者。

（2）机体其他部位有感染病灶，或心、肝、肾等重要脏器有病变者。

（3）瘢痕体质者。

（4）要求隆乳术者心理准备不足，或有不切合实际要求的手术者。

（5）患有精神分裂症或精神异常者。

（6）患有免疫系统或造血系统疾病者。

（7）乳房癌术后复发或有转移倾向者。

第三节　自体脂肪注射隆乳术

自体脂肪隆乳（autologous fat breast implants）也称为自体脂肪注射隆乳，是指从身体腰、腹、臀、腿等脂肪较丰厚的部位提取脂肪颗粒并移植到胸部的一种隆乳术。手术将隆乳者本身的多余脂肪用细针吸出，并提纯成纯净脂肪颗粒，通过微型管针分条理均匀注入隆乳区使之成活。丰胸效果真实自然，同时还能达到减肥塑身的效果。

自体脂肪隆乳的基本原理是将身体上其他部位的多余脂肪细胞移植注射到胸部，让脂肪细胞重新生长，与自身胸部组织融为一体，使乳房丰满、有型。本质上是自身的脂肪细胞换了个地方生长，相当于乳房的二次发育。由于是自己的脂肪细胞移植，所以不存在排异反应，从根本上保障了手术的安全。

一、手术操作规程

（1）自体脂肪隆乳是在局麻、患者清醒的状态下进行的。将由生理盐水和碳酸氢钠等配制的肿胀麻醉液注射到要抽取脂肪的部位，让局部肿胀发白，用 2～3 mm 直径的抽吸针抽吸出带脂肪及真皮血液的混合物，经过处理，便得到纯净的脂肪颗粒。

（2）自体脂肪隆乳是计算好左右侧乳房需要的注射量后，在双侧乳房外侧用直径 2 mm 注射针，将抽吸的颗粒脂肪注射到乳房的皮下、腺体的深面以及胸大肌表面。一般一次自体脂肪隆乳手术注射量为每侧 30～150 mL，局部按摩使脂肪分布均匀，达到理想的塑形。根据患者的要求大小，一般注射 2～3 次，每次相隔 2～6 个月，能达到所要求的乳房体积大小和形态，最大每侧可增加 280～300 mL，通常 120～220 mL。

（3）抽取的自体脂肪进行提取脂肪颗粒，也就是分离自体脂肪优质的脂肪，制作自体隆乳所需要的材料，自体脂肪隆乳整形的手术过程中将抽脂瓶内搜集的油脂以大量生理盐水反复冲洗，去除纤维与血清。

（4）移植颗粒脂肪使用 14～16 号长针头从腋下或肚脐注射颗粒脂肪到胸部内，必需均匀分布在皮肤下、乳腺腺体外围和胸肌下空间（每侧 100～150 mL），严格要求每一单点移植脂肪颗粒小于 0.5 mL，并禁止注入乳腺体内，随后马上推拿塑型与绷带保护。

二、适应证

胸部发育扁平，或者乳房松弛下垂，腰腹、下半身脂肪较多的女性；先天性或后天性（外伤、烧伤、药物使用）乳房发育不良；身体某部位在周径和体积上不对称，需要注射移植部位非纤维收缩因素导致的局部凹陷者；除了胸部Ⅲ度松弛下垂以及身体健康，无急慢性疾病者。

三、禁忌证

（1）乳房组织有炎症或手术切口邻近部位有炎症者，机体其他部位有活动性感染病灶者。

（2）乳房内有异常包块或腋窝淋巴结肿大者。

（3）重要脏器有病变或糖尿病不能耐受手术者。

（4）患免疫系统或造血系统疾病者。

（5）瘢痕体质或异常体质、过敏体质者。

（6）妊娠期或哺乳期。

（7）乳癌术后复发或有转移倾向者。

（8）乳房下垂明显者。

（9）心理准备不足或有不切合实际要求者。

（10）精神疾病患者。

（11）未成年女性，不宜手术。

四、注意事项

1．术前注意事项

（1）术前进行体检，确保自身身体健康、精神正常，并能正确看待手术效果，且无严重器官疾病、无出凝血疾病、无糖尿病及免疫性疾病及神经运动功能障碍。

（2）施行手术部位无局部感染病灶。

（3）术前半个月禁服抗凝血药物及阿司匹林。

（4）女性患者尽可能避免月经期，术前洗澡，保持清洁。

（5）为避免日后无法辨别乳腺肿瘤与钙化的脂肪颗粒，不可注射脂肪在乳腺腺体内，造成乳癌筛检时的干扰。

（6）自体脂肪隆乳不能移植过多，建议每侧限于 150 mL 以内，胸部的微血管无法一次供应过多脂肪细胞代谢养分，单点量应不大于 0.5 mL。

2．术后注意事项

（1）术后尽可能减少活动，以利于恢复及消肿，但无需卧床休息。

（2）术后半个月内尽可能使用弹力绷带加压吸脂术区，若下肢吸脂最好抬高下肢，避免血肿，帮助收紧皮肤。

（3）遵照医嘱口服消炎药 3～5 天。

（4）保持平躺睡姿，术后 1 个月内禁止按摩乳房，避免压榨，以免影响到微血管长入脂肪颗粒。

第四节　硅橡胶假体隆乳术

一、背景历史

从 20 世纪 60 年代凝胶假体诞生之后,假体隆乳就已经在全世界的范围内被广泛使用至今了,因此假体隆乳已经在临床上被应用了数十年,并且已经被美国 FDA 认证。而在假体隆乳的方法上主要是利用了在胸部的周围做一个切口,然后将适合的乳房假体植入进去最后进行缝合来达到效果的。

硅橡胶假体经过几十年的发展和不断改进,国内外已报道过许多种类,如单囊型、多腔型、双层囊膜型、充注式硅橡胶假体以及聚氨酯包被的硅橡胶假体等。其目的都是为了防止硅凝胶的外渗漏,减少组织反应及纤维包膜囊增厚硬化的形成,保持乳房术后有美好丰满的形态。实验证明,医用硅凝胶具有半透膜的性质,蒸馏水、高渗盐水,以及高、低分子右旋糖酐、葡萄糖液等均可通过硅凝胶半透膜,而硅凝胶不能透过半透膜。实验结果表明,硅凝胶充注假体能够较好地保持原有容量,保持乳房术后的良好形态。盐水充注假体置入人体后,假体内的盐水并不会因时间的推移而消失,这是由于体内液体与囊内液体等渗平衡的缘故。

为了克服硅凝胶渗漏的缺点,Ashlay 制成了用薄层聚氨酯包被于硅橡胶之外的乳房假体,经短期随访取得了良好效果。但新型聚氨酯包被硅橡胶假体置入人体后,假体组织周围巨噬细胞保持在长期功能状态,虽有延缓和抑制成纤维细胞产生纤维化的作用,不发生挛缩,但 Hester、Okunski 和 Chowdary 的研究表明,异物反应强烈,还会产生金黄色葡萄球菌感染,引起炎症反应,因此对该假体的应用目前还存有争议。

盐水充注假体置入人体后是比较安全的,但假体渗漏、假体破裂、充注的盐水被手术室空气污染后有真菌感染等并发症,在临床上已发现过多例。

目前应用最为普遍的是单腔硅凝胶假体和盐水充注式硅凝胶假体。经历了四十多年的临床实践,虽然使用硅凝胶假体仍存在并发症,如纤维包膜形成等,但现在还没有发现更好的替代品,因此,该材料仍是隆乳术的首选假体。

二、乳房假体的手术设计

乳房假体植入的定位设计首先于立位时标记出两侧乳房下皱襞连线与胸骨中线相交的 A 点(该点在站立位与平卧位时相对不变)。麻醉后受术者仰卧,双臂外展 90°,在自 A 点垂直于胸骨中线向两侧画一水平线,以此线作为乳房假体植入的下界,胸骨中线旁开 2 cm 为其内界标记出一大于乳房假体直径 3~4 cm 的圆形乳房假体植入区。

三、乳房假体的类型

乳房假体类型较多,在临床中常用的有光面圆形硅凝胶假体、光面解剖型(水滴形)硅凝胶假体、毛面圆形硅凝胶假体、毛面解剖型(水滴形)硅凝胶假体、外阀型毛面双层假体、光面盐水充注假体及毛面盐水充注假体等。

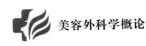

四、假体的位置及容积选择

重塑的乳房应是位置正常、形态优美、体积适中。位置：位于第 2～6 肋之间，卧时流向外侧，坐位及立体时呈水滴样垂于胸壁；内侧可挤向胸骨旁线，外侧位于腋前线。形态以半球形为佳，体积宜在 350 mL 左右，超过一般女性乳房的体积为佳，术后呈现丰满型乳房。选择乳房假体大小应仔细与受术者商讨，并根据原有乳房的大小来设定。原有乳腺组织比较少、乳房在 100～150 mL 者，可选择 200～260 mL 的假体，具体根据受术者的职业、性格及要求而定。对于胸壁平坦、乳腺组织明显萎缩，如同男性者，可选择 240～280 mL 假体。乳房假体尚需根据身高及胸廓宽、厚度而变更。瘦弱、薄、窄胸壁者以选用 220～240 mL 假体为宜，而肥胖、厚、宽胸壁者可选用 240～280 mL 的假体。另外还应根据胸部皮肤及肌肉紧张状况选择假体大小。较松弛者，选择较大的假体种植；较紧张者，宜选择较小的假体。职业需要及特殊个人的需要，亦是选择假体大小的依据。假体安放在不同层次，其容积选择略有差别。安放在胸肌下的假体容积可略大于安放于乳腺下的假体容积，其术后形态效果相似。

五、假体隆乳术的麻醉选择

隆乳术可采用全身麻醉、高位硬膜外麻醉及局部麻醉等。

（1）全身麻醉适用于精神心理较紧张的受术者。一般采用静脉麻醉，也可采用气管内麻醉。

（2）高位硬膜外麻醉是一种较为安全、易于外科医师手术操作的麻醉方法。

（3）局部麻醉是一种安全、有效且能减少术中出血的麻醉方法，这种麻醉由手术医师自己操作。局部麻醉又分为肋间神经阻滞麻醉及局部浸润麻醉两种。

①肋间神经阻滞麻醉：0.5％利多卡因加 1∶10 万肾上腺素，在腋中线第 3～7 肋间进行神经阻滞，但神经阻滞会有一定的并发症，如气胸、血肿、感染及神经痛等。

②局部浸润麻醉：这是一种安全、有效、并发症较少的麻醉方法。采用 0.5％利多卡因加 1∶10 万肾上腺素，做手术切口浸润麻醉及由切口进入到乳腺下或胸肌下入路的浸润，然后做胸肌筋膜下或乳腺下浸润麻醉。其穿刺点为：a. 在腋窝前皱襞、胸大肌外缘进针，向第 2 肋间胸骨旁线方向穿刺。b. 在乳房外侧中部由腋前线向第 3 肋间方向穿刺。c. 在乳房下部平乳房下皱襞，由腋前线刺入皮肤向第 4 肋间方向穿刺。在上述 3 个穿刺点做扇形浸润麻醉，每一穿刺点注射利多卡因 20 mL，注射时宜在胸廓表面，以防引起气胸。

六、硅橡胶假体隆乳切口设计

在受术者坐位时设计手术切口及乳腺下或胸肌下分离范围，安放假体囊腔的范围，从假体囊腔的范围，从第 2 肋间到乳房下皱襞，内侧达胸骨旁线，外侧达腋中线，用亚甲蓝作出标记，假体囊腔直径一般为 15～16 cm。

隆乳术中常用的切口有腋窝横皱襞切口、腋窝前皱襞切口、乳晕下切口、经乳头乳晕切口及乳房下皱襞切口（图 11-4）。过去尚有腋前线切口，目前已很少采用。

1. 腋窝横皱襞切口 在所有切口中，腋窝横皱襞切口最为隐蔽，且因切口与皮肤皱襞一致，术后瘢痕不明显，不损伤乳腺组织。但腋窝切口经皮下进入胸大肌下间隙距离较长，设计范围线下缘的胸大肌内下方和外下方附着点分离不足，术后可造成乳房假体上移，外形欠美观。但如果有好的隆乳术剥离子或者说如果有内窥镜辅助，手术医师有足够经验，则可避免

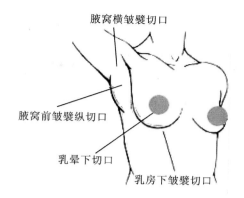

腋窝横皱襞切口

腋窝前皱襞纵切口

乳晕下切口

乳房下皱襞切口

图 11-4 隆乳术中常用切口

发生这种形态不良的后果。

2. 腋窝前皱襞切口 切开皮肤、皮下组织后即显露胸大肌外侧缘,解剖位置浅,不易损伤重要血管、神经和乳腺组织,很容易进入胸大肌下间隙,或乳腺下间隙分离容易、出血少。但切口方向与皮肤纹理垂直,术后瘢痕明显,穿泳装或戴乳罩不能掩盖,置入假体因腔隙分离不充分而向上方移位。如切口位置低下,易损伤第 4 肋间神经分支,造成乳头、乳晕感觉减退。

3. 乳晕下切口 该切口小,乳晕皮肤呈褐色,被结节状乳晕皮脂腺掩饰,瘢痕不明显。以乳头为中心,切口在胸大肌下间隙,可用手指分离,对胸大肌的附着处分离较充分,止血较彻底,术后假体位置自然、逼真。为防止损伤乳腺管,或防止术后影响乳头的感觉与勃起,在乳晕切口后,可沿乳腺表面分离到乳房下皱襞,然后在下皱襞区进入乳腺下或胸肌筋膜下,防止乳腺管及乳头平滑肌支配神经的损伤。

4. 乳房下皱襞切口 该切口较隐蔽,与皮肤纹理基本一致,切口瘢痕不明显,不损伤乳腺组织及重要神经血管;切口处胸大肌肌肉组织较薄、显露好,进入胸大肌下容易,较易分离胸大肌部分附着区,止血彻底;假体植入方便,假体植入后,不易向上移位。此切口也适用于乳腺下埋置假体。但该部分是受力最大处、引流最低位、各层组织最薄处,如并发血肿、感染,可致假体外露、切口裂开等。

5. 经乳头乳晕切口 因会破坏乳腺管,现已少用。

第 1 种、第 3 种、第 4 种切口优点多,术后乳房外形美观,但切口选择还需征求受术者的意见。

七、剥离层次及隆乳囊腔的制备

假体可安放在乳腺下或胸肌下,甚至皮肤下,以胸大肌下为优。皮肤下或乳腺下因为组织量太薄,手感不佳。而且无胸大肌止点的支撑远期容易下垂。目前还有医生探讨将假体置于双平面(下方在乳腺后,上方在胸大肌下),以防止术后假体上移。制备一个大小适宜,形态及位置良好的假体安放囊腔,是手术后乳房形态良好的重要条件。

下面以腋窝横皱襞切口胸肌下隆乳术为例进行介绍(图 11-5):受术者取平卧位,双上肢外展 90°,在双侧腋窝自然横皱襞上用亚甲蓝标出 3~4 cm 长的切口线。将假体的底盘中心置于乳头下约 1 cm 处,在胸壁上画出大于假体直径约 5 cm 的标线,乳房假体埋入的囊腔为圆形。沿腋窝横皱襞设计的切口线切开皮肤、皮下组织,在胸大肌外侧缘下方用弯钳做钝性

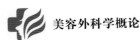

剥离,改用手指深入感觉疏松的胸大肌下筋膜。继用隆乳剥离子沿此层次由内下方至内上方,内下方至外下方呈弧形剥离,内下方及外下方组织比较坚韧,要用力耐心剥离,力求囊腔为圆形。剥离完一侧后,在隆乳囊腔内塞入湿热的有带盐水纱布止血,再处理另一侧。

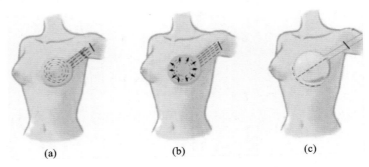

(a)   (b)   (c)

图 11-5　剥离层次及隆乳囊腔的制备

(a) 腋窝切口术前标记;(b) 剥离乳房假体腔隙顺序;
(c) 用乳房剥离器剥离

八、内窥镜辅助下的隆乳囊腔的制备

目前内窥镜(简称内镜)在整形外科中的应用成功地将手术中的盲目操作(如深部、远距离剥离),转化为可视的精细操作。内窥镜于 1983 年首先由法国 Dubois 医生应用于阑尾切除术,此后在普外科、泌尿外科及妇产科领域广泛地应用和发展。1992 年,Raminaz 将内窥镜技术应用于除皱术。此后该技术迅速应用于整形外科的许多领域,乳房整形手术是其应用的主要方面之一。

1. 内窥镜仪器配置

(1) 可视设备:①硬质内镜:包括直径 4 mm 内窥镜(应用于乳晕切口乳房手术)及直径10 mm 内窥镜(应用于腋窝切口乳房手术),视角有 0°、30°。②光导纤维:提供内窥镜操作所需的光源。③摄像系统:将术野的光线信号转变为电信号。④显示器:显示摄像系统采集的图像,实现可视化。

(2) 手术器械:内窥镜乳房手术专用的内窥镜拉钩和套管;内窥镜用电凝仪、钩形电刀、抓紧钳、切割钳、吸引器及常规乳房手术器械。

2. 内窥镜下双平面隆乳术　双平面隆乳术是把假体一部分置于乳腺组织下,一部分置于胸大肌下,兼具乳腺后间隙及胸大肌后假体隆乳术的优点,乳房形态更好,手感更加逼真,减少了纤维囊挛缩的发生率,尤其适用于乳房轻中度下垂者,目前受到了极大的关注和肯定,该方法由 Tebbetts 等首先施行,经国内外专家的不断改进和完善并在临床上大量应用。

内窥镜引入双平面隆乳具有微创、镜下直视、操作精确、止血确切、恢复快等优点,将双平面隆乳技术提高到了一个更高的水平,需要的器械主要有:直径 10 mm、30°内窥镜镜头,内窥镜"U"形拉钩,由腋窝入路,按传统手术往胸大肌外侧缘分离出胸大肌下间隙,在内窥镜辅助下,通过内窥镜电刀切断胸大肌下方的肌肉止点,充分止血,形成新的乳房下皱襞,用扩张器在术中即时扩张后,放入乳房假体。将手术床摇至半坐位,观察双侧乳房形态,及时调整处理至乳房形态满意。

九、置入假体

接触假体前,手术医师及助手应进行手部清洁,防止异物随假体置入囊腔。检查假体有无渗漏,用甲状腺拉钩(或适用于儿童的"S"形拉钩)拉开胸大肌并向上提起,充分显露埋置腔隙,将假体置入腔隙内。假体置入前,在囊腔下缘放负压引流管。

十、术后处理

1. 加压包扎　隆乳术后除切口包扎外,全部手术区域也需要加压包扎。包扎的压力方向可根据手术的具体情况加以调整。一般经腋窝入路的手术包扎的压力可偏重于乳房上部。其他的入路方法应均匀包扎。包扎的目的是为了压迫止血和防止假体移位,因此包扎可持续3~5天。

2. 放置引流管　隆乳术后需放置引流管,术后48 h拔出引流管。操作时轻柔,避免引流管断裂。

3. 术后6~7天拆线　嘱受术者1个月内避免上肢剧烈运动,定期作乳房按摩,防止假体纤维囊形成。

4. 换药　拆线后3天换药,术后7天后拆线。

5. 局部处理　术后4~5天应做乳房按摩。

6. 药物治疗　需常规使用抗生素。

7. 心理健康指导　给予手术恢复期患者心理健康指导。

十一、并发症及防治

1. 乳房硬化

(1)原因:剥离的腔隙不充分,乳房假体纤维囊性挛缩。其中血肿、感染、异物刺激、受术者的特异性、无临床症状的细菌感染、迟发性乳房假体周围小血管破裂也可能是潜在的乳房假体纤维囊挛缩的病因。乳腺后假体植入也是纤维囊挛缩的高危因素之一。

(2)预防:严格执行无菌操作程序;严格按解剖层次剥离,剥离的腔隙必须充分、严格止血;术后常规进行抗感染治疗,给予1~2次止血药;均匀地加压包扎。术后进行乳房按摩对纤维囊挛缩有一定预防作用。术前如有明确的证据证明受术者对乳房假体有强烈反应则不宜行乳房假体植入术。

(3)处理:1975年J. Baker提出了隆乳术后乳房假体包膜挛缩(硬化)的分级标准。

Ⅰ级:不能扪及植入后的乳房假体,手感接近正常乳房。

Ⅱ级:略可扪及植入后的乳房假体,外形正常,受术者无不适感。

Ⅲ级:乳房假体中等硬度,受术者有感觉,可能有乳房形态变化。

Ⅳ级:乳房高度硬化,乳房外形明显异常,受术者有不适感。乳房硬化一旦发生,手术治疗是唯一有效的方法。通常需要"井"字形切开挛缩的纤维囊,扩大假体植入腔隙,必要时切除纤维囊。术后常规放置引流,加压包扎。

2. 乳房假体植入位置异常

(1)原因:乳房假体植入位置设计有误;剥离腔隙的范围有误;加压包扎方法有误;假体纤维囊挛缩。

(2)预防:正确设计乳房假体植入位置;严格按照设计剥离腔隙;均匀加压包扎;术后短

期内(2周内)注意观察位置变化,此时假体移位可以通过手法进行调整,严格执行预防纤维囊挛缩的措施;限制上肢过度活动2周。

(3)处理:通常需再次手术处理。根据情况可取出或不取出假体。按正确的假体植入位置重新剥离腔隙。通常也需要"井"字形切开挛缩的纤维囊,按需要扩大假体植入腔隙,必要时切除纤维囊。术后常规放置引流。特别需要对那些异常的植入部位做限制性加压包扎,并需持续7天以闭合创面。

3.血肿

(1)原因:术中损伤较大的血管;创面止血不彻底;受术者凝血系统有障碍;术后上肢过度活动;过早按摩乳房。

(2)预防:避免月经期手术;严格检查受术者凝血系统状况;术中严格止血;术后加压包扎;术后给予止血药;限制受术者上肢活动;禁止早期按摩乳房。

(3)处理:止血,创面放置引流,加压包扎,术后应用止血药,应用抗生素防止继发感染。

4.感染

(1)原因:急性感染、污染是常见的原因,它可以来自术前、术中和术后各种途径,迟发性感染的病因则比较复杂,可能与病毒或条件致病菌的存在有关。

(2)预防:严格掌握手术适应证;一切与手术区域接触的物品、器械和乳房假体均应严格消毒灭菌;严格术前、术中和术后的无菌操作;术后使用抗生素预防感染。

(3)处理:感染早期应立即应用大剂量广谱抗生素1~2周。如局部皮肤出现波动感则需立即切开引流,必要时取出乳房假体,清创引流3个月后可再次行隆乳手术。

5.假体外露

(1)原因:切口感染裂开是假体外露的常见原因。由于切口缝合层次少或因其他原因引起的切口愈合质量差也可导致乳房假体外露。

(2)预防:逐层缝合切口;术后常规使用抗生素预防感染,预防切口不良愈合。

(3)处理:因感染造成的假体外露,应按抗感染措施治疗。因切口愈合质量导致的假体外露除对症治疗外,可试行重新缝合创口。如重新缝合创口失败,则需取出假体,待创口愈合后3个月,再次手术修复。

6.假体渗漏

(1)原因:乳房假体的质量不佳,各种原因导致的假体损伤。

(2)预防:术前严格检查假体质量;避免术中任何尖锐器械刺破假体;适当的假体充盈度;剥离腔隙要充分,使假体充分舒展。

(3)处理:一旦发生假体渗漏应立即取出假体。用盐水充注式方法将乳房假体取出后可以即刻行乳房假体再植入手术。如是硅凝胶漏出,需要尽可能地清除干净,行创面引流,创面愈合后至少3个月后考虑再次行乳房假体植入手术。

十二、手术禁忌证

(1)乳房组织有炎症时。

(2)身体其他部位有明显感染病灶者,待感染病灶控制后1个月方可进行隆乳术。

(3)爱美者心理准备不足时。

(4)乳腺癌术后有复发或转移倾向者禁忌隆乳术,术后3年以上病情稳定的可以考虑手术。

（5）有瘢痕体质者要慎重。

（6）自身条件不具备，坚持要求达到过大的乳房体积，应慎做或不做。

（7）患有精神分裂症或有精神异常者不做。

十三、隆乳后的术后护理

（1）隆乳手术后胸部通常会有疼痛及淤肿的情形，其程度因人而异，视手术的方法、性质及个人的体质而定。疼痛一般会维持 2～3 天，可依医生的指示按时服药控制。淤青肿胀则会在 1～2 周内消退。

（2）休息 2～3 天后，日常活动大多可恢复。手术后 5～7 天便可如常上班工作。手术后首周应避免高举手臂及提携重物。2 周内应避免进行蒸汽浴及游泳。而剧烈的运动则要待手术 2 周后才可进行。

（3）手术后的伤口上会有简单的敷料，中间会有绷带固定乳房位置。2～3 天后到医生处复诊检查后便可以正常沐浴。再安排 1 周、1 个月及 6 个月后复诊。

（4）手术后 6 个月内尽量穿柔软的内衣，避免引起胸部变形及包膜挛缩。

（5）手术后 2 周内应避免性行为，以免碰伤乳房。

（6）如准备怀孕，最好在手术 6 个月后，待乳房形状稳定下来才开始。隆乳手术一般不会影响哺乳的能力。

（7）乳部按摩可将假体周围的包膜纤维组织拉松，有效地减少包膜挛缩的发生。

第五节 乳房缩小整形术

乳房缩小整形（reduction mammaplasty）是以切除部分乳房皮肤、乳腺组织，使乳房形体缩小和乳房位置改善，并进行乳头、乳晕整形的一类整形技术。乳房缩小整形术是用于乳房过度发育及乳房下垂的整形术。

一、乳房肥大症的分类

乳房的过度发育使乳房的体积过度增大，形成乳房肥大症，俗称巨乳症。乳房肥大可能给女性带来精神上及肉体上的痛苦。

乳房肥大可分为三类：乳腺过度（超常）增生性乳房肥大、肥胖型乳房肥大及青春期乳房肥大。

1. 乳腺过度增生性乳房肥大 表现为整个乳腺组织过度（超常）增生，肥大的乳房坚实，乳腺小叶增生明显，常有压痛。在月经期常常有自发性疼痛，并伴有乳房下垂，较多发生于已婚已育的妇女。严重的病例由于乳房的赘生及经久的胀痛，给患者带来心理上及肉体上的折磨。

2. 肥胖型乳房肥大 表现为整个乳房匀称的肥大，在组织结构上，以乳房中的脂肪匀称增生、脂肪细胞肥大为主；在手术中可发现乳房皮下有脂肪增生，在乳腺组织之间，也可有脂肪增生及浸润。这类乳房肥大的患者常伴有全身性肥胖，肥大的乳房可能伴有不同程度的乳房下垂。

3. 青春期乳房肥大 这是一种在青春发育期发现的乳房渐进性增大，过度发育的乳腺组织增生、肥大,乳房表现为匀称性肥大,乳房下垂不明显,这类患者常有家族史。

二、术前准备

(一)适应证

(1)伴发于全身性肥胖的乳房肥大。

(2)青春期乳房肥大。

(3)多次生产后继发的巨乳症。

(4)乳腺疾病导致的乳房肥大。

(二)禁忌证

(1)精神不正常或心理准备不充分者。

(2)有出血倾向的疾病和高血压病患者,有心、肺、肝、肾等重要器官的活动性和进行性疾病患者,以及尚未控制的糖尿病和传染性疾病患者。

(3)乳房炎症、肿瘤等。

(三)术前设计

1.新乳头的定位设计

第一种:乳房下皱襞水平位置参考法。受术者于坐位或站立位,此时新乳头的水平位置应位于乳房下皱襞在乳房表面的投影上 2～3 cm,并与锁骨中点与乳头的连线相交。

第二种:锁乳线和胸乳线参考法。受术者于坐位或站立位,从锁骨中点向下至乳头作一连线,再从锁骨上凹中点做长 20～24 cm 的直线,此直线远端与锁乳线相交,相交点为新乳头位置。此外有学者认为新乳头的水平位置相当于受术者上臂中点的位置。

2.切口设计 常见的切口类型有:早期的乳房下皱襞切口(现很少使用)、倒"T"形切口、"B"形切口、乳晕周边加垂直切口、乳晕周边切口(也称环乳晕切口)。目前倒"T"形切口使用较为广泛。

(四)医方准备

1.详细询问病史 主诉手术动机、月经史、妊娠史、哺乳史和家族史,近亲有无巨乳症或乳癌病史。还应询问过去有无肝病、药物过敏,是否服用过与出血有关的药物,如避孕药、维生素 E 或阿司匹林药物。

2.全身体格检查 排除高血压、糖尿病、心脏病等手术禁忌证,观察局部乳房的形状、大小、乳头乳晕的位置,必要时作乳房 X 线摄片、B 超检查,不要忽视原发性乳腺癌患者。神经系统检查时,要注意乳头的敏感度和臂丛神经有无麻痹。

3.照相 记录乳房形态及大小。拍摄范围上至颏部,下至脐下,左右含双肩两臂。照相应拍摄正位和左、右侧三张照片。必要时加照左、右斜侧面和后背三张照片,以备对比。

4.术前谈话 新乳房的形态和大小、新乳头的位置、术后对哺乳功能的影响及可能发生的并发症要告知患者。

5.配血 双乳房缩小手术是需要 3～4 h 的大手术,需备 200～400 mL 血,或术前 2～3 周从其自身采取血液,血库保存,术中进行自身输血。

6.选择手术时机 在两次月经中间的 2 周内最适宜。绝不可以在月经期、妊娠期或哺乳期进行。

7. 手术设计及体位

（1）手术设计时患者应站立或端坐。

（2）根据手术方式,确定新乳头、乳晕位置,描绘切口线,确定切除腺体组织、脂肪组织和皮肤的范围。

（3）手术时最佳体位：一般认为半坐位较好,可使肥大乳房有一定的下垂。

三、麻醉选择

乳房缩小整形术通常选用硬膜外麻醉或全身麻醉。手术范围较小的可用局部麻醉。

四、常用乳房缩小整形术方法

乳房缩小整形术的主要目的是：切除足够量的乳房组织,将乳头安置在胸壁的适当位置,创造一个具有理想大小和形态的乳房;仅留下小而隐蔽的术后瘢痕,远期效果可靠,且能避免术后发生并发症;同时,应保持乳房的泌乳和乳头感觉敏感的功能。

1. 横行双蒂术（Stromheck 法）

（1）新乳头乳晕的定位：按锁乳线和胸乳线法确定新乳头乳晕的位置。

（2）切口设计：采用 Wise 模板设计切口,并将模板两臂的长度定为 5 cm。

（3）将新乳头乳晕部位的皮肤、皮下组织和腺体切除。

（4）将新乳头乳晕下两臂至乳头乳晕间的皮肤去表皮。

（5）切除去表皮以下至乳房下皱襞间的全部皮肤、皮下组织和腺体。保留直径 4～4.5 cm 的乳晕。

（6）将所形成的水平双向真皮腺体蒂携带乳头乳晕向上移转至新乳头乳晕位置。

（7）缝合切口所形成的缝合口为倒"T"形。

（8）术后放置引流。

（9）加压包扎。

2. 斜行单蒂术（Biesenberger 法）

（1）新乳头的定位：受术者取站立位,以胸骨上凹中点为中心,19～24 cm 为半径向下方画弧。再以剑突为中心,11～13 cm 为半径画弧,两弧相交点为新乳头位置。以原乳头为中心,3～5 cm 为直径画圆,作为新乳晕的界限。

（2）切口自新乳头定点向下,绕过原乳头画线垂直向下至乳房下皱襞中点。切开皮下组织,完全暴露乳房腺体,仅有乳房后壁与胸大肌相连。

（3）切除乳腺组织右侧乳腺的外侧做"S"形切除,左侧乳腺的外侧做反"S"形切除,将乳头乳晕保留在剩余的腺体上。

（4）将剩余的腺体向外上方旋转,腺体间相互缝合成一圆锥形。

（5）将乳房皮肤向下牵拉,自然覆盖新塑形的腺体,切除多余的皮肤,使垂直的切口位于乳晕的正下方,水平切口位于新的乳房下皱襞。将新乳头乳晕垂直切口的顶端拉出,切除多余的皮肤,创缘与乳晕缝合。

（6）术后放置引流。

（7）加压包扎。

3. 垂直双蒂术（Mckissock 法）

（1）新乳头乳晕的定位：按锁乳线和胸乳线法确定新乳头乳晕的位置。

（2）切口设计：采用 Wise 模板设计切口，自新乳头乳晕两侧垂直向下至乳房下皱襞画两条线，作为垂直双向蒂瓣的分界线。蒂的宽度不得少于 5 cm。

（3）将垂直双向蒂瓣的部位去表皮，保留 4.5 cm 直径的乳头乳晕。

（4）将垂直双向蒂瓣两侧的乳房组织包括皮肤、皮下组织和腺体全部切除。

（5）将垂直双向真皮腺体瓣与胸大肌分离，携带乳头乳晕向上转移至新乳头乳晕位置。

（6）缝合乳头乳晕和其他切口，缝合口呈"T"形。

（7）术后包扎置负压引流，用松软的敷料外包扎定型。

4. 垂直上蒂术（Weiner 法） 此方法的特点：①术中可根据情况确定腺体的切除量，并随之确定皮肤切除量。②上蒂瓣乳头、乳晕的血供源于乳房内动脉的第 3、4 穿支乳房外动脉和胸外侧动脉。本手术主要切除乳房下部及内外的部分组织，无损于上乳血运，但主张乳头、乳晕上移距离不宜超过 7.6 cm，蒂瓣长宽比例应小于 2：1。本手术适用于中等大小巨乳。

5. 乳晕周边加垂直切口法乳房缩小术（Lejour 法）

（1）手术设计：受术者取坐位。

①画出乳房中轴：距离胸骨中线外侧 10 cm 处，通过乳头中点，画一垂线，上达乳房上方，向下超越乳房下皱襞中点到季肋缘。

②乳房上界的确定：将乳房上推，绘出乳房上皱襞的界限。

③乳房切除范围的预测：将乳房推向外侧，在乳房内侧画出与季肋部乳房中轴相连的垂直连线，再将乳房推向内侧，在乳房外侧绘出与季肋部乳房中轴相连的垂直连线。乳房内侧及外侧的垂直连线之间，是乳房多余皮肤切除的界限。

④将两垂直线在乳房下皱襞上方相交成一弧线。

⑤乳晕上方的切口设计线位于新乳头上方 2 cm 处，从新乳头点出发，在乳房内、外侧各绘一弧线，相交于两垂直直线，相交点的位置，根据乳房大小而变化。

（2）切口设计：切口设计采取乳房蘑菇形口。

（3）乳头、乳腺皮瓣蒂去上皮：从乳头、乳腺上部设计线到其下 2 cm 区域去上皮。

（4）脂肪抽吸：在乳房下部切口线上方作一小切口，在乳房上部、内侧及外侧进行抽吸。

（5）乳腺组织切除：切除乳房下中部的乳腺组织，在胸肌筋膜表面切除。

（6）乳腺组织悬吊缝合：缝合两侧及上部的乳腺组织再塑形做较广泛的乳房下部皮肤及皮下组织分离，减小皮肤缝合张力。行皮下、皮内皮肤缝合。

（7）加压包扎。

6. 乳晕周边切口法（Felicio 法）

（1）手术设计：以乳头为中心设计双环形切口线，内环在乳晕边缘，直径为 4 cm，外环直径约 10 cm，内外环之间距离根据去除量而定，大小增减为 5～10 cm。

（2）切开：以一弹性绷带束紧乳房的基部，使皮肤绷紧，做内环及外环切口。深达真皮层，在两环间去除表皮。在两环中间环形切入，斜向外方向切开腺体达深筋膜，使中央保留的腺体呈上小下大的圆锥形，其基底要与深筋膜相连。

（3）乳腺组织切除：切除外环外皮下的腺体，去除量视需要而定，一般多切除外、下内侧，上侧要少切除。

（4）将保留的下垂的乳腺组织适当上提，缝合固定于深筋膜。

（5）缝合：外环真皮腺体内做连续荷包缝合，使外环缩小到与内环相等，然后分层缝合内、外环间切口。

（6）加压包扎。

综上所述，尽管乳房缩小整形术有几十种术式，每种术式有其各自的特点，但是，直到目前还没有一种手术方法能够解决乳房肥大的所有问题。对乳房缩小而言，重要的是需要领会每种术式的要领，尽可能熟练地掌握几种术式，并能够灵活运用于各种条件的乳房肥大受术者。

五、术中要点

（1）皮肤切开后，止血完全、细致、到位。
（2）皮肤、皮下组织即乳腺组织充分减张，定位缝合。
（3）先缝合筋膜层，再缝合皮下层，最后皮内缝合，防止张力性缝合，以减少术后瘢痕。
（4）制作皮瓣时保护乳头、乳晕皮瓣的蒂部血供不受损伤。

六、术后处理

1. 一般处理　术后严密观察乳房皮瓣、乳头及乳晕的血运，用松软敷料包扎定型。
2. 引流　术后放置引流管，48 h 后拔出引流管。
3. 换药　保持局部清洁，2～3 天换药。
4. 拆线　术后 8～10 天拆线。
5. 药物治疗　常规使用抗生素预防感染。
6. 心理健康指导　给予手术恢复期患者心理健康指导。

七、并发症及防治

1. 乳头乳晕坏死
（1）原因：未能保留乳头乳晕足够的血供，乳晕环周缝合张力过大，真皮乳腺蒂牵拉过紧，血肿形成，局部包扎过紧等都可能导致坏死。
（2）预防：对局部解剖的熟悉，良好的设计，以及术中正确而细心的操作、细致止血，术后适当的加压包扎、引流是最好的预防。术后应注意观察乳头乳晕颜色的变化，判断其血运情况。
（3）处理：一旦出现坏死情况，待分界清晰后，可予以去除而后缝合或植皮，二期行乳头乳晕再造。

2. 皮肤坏死
（1）原因：由于皮肤的广泛潜行分离影响了皮肤血供，手术操作粗暴、损伤过大，缝合张力过大，皮下血肿的压力，皮下脂肪和腺体组织坏死等都可造成局部或较大面积皮肤坏死。
（2）预防：皮瓣下保留足够厚度组织，避免广泛的皮下分离，避免皮肤缝合张力过大，严密止血及引流避免血肿发生。
（3）处理：一旦出现坏死，面积小者可采取保守治疗，待痂下愈合，面积较大者，待界限清晰后，可予以切除坏死组织后缝合或植皮。

3. 血肿
（1）原因：术中止血不完善、较大血管结扎线松脱、加压包扎欠缺等可导致发生血肿。
（2）预防：术前排除有出血性疾病及因素，术中仔细止血，放置引流，适当加压包扎，术后

1～2 天可给予止血药。

(3) 处理：发现明显的血肿应立即进行清除，并检查有无活动出血点，以免引起皮瓣和乳头乳晕坏死。

4. 脂肪坏死液化

(1) 原因：局限性血肿影响脂肪组织的血供，创伤过大、过度使用电刀可导致脂肪坏死液化。

(2) 预防：术中仔细止血，放置引流，适当加压包扎，术后 1～2 天可给予止血药。

(3) 处理：小范围的脂肪坏死液化可通过冲洗引流后重新缝合或换药使自愈，大面积者则需要手术清除。

5. 瘢痕增生

(1) 原因：切口缝合张力过大可导致瘢痕增生，下皱襞切口内外两端易出现瘢痕增生。

(2) 预防：应避免切除皮肤组织过多使缝合张力加大，进行浅筋膜层及真皮层的减张缝合，尽量缩短下皱襞的切口。

(3) 处理：出现瘢痕过度增生后，可先行保守治疗，如瘢痕内药物注射等，待二期进行修复。

6. 乳头感觉丧失

(1) 原因：主要是损伤或切断了乳头乳晕的感觉神经所致。

(2) 预防：手术时应熟悉各层次解剖及神经走行。

(3) 处理：损伤后可应用神经营养药物，有些患者 3～6 个月可部分恢复感觉。

7. 双侧乳房不对称

(1) 原因：术前设计欠对称或先天发育不对称。

(2) 预防：设计的两侧要求一致性及手术操作中的经常比较。术中切除组织量应考虑到术前的差异，在乳头乳晕最终定位及乳房塑形时应使受术者呈坐位进行两侧比较。

(3) 处理：明显不对称时需要再行手术修复。

8. 继发下垂

(1) 原因：保留组织过多，腺体组织悬吊不完善，可出现术后乳房下垂。

(2) 预防：切除增大的组织量要适当，保留腺体组织可与深筋膜缝合固定，术后利用乳罩托起乳房要有足够时间。

(3) 处理：下垂明显影响外观者，需要再行手术矫正。

第六节　乳房下垂矫正术

乳房松弛下垂，乳房位置低于乳房下皱襞者，称为乳房下垂。乳房下垂是一种生理现象，常见于多次妊娠并哺乳之后的中年妇女，也可见于身体突然消瘦者。乳房的腺体和结缔组织经过几次增生肥大和逐渐萎缩后，乳房的皮肤弹性降低，支持韧带拉长，而不能回缩至正常状态。

一、分类

乳房松弛下垂，乳房位置低于乳房下皱襞。严重的乳房下垂，不仅影响女性的胸部体态，也往往给生活和工作带来诸多不便。根据乳房下垂程度不同将其分为三度(图 11-6)。

Ⅰ度:乳头与乳房下皱襞平行。

Ⅱ度:乳头位置低于乳房下皱襞,但高于乳房最低位置。

Ⅲ度:乳头位于乳房最低位置,但有些乳房下垂,特别是乳房远端肥大者,虽下垂严重,乳头位置仍不在最低处,此类也应视为Ⅲ度下垂。

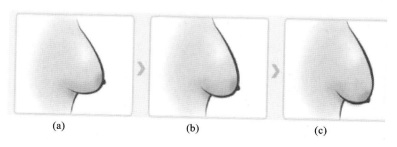

(a)　　　　　　　　(b)　　　　　　　　(c)

图 11-6　乳房下垂程度分度

(a) Ⅰ度;(b) Ⅱ度;(c) Ⅲ度

二、术前设计

首先确定新乳头乳晕的位置(见"乳房肥大症"相关内容),设计切口时,患者取坐位或站立位,双臂高举,于胸骨前无移动性的皮肤上标记出乳头和乳房下皱襞的相应高度,以确定术后的乳头和乳房下皱襞位置(图 11-7)。画一菱形的预切除表皮的范围。菱形的短径与中轴线垂直,对于初学者,也可用纸型设计法定位。

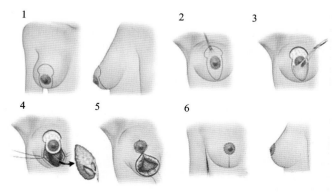

图 11-7　术前设计

1. Ⅰ度乳房下垂的手术方法　轻度乳房下垂是指乳头位置位于乳房下皱褶水平,与哺乳后乳房的腺体及脂肪组织萎缩有关,乳头勃起功能亦较差。

手术操作:在乳晕上方设计一个圆形切口线,一般在乳晕的"10"点至"2"点处,同时设计出一个新月形的切除下垂皮肤的范围,术中切除下垂多余皮肤时要注意保护乳头及乳晕周围真皮下血管网以保护乳头的血供。切除多余的新月形皮肤后,分离皮下组织显露乳腺上部筋膜,并将乳腺筋膜与平行于第 2 或第 3 肋的胸大肌筋膜做上提固定缝合,使乳头处于乳房顶部位置。然后逐层缝合皮下组织和皮肤,要做到无张力外翻缝合。此法常用于不去除乳腺组织的轻度乳房下垂患者。

2. 矩形皮肤切除法　适用于Ⅱ度乳房下垂者,可设计去除多余皮肤,并将乳头乳晕向上方移位,使乳头位于乳房顶部。

手术操作:①先确定乳头乳晕新位置,然后让患者自己用手指捏住乳头,把下垂的乳房向上提起,并在同时将乳房向上折叠。手术者用左手指将皱折的乳房皮肤舒平,再用右手在折叠处的边缘画出上方和下方曲折的切口线。②按切口画线做皮肤切口,深达乳腺包膜,切除画线以内表皮。先将切口的乳腺包膜向上提,并与胸大肌筋膜相缝合固定,再将皮肤切口缝合。

三、适应证

(1)无心理障碍或精神病的各种乳房下垂要求手术者。
(2)中、重度乳房下垂产生躯体症状者,如颈背部酸痛、乳房下皱襞糜烂等。
(3)因乳房下垂影响其特殊职业表现而要求手术者。

四、禁忌证

(1)精神病患者或心理障碍者。
(2)心、肺、肝、肾等重要器官的活动性和进行性疾病者,以及尚未控制的糖尿病和传染性疾病者。
(3)明确的瘢痕体质者。
(4)有凝血功能障碍者。

五、医方准备

1. 局部检查
(1)常规乳房测量:判断乳房下垂的程度、下垂的类型,乳头乳晕的位置、大小、形态有无异常;局部有无感染及皮肤病变;检查乳房有无包块。
(2)检查双侧是否对称,有无胸廓畸形和脊柱侧弯;双肩是否平齐;双侧胸大肌是否对称。
(3)双乳钼靶及 B 超检查。

2. 全身检查
(1)是否是过敏体质、瘢痕体质。
(2)有无出血倾向的疾病和高血压病,有无心、肺、肝、肾等重要器官的活动性和进行性疾病,是否有尚未控制的糖尿病和传染性疾病。

3. 实验室检查　常规术前检查。
4. 心理状况评估　排除期望值过高、要求不切实际、心态不正常者。
5. 照相　术前常规立位、左右斜位和左右侧位照相。

六、麻醉选择

单纯乳房下垂手术,可应用肋间神经阻滞加局部浸润麻醉;如乳房下垂伴乳房肥大而需行乳房缩小手术,多选用全身麻醉。

七、手术操作规程(乳房上提术)

(1)乳头乳晕位置的确定:根据受术者的身高和站立时乳房下垂的程度确定理想的新乳

晕位置的上缘及新乳头的位置。

（2）切口设计：于乳房上方设计一半月形切口，最高点为新乳晕上缘。从此点向两侧画弧形与原来的乳晕下缘弧形相连，其椭圆形切口的宽度依所需缩窄乳房的大小而定。

（3）最大张力下画出直径约 4 cm 的新乳头乳晕的大小。

（4）切开：乳房悬吊沿乳晕周缘切口切开，去除新月形皮肤，在腺体表面分离至乳腺上极，提升腺体缝合固定于胸大肌筋膜上较高位置，必要时可进行部分腺体的折叠缝合而进行悬吊塑形。

（5）缝合：将内、外环真皮行荷包缝合，缝合乳晕周边切口。

（6）包扎。

八、术后护理

（1）观察乳头乳晕血运。

（2）换药：保持局部清洁，2～3 天换药。

（3）拆线：术后 8～10 天拆线。

（4）药物治疗：常规使用止血药物及抗生素。

（5）给予手术恢复期的心理健康指导。

第七节　乳头内陷矫正术

成年女性乳房的乳头不在乳晕平面上，而是向内凹入乳晕的皮面之下，称为乳头内陷。

乳头内陷的病因有先天性和获得性两种。先天性乳头内陷主要是因为乳头乳晕的平滑肌和乳腺导管发育不良，缺乏乳头勃起的动力和结构，临床上常表现为双侧乳头内陷，且程度较重。获得性乳头内陷常因感染、创伤等导致乳腺导管周围瘢痕形成而出现程度不同的乳头内陷。

一、临床表现

（1）乳头位于乳晕皮面以下。未婚女性的内陷乳头处容易积存污垢，产生臭味；已婚女性，乳头内陷者因婴儿不能吸吮乳头而不能正常哺乳。另外，由于乳汁的排出不畅，易造成乳腺炎、乳房脓肿等。

（2）乳头内陷常为双侧性，两侧凹陷程度不一，也可以是单侧性。乳头内陷可分为三类。

Ⅰ型：轻度乳头内陷，乳头部分内陷，乳头颈存在，能轻易用手使内陷乳头挤出，挤出后乳头大小与常人相似。

Ⅱ型：中度乳头内陷，乳头全部凹陷在乳晕之中，但可用手挤出乳头，乳头较正常为小，多半没有乳头颈部。

Ⅲ型：重度乳头内陷，乳头完全埋在乳晕下方，无法使内陷乳头挤出。

二、治疗方法

1. 非手术疗法　轻度乳头内陷，可通过电动吸引矫治器或手法牵引矫正，每日数次，2 个月左右可收到一定效果。这种非手术疗法最好在婚前或妊娠早期进行。

2. 手术疗法 乳头内陷的整形手术方法有 20 余种,并且不断地有新的方法报道。单纯施行乳头部分的乳头内陷整形手术,术后较易复发,尤其是重度。去表皮乳晕三角皮瓣支撑法、Broadbent 手术及 Woolf 手术、新月形乳晕皮瓣手术,以及改良的 Pitanguy 手术都是较易操作且复发率较低的手术方法。为使手术成功,减少复发,应注意下列原则。

(1) 松解引起乳头内陷的纤维束,必要时切断部分或大部分短缩的乳腺导管。

(2) 组织移植充填空虚的乳头。

(3) 在乳头颈部制造一狭窄环,防止被充填到空虚乳头内的组织疝出,可采用荷包口缝合,或作乳头颈部部分皮肤切除,以缩窄乳头颈。

(4) 必要时作皮瓣移植,加大乳头或制造乳头颈。

(5) 术后作一定时间的乳头牵引或持续低压负压吸引,防止乳头内陷的复发。

三、手术方法

1. 术式一 在乳头四周的乳晕内切除 4～5 个呈放射状的菱形组织,深至皮下。用缝线将乳头牵出,在乳头下方进行细致的分离,切断过紧的平滑肌纤维及结缔组织,使乳头充分地松解。然后,环绕乳头根部做荷包缝合,收紧缝线结扎,使乳头挺立。为增加乳头的支撑力,使乳头稳定地向外凸起,在乳头深部可转移局部组织瓣。最后逐一缝合菱形切口,术毕加压包扎。

此种手术方法比较简单,但术后乳头乳晕的缝合创口在同一条直线上,愈后瘢痕收缩对手术效果有影响。另外,环绕乳头根部荷包缝合时,结扎不可过紧,以免影响乳头的血液循环。

2. 术式二 沿乳晕边缘画切口线,在两侧画出一条跨越乳晕的水平切口线。沿切口线切开皮肤及皮下组织,用缝线牵出乳头,在乳晕下分离,然后将乳晕皮肤切除 6～8 块三角组织。最后将乳晕边缘以外的两半皮肤互相推进缝合,术毕加压包扎。

3. 术式三 设计切口时,在乳晕部以乳头为中心,以 1.5 cm 为半径画一圆,在圆的内外各标出互相错开的四个等边三角形切口。手术时将三角形内皮肤、皮下组织切除。用缝线将乳头牵出,进行充分的分离和松解,使乳头有足够的延长范围,然后将与乳头相连的四个皮瓣互相缝合,包裹乳头使其凸出。最后将外周的四个三角形创面互相缝合,使圆形创缘向内推进缩小。缝合乳头根部的环形创缘,加压包扎。

4. 术式四 新月形乳晕皮瓣法:此方法由王炜教授提出,用 3-0 尼龙线缝合凹陷乳头使之凸出体表。在乳晕内下象限设计新月形乳晕皮瓣,大小为(0.6～1.0)cm×(1.0～2.0)cm,其大小根据乳头凹陷程度及乳头大小而定,在这个方位设计的切口较少损伤乳头的感觉。切开乳头下边缘,分离及切断乳腺管间的纤维束,纠正乳头内陷,如还不足以使乳头复位,则切断部分乳腺导管,或大部分乳腺导管。在乳头内下方设计乳腺组织旋转瓣,大小为(0.6～1.0)cm×1.5 cm,使其充分地充填于复位的乳头下方空隙,在乳头颈做一荷包缝合,以固定旋转的乳头组织瓣,保证其充填乳头下的空隙内,防止其疝入乳头颈下方。将新月形乳晕皮瓣缝合于乳头下缘的切口内,制成乳头颈的一部分。由于该手术制成了新的乳头颈部及充填了乳头空隙,术后效果良好。

四、并发症及防治

(1) 切除乳头下纤维结缔组织过多,乳头缺血坏死;乳头基部紧缩过度;手术后局部肿胀使乳头血运回流受阻,导致乳头坏死。

（2）乳头感觉麻木:因在切开、剥离、松解过程中支配乳头的感觉神经受损所致。

（3）对内陷程度估计不足,选择方法不当,手术时未将乳头下挛缩组织分离彻底或切断,仍有纤维带向下牵拉。

五、术后护理

（1）一般处理:观察乳头的血运。

（2）换药:2～3 天换药。

（3）拆线:术后 8 天拆线,埋线法无须拆线。

（4）包扎固定良好,防止乳头内缩、复发,乳头包扎不宜过紧。

（5）药物治疗:常规应用抗生素预防感染。

（6）给予手术恢复期患者心理健康指导。

第八节　乳头乳晕缩小整形术

乳头乳晕肥大常使患者承受较大心理压力。乳头乳晕缩小整形术主要是达到美观的目的,因此要求再造乳头乳晕的位置、凹凸、大小、形态及色质与健康侧相对称。

一、乳头肥大

乳头肥大整复方法很多,但都涉及切除乳头部分组织,造成不同程度乳腺导管损伤,对有哺乳需要的女性,最好不要实行。

手术方法:保留乳头顶部及上端,于乳头中部及基部行圆周状脱套切除皮肤皮下组织,如乳头仍显肥大,则楔形切除一块乳头上端组织并缝合,其余乳头上端切口与基部切口缝合关闭创面。这种方法对乳腺导管损伤较小,称为武藤靖雄法。

二、乳晕肥大

巨乳及垂乳或男性乳房发育症合并的乳晕肥大,可在行巨乳缩小、垂乳上提或男性乳房发育时同时把乳晕缩小,如仅为单纯乳晕肥大可参考双环法巨乳缩小术中皮肤皮下的处理方法解决。乳晕肥大合并乳头肥大时,两类手术不可同期进行,以免影响乳头的血供。

三、术后护理

（1）注意观察乳头的血运。

（2）包扎松紧要适宜。

（3）术后 2～3 天换药,7 天拆线。

（4）药物治疗:应用抗生素预防感染。

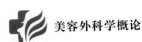

第九节 副 乳

副乳有两种情况，一种是医学上指的先天性副乳，一种是人们通常谈论的后天性副乳，也称假性副乳。先天性副乳是一种乳房畸形，跟正常乳房一样，有的有乳腺无乳头，有的有乳头无乳腺，有的既有乳头又有乳腺。假性副乳是由于腋窝淋巴管和淋巴结被代谢物堵塞后形成的局部隆起性的类似乳房一样的包块，发生率极高，约占女性人群90%，通常被人们误认为是长胖了或者穿内衣勒出来的赘肉。

抽脂美容手术也是消除它的方法之一。副乳是由大部分的脂肪及少部分的肌肉组成，所以可以用抽脂的方式将副乳消除。而抽脂手术后，则依年龄的大小及皮肤的弹性度决定是否需要拉皮。

第十节 男性乳房肥大整形术

男性乳房一侧或双侧呈女性乳房样发育、肥大，有时有乳样分泌物者，称男性乳房肥大（增生），也称男子女性型乳房。常发生于青春期，在21岁前出现，多属于正常现象。乳房肥大有时有压痛或疼痛。另外，乳房肥大可导致苦恼和窘迫的精神压抑，尤其年轻患者中表现突出。

一、临床分类

1. 原发性男性乳房肥大症

（1）特发性男性乳房肥大：特发性男性乳房肥大只是乳腺体积增大，状如青春期少女乳房，其乳头、乳房发育良好，生殖器官及其他器官不伴有发育异常及相关的病变。患者多为6～8岁男孩。肥大的乳房内除有乳腺导管增生外，尚有许多腺泡，常为单侧、弥漫性，往往可自行消退。

（2）青春期男性乳房增大：发病者多为青春期男性（12～17岁），约3/4病例为双侧受累，常在乳晕下形成2～3 cm的盘状肿块，并随时间推移而逐渐增生，可达到女性乳房大小的程度。本病多无明显自觉症状，但少数患者可出现乳腺胀痛或压痛，常在1～2年内自然消退，偶有持续存在者。

（3）老年性男性乳房肥大：老年男性有时会发生不同程度的睾丸萎缩或功能衰竭，致使血液内总睾酮浓度和游离血清睾酮浓度降低，导致雌二醇含量增高，引起老年男性乳房肥大。患者年龄多在50～70岁，初期时为一侧乳房增大，继而对侧亦增大。临床上常可在乳晕下扪及一个3～4 cm的肿块。边界清楚，与周围组织不发生粘连，推之移动，质地较硬，并有轻度压痛，常在1年内自然消失。

（4）少数病例在乳房肥大消退后，乳腺内还留有小硬结，此硬结偶可发展为乳腺癌。

2. 继发性男性乳房肥大症 性腺功能减退引起的男性乳房肥大：一般常见于原发性睾丸功能衰竭或减退的男子，亦见于继发性（垂体及下丘脑病变）性腺功能减退的患者。其原因在于血液中睾酮与雌二醇的比例下降。

3. 全身性疾病引起的男性乳房肥大

(1) 迁延性疾病的恢复期:有些疾病使体重降低以后,在恢复期体重增加时,促性腺激素的分泌和性腺功能恢复正常,产生了一种类似第二青春期的现象,临床上称之为进食增加性乳房肥大,可在数月至1~2年内消退。

(2) 血液透析治疗后:肾衰竭患者血液透析后数周或数月后,由于饮食增加可引起乳房肥大。此外,尿毒症患者常出现激素水平异常,如血清睾酮浓度降低,血清雌激素及催乳素浓度升高等,亦可导致乳房肥大。

(3) 肝功能受损:男性乳房肥大也见于肝功能受损时。肝功能受损时,肝脏降解雌激素的过程发生障碍。但雄激素降解过程未受影响,致使雌、雄激素比例失调,雌激素浓度相对增高,从而引起乳房肥大。

(4) 甲状腺功能亢进引起乳房肥大:在甲状腺功能亢进的男性病例中,有 $10\%\sim40\%$ 的患者并发此症。这是由于血液循环中甾类蛋白增多,游离睾酮含量正常,而游离的雌二醇增多,从而刺激乳腺组织增生。

4. 肿瘤性男性乳房肥大

(1) 女性化肾上腺肿瘤:肾上腺皮质增生及良、恶性肾上腺肿瘤,可直接分泌雌激素或产生过量的雌激素前体,后者在组织中转化为有效的雌激素。此类肿瘤多为恶性,诊查时常可发现腹部肿块。

(2) 睾丸间质细胞的肿瘤:较为罕见,大多数为良性肿瘤,睾丸间质细胞产生过量的雌二醇,过量的雌激素抑制了垂体的黄体分泌素,导致正常睾丸间质细胞的雄激素产量不足,从而促使男性乳房肥大。

5. 药物性男性乳房肥大 临床上某些疾病(如前列腺肥大等)需长期服用雌激素(如己烯雌酚等),此类药物可直接刺激乳房增生、肥大,另外螺内酯、西咪替丁(甲氰咪胍)与双氢睾酮竞争细胞表面受体,亦可引起乳腺增生、肥大。

二、治疗

原发性男性乳房肥大多为暂时性,一半多逐渐自行消退。对于继发性男性乳房肥大,症状明显者,以及青春期乳房肥大经久不退,为改善外观,可采用以下治疗方法。

1. 非手术方法

(1) 病因治疗:对睾丸肿瘤、甲状腺功能亢进及肝病等,针对病因予以治疗。对于因外源性雌激素或药物引起的男性乳房肥大者,应停止相关药物。

(2) 药物治疗:应用他莫昔芬(三苯氧胺)、甲睾酮等,一般可使部分患者的疼痛缓解,肿块消退。

2. 手术疗法

(1) 适应证:

①乳房体积过大,长时间不回缩影响体型者。

②成年者发病,无病因可查,内分泌治疗无效者。

③精神负担重,本人迫切要求手术者。

④局部症状较重,乳房体积过大,胀痛明显者。

(2) 手术方法:采用局部浸润麻醉,必要时可用肋间神经阻滞麻醉。

①乳晕下半圆形弧形切口：切开皮肤，深入到乳腺周围筋膜，摘除肥大的乳腺组织块，置负压引流，缝合皮肤。

　　②横乳晕、乳头切口：切开皮肤，深入到乳腺周围筋膜，摘除肥大的乳腺组织块，置负压引流，缝合皮肤。

　　③在乳晕及乳房外侧"L"形切口：做乳房缩小成形及切除肥大的乳腺组织块，置负压引流，缝合皮肤。

　　术毕，胸廓加压包扎，2～3天拔除负压引流管。如果乳房肥大较轻，小于50 mL者常采用上述①、②切口，只要止血彻底，无需住院。

（王　波）

第十二章　吸脂术及脂肪注射术

第一节　标准体重与肥胖

一、皮下脂肪的解剖

（一）脂肪组织的分类

脂肪组织是一种以脂肪细胞为主要成分的结缔组织。正常成年人脂肪组织由脂肪细胞及其周围基质成分构成。脂肪细胞包括成脂肪细胞、不同分化阶段的前脂肪细胞和成熟脂肪细胞。

人体脂肪细胞有$(2.5\sim5)\times10^{10}$个，其大小随所含脂类的多少而定。脂肪细胞周围基质成分包括胶原纤维、弹力纤维、常驻细胞（巨噬细胞、肥大细胞、成纤维细胞、周皮细胞等）及神经、血管等结构。每个脂肪细胞至少有一根毛细血管相连。多个脂肪细胞聚集形成一级小叶，它是构成脂肪组织的基本结构和功能单位，许多一级小叶构成二级小叶。二级小叶周围有纤维间隔或小梁，其中有较大的血管、淋巴管和神经穿过。纤维间隔起支持和间隔脂肪作用。

脂肪组织的独特特征是其体积变化潜能巨大，主要是脂肪细胞的数量和体积变化。脂肪细胞数的增加主要是通过前脂肪细胞的繁殖和分化，其减少是由于前脂肪细胞和成熟脂肪细胞的凋亡及可能的脂肪细胞的分化。在脂肪细胞的分化过程中，其表型的获得是许多基因随时间变化表达为特征，是由早期、中期和晚期 mRNA／蛋白标记物与三酰甘油（甘油三酯）蓄积来反映的。一般认为，人脂肪细胞从胚胎早期开始产生，并逐渐分裂，数目不断增加，到成年基本中止。也就是说成年人的脂肪细胞数量是相对恒定的，人体的胖与瘦主要是脂肪细胞体积变化，而非数量变化。药物减肥只是使脂肪细胞的充盈程度降低。

（二）脂肪的分布

皮下脂肪组织是皮肤最深、最厚的一层。解剖学研究发现，皮下脂肪层可分为深、浅两层，浅层为晕层（areolar layer），深层为板状层（lamellar layer）。晕层位于真皮下，广泛分布于全身各个部位，由小的脂肪球组成，紧密地嵌在表浅筋膜纤维隔内。板状层位于晕层和肌肉之间，组织结构比较疏松，脂肪球相对较大，仅分布在腹部、髂窝、大转子区、大腿上 1/3 内侧上臂等部分区域。皮下组织与真皮之间无明确界限，两者的结缔组织彼此相连。皮下组织的深部与筋膜、肌肉腱膜或骨膜连接。皮下组织的厚度因部位、性别、年龄、营养等而异，并受内分泌调节。眼睑、耳垂、阴茎和阴蒂等处无皮下脂肪。手背和足背有极少的脂肪细胞，头皮有

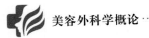

很多的脂肪组织。皮下脂肪不仅具有储能、产热、隔离、保护、支持、美观等功能,而且还是第二性征的一个标志,一定厚度的皮下脂肪组织对女性月经有调节作用。正常情况下,皮下脂肪的分布具有明显的性别特征,成年女性胸部、下腹部、腰臀部、股前部、膝内侧皮下脂肪组织发达,称为女性脂肪分布。男性项部、三角肌、股三头肌区、上腹部、腰大肌较为发达,称为男性脂肪分布。

正常成年人脂肪含量占体重的 $10\%\sim20\%$(男)或 $15\%\sim25\%$(女)。近年来发现脂肪细胞分泌许多活性因子,在免疫反应、血管疾病和食欲调节中起重要作用。脂肪组织像一种内分泌器官,脂肪细胞具有内分泌、旁分泌和自分泌作用。脂肪代谢存在年龄、部位和物种的差异。促进脂肪分解的机制包括交感神经与儿茶酚胺、垂体前叶生长激素、糖皮质激素、高血糖素、肾上腺皮质激素、促甲状腺素、促黑色素细胞激素和加压素等的作用。促进脂肪生成和抑制脂肪分解的物质有胰岛素、前列腺素 E_1、抗黑变激素和性激素等。

(三)脂肪的作用

脂肪细胞容易分离,在生理溶液中不同于其他细胞,它是悬浮的,物理力量容易使脂肪细胞破裂,其对脂酶、膜酶敏感。脂肪细胞的吸收功能差,注射物进入脂肪层后会析出晶体,难以吸收的物质将成为异物,可引起异物样反应。脂肪细胞增生,其体积和数量的增加,可造成肥胖、脂肪瘤、库欣综合征。脂肪细胞退化溶解可造成皮肤萎缩、阿迪森综合征等。皮下脂肪组织疾病包括炎症性、感染性以及萎缩、增生肥大疾病等。

皮下脂肪组织不易受到损伤,但一旦出现损伤,将形成液化性坏死,甚至导致难愈性溃疡。且脂肪组织损伤后不能再生,最终将由吞噬细胞吞噬,逐渐移除或形成瘢痕。一些疾病可引起皮下脂肪坏死,如膜腺炎、结节性红斑、结节性发热性非化脓性脂膜炎、新生儿皮下脂肪坏死、新生儿硬化症等。非疾病所导致的脂肪坏死可见于新生儿由低温引起的皮下脂肪坏死。

二、肥胖的概念和分级

从医学角度看,肥胖是指身体脂肪的过度增多,并对健康造成了严重的危害。我们认为肥胖是一种疾病,而不仅仅是一种症状,所以在这里我们称之为"肥胖病"。正常人体有 300 亿~350 亿个脂肪细胞,当脂肪细胞的数量和体积增多后就形成了肥胖。随着体重的增高,首先脂肪细胞的体积增大,然后数目开始增多,而并非一般人们认为的只有细胞体积的增大。

目前诊断肥胖病多采用体重指数(BMI)的方法,体重指数是一项比较准确且被世界广泛接受并采纳的诊断方法。计算公式如下。

$$体重指数(BMI)=体重(kg)/[身高(m)\times身高(m)]$$

$$标准体重(kg)=(身高(cm)-100)\times0.9$$

下面列出了"体重指数"和"健康危险"的关系,在中国肥胖病的诊断标准为体重指数大于25(表 12-1)。世界卫生组织的标准是,BMI 大于 25 为超重,大于 30 为肥胖。在诊断肥胖时还应考虑腰围与臀围的比例(WHR),WHR 大于 0.9 对健康是不利的。

表 12-1 体重指数与健康危险的关系

体重指数	健康危险
18.5~25	一般
25~30	开始增高

续表

体 重 指 数	健 康 危 险
30～35	较高
35～40	很高
>40	极高

肥胖（症）可分为单纯性和继发性两类,前者被认为是无明显原因者,后者是指继发于其他疾病（如丘脑-垂体的肿瘤、内分泌病、营养失调等）引起者。单纯性肥胖症除了与遗传和某些内分泌因素有关外,还与进食过多和活动过少有关。人类的摄食活动受到两个方面因素的调节:一是生理性的调节因素,如胃的收缩提供饥饿感,胃的胀满提供饱和感等;另一个方面是心理、社会和文化因素,包括社会经济状况,对食物和肥胖的认识、评价、态度,人际关系和情绪状况等,这些因素也可以影响人的体力活动量,从而成为单纯性肥胖症的主要原因。在某些民族,肥胖被当作富有和美的象征,事业成功的标志。而西方的许多研究表明,处于社会底层、经济收入少的人患此病的人较多。肥胖或体重超重,与遗传、疾病、饮食和生活方式有关,尤其与习惯和生活方式关系密切。情绪因素对摄食活动有显著的影响。俗话说"心宽体胖",意味着豁达的胸怀,积极的情绪会使人健壮、发胖,但这只是问题的一个方面。许多研究证明:心理应激和各种消极的情绪反应（如焦虑、恐惧、愤怒、忧郁）也能促使人多进食。根据推测,这些人可能存在某种程度上的人格缺陷,情绪不良必须通过进食才能缓解,从而形成对摄食的情绪依赖,借以满足自己对安全和自尊的需要。多食之所以能达到上述目的,是由于这些人不能区分饥饿和其他心理生理激活状态。肥胖症对患者也可成为一种消极的刺激,有好多人（尤其是女性）因肥胖而产生各种消极的心理反应,包括自卑、情绪紊乱以及贬低自身形象。这些心理反应和由此而来的行为退缩、体力活动减少和多食,反过来又会加重肥胖程度。

肥胖症女性比男性多,中年之后的女性中更是成倍增加,所以妇女减肥不要拖到更年期。本病可以导致许多麻烦的并发症,如呼吸困难、换气不足、动则气促等。由于体重增加,骨骼系统负荷加重,常有腰痛、下肢水肿、膝踝骨关节炎。中年以上患者并发高血压、糖尿病、动脉硬化、胆结石、月经不调等明显高于正常人,甚至在青少年也有肥胖引起的上述病症。

对于肥胖症的治疗,首先要搞清病因。由其他疾病引起者要积极治疗原发病。由情绪因素引起者可进行心理治疗,其重点在于消除患者的消极情绪反应和人格方面的问题,训练患者学会识别饱足信号、执行减肥计划。肥胖的人一般是食量大,活动量小。所以,减肥的原则是减少热量食品的摄入量和增加热量的消耗量双管齐下。此外,还要注重体育锻炼,增加运动量。至于各种各样的减肥茶、减肥霜、营养素之类的减肥产品,都解决不了根本上的问题。

因内分泌疾病（如甲状腺功能减退、皮质增多以及垂体病变）引起的肥胖,在针对不同的疾病予以药物治疗的同时,也要从饮食习惯和生活方式上予以调节,才能达到控制体重的目的。

肥胖者必须改变过去的不良饮食习惯,如大吃大喝,好吃零食、甜食及动物性脂肪食物,改为多餐少量,使身体经常保持半饥饿状态,不致造成脂肪积聚。少吃或禁吃甜食,不吃零食。但减肥也不能仅仅依靠节食,那可能会导致神经性厌食症,引起营养不良,甚至死亡。

三、标准体重

体型美是指人的整体指数合理和人体各部位之间的比例关系协调,形成和谐优美的外观。构成体型的生物学基础是骨骼、肌肉的形态和脂肪的积累程度。人的体型是现代人类体质学研究的重要内容。人的体型分类方法颇多,但至今没有一个科学而公认的标准,基本的观点是体型匀称是人体体型美的基本特征,匀称的体型其身高与体重之间比例协调,这种比例关系应符合黄金分割比例。所以,常用身高与体重的比例关系及 4 个与体型相关的指数来确定一个人的体型是否匀称,即标准体重(kg)=身高×(1-0.618)或体重(kg)=(身高-105)±10。当实际体重超出计算出的体重 10 kg 时即为肥胖;体重超过标准体重 10~20 kg 为轻度肥胖;超过标准体重 20~30 kg 为中度肥胖;体重超过标准体重 30 kg 以上为重度肥胖。体型可通过体型指数进行分类。

体型是否均匀可通过下列 4 种指数进行推断。

1. 皮-弗(Pignet-Vervaeck)指数

$$皮\text{-}弗指数=\frac{体重(kg)+胸围(cm)}{身高(cm)^3}\times 100$$

2. 罗氏(Rohere)指数

$$罗氏指数=\frac{体重(kg)}{身高(cm)^3}\times 100$$

3. 达氏(Davenport)指数

$$达氏指数=\frac{体重(kg)}{身高(cm)}\times 100$$

4. 皮氏(Pignet)指数

$$皮氏指数=身高(cm)-[胸围(cm)+体重(kg)]$$

根据上述指数,可将体型分为以下几类(表 12-2)。

表 12-2 指数体型分类表

指　　数	性　　别	瘦　长　型	中　间　型	短　胖　型
皮-弗指数	男	≤81.9	82.0~94.2	≥94.3
	女	≤81.4	81.5~94.7	≥94.8
罗氏指数	男	≤1.28	1.29~1.49	≥1.50
	女	≤1.29	1.30~1.50	≥1.51
达氏指数	男、女	≤20	21~25	≥26
皮氏指数	男、女	≤50	51~55	≥56

第二节　吸　脂　术

吸脂术即脂肪抽吸术,又称吸脂减肥术和体型雕塑术,它可以永久性地除去人体一些部位过度堆积的脂肪细胞,再现人体的形体美。但脂肪抽吸术不能使人消瘦,也不能代替减肥,它只可以消除臀部腹壁等部位单靠一般减肥方法难以奏效的过度肥胖。另外,吸脂术不能改变吸脂部位皮肤的质地,更不能消除腹部的妊娠纹。就医时一定要选择有资质的医生来实施手术才能保证手术的效果和安全。

一、吸脂的定义

吸脂(liposuction)是利用器械通过皮肤小切口伸入皮下脂肪层将脂肪碎块吸出以达到吸收脂肪目的的方法,适用于体态整形。

1. 吸脂部位 吸脂的常见部位有面部、双下巴、颈部、肩背、四肢、手脚、上下腹部、侧腰、上臀、臀部等。

2. 吸脂瘦脸 正常的面颊应该是轻度的低凹,如果是因为肥胖造成了圆脸等情况可以通过面部吸脂手术去除多余的脂肪。整形医院采用专业的脂肪探测仪,准确探测脂肪的分布,探测它们在皮下层的深度和位置,选择隐蔽的地方进针。针眼很小,只有 1 mm,在恢复以后几乎看不到,让术后的面部皮肤柔润和光滑。

3. 臀部吸脂 臀部储存有一定脂肪,特别对于女性来说,臀部会更加丰满。臀部是人体容易发生脂肪堆积的部位之一,过多的脂肪沉积,有损于形体美。

臀部吸脂术是对臀部进行吸脂,达到美臀的效果。大多数的年轻人会选择这种手术方法,这种吸脂术大多通过肿胀吸脂来进行,将臀部多余的脂肪吸除。臀部吸脂手术较少出现凹凸不平的现象,因为臀部脂肪堆积,而吸脂手术的要求是均匀一致,所以要注重臀部的曲线和过渡,臀沟清晰,并且要让臀峰凸显出来。手术之后,仍需要用束身衣或者弹力绷带等辅助方式来塑形。

4. 肥胖类型 臀部脂肪沉积的部位和多少各不一样。根据在臀部沉积部位和臀部形态的不同,可分为:臀上型,脂肪集中于臀上部,显得突出;臀侧型,脂肪集中于臀两侧,使臀部向两侧突出;臀后型,使臀后部明显突出;均衡型,臀部沉积呈均匀分布。臀部不论哪一种脂肪沉积的类型,都是一种异常体态,缺乏美感。

5. 腰部吸脂 腰部吸脂手术是一种通过体表小口(针眼),采用局部麻醉,吸除多余皮下脂肪的体表外科手术。在手术前给予一定的镇静剂,术中用长效止痛药,术后镇痛效果可以维持 24~72 h。腰腹部的吸脂手术是局部减肥手术,对全身情况干扰少。但是因为术后仍有一些轻微的反应和局部渗液,故 1 周内要避免重体力劳动,但是普通的工作是没问题的。

二、肿胀麻醉

肿胀麻醉又称超量灌注或湿性吸脂,简称肿胀技术。此项技术由 Klein 在 1987 年首先报道,1993 年后得以完善并广泛应用。实践证明这是一种有效、简单、安全的麻醉技术,是脂肪抽吸术首选的麻醉方法。其常用的主要配方是:①生理盐水 1000 mL;②2%的利多卡因 20~40 mL;③肾上腺素 0.5~1 mg/mL;④5%的碳酸氢钠 5~20 mL。

如辅以静脉复合或硬膜外麻醉,利多卡因用量可减至 200 mg/1000 mL 以内,以减少利多卡因用量过大的毒副作用。肿胀麻醉液一次注入量在 3000~5000 mL 内较安全。

FDA 及《中华人民共和国药典》规定利多卡因最大用量为 7 mg/kg,一次用量不超过 400 mg。但肿胀麻醉液中利多卡因用量远远超过规定量,其安全应用的可能机制如下:

(1)肿胀麻醉液是注射在局部吸收相对缓慢的脂肪组织内,脂肪组织内血管较少;

(2)肿胀压迫,血管外压力增大,吸收相对减少;

(3)肾上腺素使局部血管收缩,药物吸收减慢;

(4)利多卡因为脂溶性药物,与脂肪有亲和性,可阻止其扩散,延缓吸收;

(5)大部分(50%~70%)的肿胀麻醉液随脂肪被同时吸出;

(6)碳酸氢钠使游离碱基增多,碱化药物使离子型利多卡因减少,吸收减慢;

(7)组织创伤后局部的反应是渗出大于吸收,肿胀时效也是利多卡因吸收减慢的因素。

利多卡因的吸收在个体间有差异,应考虑到受术者的具体情况,术中应随时观察受术者的主观症状及表现。利多卡因的毒性作用:轻者表现为头晕、头痛、恶心、呕吐、听力损伤等;中度中毒受术者出现癫痫、惊厥和昏迷等中枢神经症状;严重者则呼吸抑制、心搏骤停。因此,对于年龄大于50岁者,或既往有糖尿病、高血压的受术者,应减少用量。对多部位吸脂者应分开连续进行,不要同时手术。每个灌注部位,乳化、抽吸时间应控制在1 h内,以尽量减少药物的用量和吸收。

三、手术部位选择及手术禁区

脂肪抽吸去脂塑形术是针对人体脂肪容易沉积、影响形体的部位进行,而非人们理解的全身减肥手术。因此,吸脂手术常选择具有板层脂肪及脂肪易沉积的部位,而有重要血管、神经及淋巴通过的部位视为绝对禁区。国内有学者提出相对禁区的概念,即在腹、下肢、臂三个部位将各主要皮支血管穿出点及周围区域划为相对禁区。

1. 吸脂效果最佳区　这些部位富有板层脂肪,为脂肪易沉积部位,无重要神经、血管及淋巴管通过,吸脂塑形效果明显也较安全,包括下腹区、髂腰区、臀外侧区、后背部区。

2. 绝对禁区　这些部位多为关节功能区,有重要神经、血管及淋巴管通过,皮下组织菲薄,无板层脂肪。在该区手术时,易造成出血、神经损伤及淋巴回流障碍等并发症。

(1)腹股沟区:皮下菲薄,深部有股动脉、股静脉和股神经等重要结构,浅部有腹壁浅动脉和旋髂浅动脉穿出。

(2)窝区:腘窝内有腘动脉、腘静脉及分支通过,深面有胫神经,外下有腓总神经通过。肘窝深部有肱动脉、肱静脉、正中神经,浅层有肘正中静脉、头静脉和贵要静脉通过。

(3)臀皱襞区:该区深部有坐骨神经通过。

(4)髌骨区:髌骨前皮下菲薄。

3. 相对禁区　该区域虽然没有重要神经、血管主干,但有相应的分支通过,在此区域吸脂时应注意,避免损伤分支引起术后并发症。

(1)腹直肌前鞘纵行区:该区有腹壁下动脉脐旁支穿出。

(2)大腿前区:大腿前面有旋髂浅动脉、阴部外浅动脉及其静脉伴行。

(3)小腿后区:该区的重要血管有腘窝外动脉、腘窝内侧动脉和腘窝中间动脉,并有腓神经及其小隐静脉下行。

(4)上臂内侧区:臂内侧肱二头肌间沟有肱动脉的尺侧上副动脉和尺侧下副动脉及伴行静脉,臂内侧、前臂内侧皮神经沿此路径走行。

四、手术步骤

1. 体位、消毒　常规消毒、铺巾。

2. 手术入路　可采用阴阜或脐孔周围切口,也可采用脐上两侧或脐下两侧切口,脐两侧切口也是常用的手术入路,该切口的优点是可抽吸髂腰部脂肪。切口大小为0.5~1.0 cm。

3. 注入肿胀麻醉液　由切口向四周放射状逐渐均匀注入肿胀麻醉液。注射量以预吸脂部位形成局部张力、皮肤呈"橘皮样"为度,或注入出现"涌泉征",即注入口出现喷射样肿胀麻醉液溢出。

4. 抽吸脂肪　选择管径适当的抽吸管,检查机器的运行状态是否正常。将抽吸管经皮肤小切口插入皮下脂肪层,呈放射状进行脂肪抽吸,抽吸隧道应呈扇形交叉,切不可"横扫"抽吸,以免损伤筋膜血管网导致皮肤缺血坏死。抽吸时术者右手(持抽吸管)拉锯式抽吸,左手应平放抽吸部位或掐持皮肤以感知抽吸层次,由深至浅抽吸,先抽吸深层(板层)脂肪,在大部分脂肪抽出后,更换细管抽吸浅层(网状层)脂肪,但至少保留 1 cm 厚度的皮下脂肪,以维持真皮下血管网的完好,避免术后皮肤血运障碍。

5. 术中观察　术中应观察受术者的反应,包括对肿胀麻醉液的中毒反应和对手术的反应,并随时作出处理。再则应观察抽吸物的颜色和量,并作好记录。当抽吸物中脂肪含量减少,大多为肿胀麻醉液及血性液体时,说明脂肪大部分已被抽吸出。检查皮肤表面是否平整,如有不平应仔细抽吸修整,修整满意即可结束手术。

6. 术后处理　脂肪抽吸结束后,术者双手环形轻柔挤压抽吸部位,尽量排空皮下残留肿胀麻醉液,可酌情放置或不放置引流管,缝合切口,覆盖纱布及棉垫后加压包扎,术后 24~48 h 拔除引流管,术后 5~7 天去除敷料,继续穿弹力服 3~6 个月。

五、几种常见的吸脂辅助系统

脂肪抽吸术的基本设备是负压脂肪抽吸系统。由于单一的负压抽吸系统在使用时抽吸速度较慢,费时费力;在吸除脂肪的同时,还破坏了较多的小血管及神经末梢。为了克服这些不足,人们在负压吸脂系统的基础上,相继发明了超声吸脂辅助系统、电子吸脂辅助系统和共振吸脂辅助系统等,这些设备各有特点。

（一）超声吸脂辅助系统

该系统于 1992 年由意大利 Zocchi 首先应用。一般用超声发生器、微电脑控制系统、频率自动跟踪器、环能及治疗探头等部分组成。根据探头在脂肪抽吸时置于皮下和皮外位置不同而分体内超声系统和体外超声系统。其工作原理为:①超声波在液体中传导有膨胀和收缩周期;②人体脂肪组织与液体有相似的低密度特征。低密度组织结构比较疏松,分子间内聚力较弱,一定强度的超声波作用下将产生物理学上的"空穴"效应,导致细胞膜破裂,细胞间连接松散、分离;而结构致密的结缔组织如血管、神经、淋巴管等之间内聚力高,超声波不易使之变形。因此超声波可选择性破坏脂肪细胞,对血管和神经等组织则损伤较轻。所以超声吸脂辅助系统较单一的负压吸脂系统具有一定的优越性,但超声吸脂需先将脂肪乳化,再予负压吸出,比较费时,且碎脂过程中产热,热损伤周围组织也是其不足之处。

（二）电子吸脂辅助系统

该系统由意大利专家研究发明,于 1994 年推出。这项技术的原理是在两个电极之间产生一个高频电场,脂肪细胞在高频电场作用下去极化,脂肪组织团块破碎,液化成乳糜样便于负压吸出。它的优点是可根据需要设置不同强度,对不同韧度或密度的脂肪组织选用不同程序进行处理,适用于全身各部位的去脂手术。再则由于高频电场的局部热凝效应,故术中出血少。但是,由于该系统抽吸速度较慢,加之吸出的脂肪已液化破坏,不能用于脂肪移植。这些缺点使该系统在临床上不够普及。

（三）共振吸脂辅助系统

超声吸脂和电子吸脂辅助系统虽然注重了低创伤但却存在吸脂量少、吸脂速度太慢等缺陷。传统的吸脂机费时费力,医师的劳动强度极大。共振吸脂辅助系统具有吸脂速度决、吸脂量大、减轻医师劳动强度等优点。它是 20 世纪 90 年代末发展起来的一种新的脂肪抽吸方法。该系统的工作原理是利用高压气泵使吸管头部产生每分钟 600 次的往复运动,往复幅度为 5 mm。高频振动可将肿胀麻醉后已肿胀的脂肪组织振碎。而 5 mm 的振幅不会切割损伤非脂肪组织,对血管、神经等组织损伤很小。

六、适应证

由于原有肌肤弹性和韧度的强弱与否,会影响吸脂术后复原的时间与效果,因此,想要尝试吸脂的美体塑形的人员,最好能在 20～55 岁之间。另外,由于进行局麻或全麻,难免伤及抽脂部位的微血管组织,如有高血压、心脏病与内分泌等系统疾病,或是凝血方面有障碍的人,不适合轻易尝试吸脂。而过了 55 岁吸脂需要慎重检查,如果身体状况不允许,也不建议做吸脂。建议对于每位求美者,确定身体状况符合要求后再为其实施吸脂手术。

七、并发症及其处理

随着技术的不断推广,受术者人数不断增加,许多术后的并发症相应出现,甚至发生严重的不良后果,新闻媒体也经常报道因吸脂造成的医疗纠纷。

为了避免发生此类不幸事件,使广大预术者真实了解吸脂术后可能发生哪些情况,以助于正确地选择、理解、配合和处理好术后的恢复过程,本节特作如下介绍。

(一)疼痛

绝对无痛的手术是没有的,不论采用哪种吸脂术必须实施麻醉。目前常采用肿胀麻醉液(含麻药)局部浸润麻醉、静脉全身麻醉、腰麻,绝大多数受术者可接受第一种麻醉方法。手术会因注射麻药、麻醉范围不够、不均、麻药浓度太低而致术中疼痛。正常情况下术后 24 h 内疼痛不明显,之后为酸胀痛,局部用力时疼痛加重。一般术后 3 天开始逐渐减轻并慢慢消失。若情况相反,要注意吸脂区域有无感染、血肿或血清肿。特别要注意四肢有无因吸脂损伤了肌肉。

(二)出血

吸脂是种创伤,主要损伤毛细血管和小血管引起出血。目前因使用了肿胀麻醉液加上正确操作,出血是很少的,绝大部分在 100 mL 以内,不用输血、输液。术后引流液中可能会含少量血液,一般 24 h 后明显减少,不必担心。如果受术者凝血功能不好、医生操作粗暴、损伤血管较多,也可使出血增多。

(三)头晕、恶心、颤抖、晕厥

少部分原因是受术者精神过于紧张,多数是由于手术时间长、吸脂范围大、麻药吸收量多、出血量稍多、突然站立致体位性低血压而引起。此时应平卧床上,避免猛起,片刻即能缓解,如反应严重应速与医生联系,便于及时处理。

(四)发热

术后部分受术者可能发烧,一般不超过 38.5 ℃。这种情况多发生在吸脂范围大、吸出脂肪量多的受术者身上,但只在术后 3 天内发生,并持续 1～2 天即可消退,可对症治疗。手术后 1 周仍发烧并有局部红、肿、热、痛时,要考虑可能发生感染,应积极采取措施。

(五)血肿、水肿、血清肿

血肿是由于血管损伤后出血集中,术后出血压迫止血不当所致。水肿是由于组织损伤后的反应或包扎物压迫关节部位的血管,造成静脉血液回流不畅所致。血清肿是体液渗出引流不畅、压迫不均所致。血肿和血清肿须抽吸妥善加压包扎即可消失。水肿可慢慢消失恢复,如是关节部位血管受压,可降低该部位的压力。

（六）皮肤凹凸不平“搓衣板”样改变

多是由于使用器具过粗,吸脂过浅,保留皮下脂肪较少,包扎物压力不均所致。腹部易发生,其原因是腹部常屈曲。改进吸脂管,保留适量皮下脂肪,即可预防。因压迫不均或部位易屈曲时可调整包扎物,数月内都能恢复。

（七）凹陷性畸形

主要是操作经验不足、在某局部吸脂过多所致。

（八）皮肤水疱

一是吸脂过薄,较多地损伤真皮下血管网,影响皮肤血运;二是局部压迫过度影响血运;三是对使用的胶布过敏。出现皮肤水疱时应根据具体情况采取相应措施处理。

（九）皮肤麻木、痒感、发硬

短期麻木是麻醉药物的作用,术后 1 个月内麻木是由于吸脂损伤细小的感觉神经末梢所致,一般术后 10 天开始逐渐恢复。感觉恢复中可产生痒感。皮肤发硬是吸脂区域修复的过程,一般 3～8 个月能软化。

（十）反弹

身体许多部位的脂肪分两层,即深层和浅层,若将深层脂肪吸除,保留 0.5～1 cm 浅层脂肪是不会发生局部反弹的,反弹的原因是局部吸脂量不足,吸脂后未保持规律的饮食和运动。有些受术者错误地认为吸脂后全身各部位都不会发胖而大吃大喝起来,这是绝不可取的。要知道,不注意科学的饮食和运动,未吸脂的部位还会胖起来的。

（十一）皮肤松弛

绝大部分中青年受术者吸脂后皮肤发生弹性回缩,不会发生皮肤松弛。对吸脂前就呈围裙样皮肤松弛者,可在吸脂后切除松弛的皮肤,这样既安全,效果亦好。

（十二）泌乳

个别患者在上腹部吸脂后出现泌乳,这是由于乳腺吸收过多的膨胀剂,多出现在术后 2～3 天,可自愈。

（十三）切口疤痕

任何手术都有痕迹,可因医生的技术及个人体质不同而不同。术后 1 年可变浅软化,若仍明显可切除。

（十四）肌肉损伤综合征

由于吸脂器具误插入深筋膜下的肌肉层,特别是小腿,可使肌纤维断裂、出血,由于肌筋膜的包裹,出血不易排出,肌筋膜内的压力增高,压迫神经血管,可影响神经、肌肉功能,出现严重的疼痛和活动功能受限。这往往是操作经验不足和动作粗暴所致。

（十五）严重并发症

文献曾报道因出血性休克、脂肪栓塞、腹壁穿孔、肠破裂等造成死亡者,但这些情况较罕见。

第三节　脂肪注射术

一、基本概念和原则

自体脂肪的注射移植与其他现成的注射填充类材料在操作方法上有着较大的差异,故本节针对临床上常见的自体脂肪填充面部及胸部进行初步的探讨。

自体游离脂肪组织移植在整形外科领域沿用已久。早在1889年,Van de Meulen 就首先报道了游离脂肪移植的临床应用。为了增加脂肪移植物的存活,在1986年,Ellen Bogen 首次报道了采用颗粒状脂肪组织移植治疗痤疮、外伤后组织缺损、鼻唇沟过深、眼睑凹陷、面部萎缩等小面积的畸形,并证实了颗粒脂肪移植后不仅能存活,还能有正常的脂肪细胞生长,从此自体颗粒脂肪的注射移植在美容整形领域得到了越来越广泛的应用。

二、临床应用

一百多年来,脂肪移植始终是整形外科的一个焦点问题。尤其近年来,随着脂肪抽吸术的迅猛发展,脂肪再利用也成为一个流行趋势。随着脂肪移植手术越来越普及,临床上出现了许多难以解释的问题,亟待一个权威的理论体系来解决,并需要其提出一个系统化、规范化的临床操作指南,来指导目前日益增多的脂肪移植临床工作。

(一) 脂肪移植的优点

(1) 移植物为自体组织,其生物学特性远远优于任何外源性的假体材料,不会产生免疫反应或排斥反应,无毒无害。

(2) 不会引起人体内分泌环境的改变,对乳腺等人体正常组织不会产生伤害,不影响今后的生育、哺乳。

(3) 取材容易,来源丰富。

(4) 移植后外形真实,无明显异物感,脂肪移植后的乳房,手感柔软,形态较为逼真。

(5) 吸脂切口较小,一般3~5 mm,且位于脐部、臀线等隐蔽部位,愈合后瘢痕几乎可忽略不计。

(6) 对局部脂肪堆积较多的人,可同时起到减肥瘦身、塑造美好曲线的作用。

(二) 脂肪移植的缺点

(1) 脂肪移植在治疗颜面部凹陷畸形等疾病时,效果虽然比较显著,但在目前技术背景下,成活率仍偏低,多采用"少量多次"的方法,即通常要2~3次治疗才能达到最理想的效果,若患者较为瘦弱,体内脂肪储量较少时其应用会有所限制。

(2) 操作不当引起移植后的脂肪液化感染等问题。

(3) 对于较瘦弱的求美者,脂肪来源较为困难。

(4) 部分患者在移植量较大或注射分布不均匀时,可能出现机化,并产生体表可触及的硬结。

自体脂肪移植的临床应用,包括自体脂肪移植面部轮廓重塑、面部年轻化、隆乳、乳房再造、乳房先天性畸形的矫正、丰臀、瘢痕修复、丰大阴唇。根据治疗目的,采用相应的方法获取、处理、注射脂肪。脂肪注射时强调多层次、多点、小量注射，避免局部脂肪堆积，注射过程中保持低速、低压，以减少并发症。自体脂肪移植是有效的软组织填充手段，具有供区丰富、取材方便、创伤小、没有排斥反应等优点，具有广阔的临床应用前景。手术效果主要取决于手术医生的经验与技术。注重手术细节、个性化治疗方案、优化脂肪移植中的各种技术、力求达到最佳平衡点是手术成功的关键。自体脂肪移植取得了令人满意的临床效果，但影响手术效果的因素较多，需要较好的临床随机对照双盲研究，并有较可靠的客观指标测量移植脂肪的成活量，才能获得可靠的结论。

（三）脂肪注射方法

1. 注射点定位 自体脂肪的注射针头较大，要在皮肤上做一小切口方能进入，能留下细微可见的痕迹，故应尽可能减少进针点，多使用"扇形注射法"，但因其注射针较长，故可在较远较隐蔽的位置进行远程注射。如可在额头发际线切口，对鼻根部进行注射。

2. 注射平面 自体脂肪来源丰富，对于剂量多无限制，应尽可能地将脂肪平铺于多个平面，尽可能增加基底床接触面。自体脂肪在皮下最容易存活，其次为骨膜上，点状注射到肌肉中也能少量存活。即使是在同一注射平面，注射针孔朝上和朝下分别注射，也能使脂肪颗粒形成相对不同的分布面。

3. 注射腔隙 自体脂肪移植则应尽可能多腔隙散在分布，一般每一注射点注入量不超过 0.1 mL，注射点之间尽量有组织间隔，以利于血供，可以理解为很多单独的、微小的脂肪团的形成填充，这样才能增加基底床的接触面。

4. 注射手法 在经验不足的情况下，自体脂肪也多使用"连续线状注射法"来进行，经验丰富者，也有采用"来复式注射法"，即在同一注射隧道内不停来回抽动折射，可使脂肪颗粒尽可能更均匀地散在分布，注射针管高频率的来复式运动也会对周围的小血管造成一些损伤，形成局部渗血，有利于提供脂肪颗粒存活的养分。在大范围及多平面注射时，可展开多条隧道行"扇形来复式注射"。

5. 注射剂量 因注射自体脂肪量的多少受经济因素影响小，而与供区脂肪量有关，并且由于抽取脂肪过程相对于直接使用商品化的填充剂较为复杂，患者也惧怕多次手术，故临床上，往往几个部位同时进行填充注射。同时还要考虑由于脂肪细胞变性、液化而造成的体积减小，因此要在保证存活率的情况下，适当（15%～200%）地超量注射。值得注意的是，过多地注射也会降低存活率。

（四）注射后的变化

注射后即刻：移植脂肪处于广泛缺血的状态。

1～4 天：受区呈现明显肿胀的外观，病理切片可见移植脂肪周围出现大量的受区细胞浸润。

第 7 天：受区基本消肿，病理切片可见移植物周围有毛细血管长入，毛细血管扩张，并有大量的红细胞。

第 14 天：受区外观上开始缩小，病理切片可见在脂肪颗粒的间隔有较大的血管生长，未存活的脂肪开始液化吸收。

14～30 天：受区外观上缩小速度减缓，病理切片可见到脂肪颗粒的中心部位有丰富的毛细血管分布，未存活的脂肪出现机化。

1～2 个月：外观上基本稳定或略有增大，病理切片可见脂肪细胞的细胞质有空泡样的脂

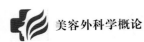

滴形成,细胞体增大,细胞质呈泡沫样改变,细胞增殖开始活跃。

6个月后:外观稳定,移植物的结构基本与正常脂肪相似,但仍保持着供区脂肪的特性,如患者因饮食过度或运动等其他因素造成生理上正常的体重增减,可见受区脂肪与供区脂肪出现同样的体积变化(例如患者抽取腹部脂肪填充面部,若出现腹部的肥胖,则面部移植的脂肪体积也会随之等比增大)。

因此,第二次注射最好在前一次的3~6个月后进行,两次注射的时间间隔最短不得少于2个月。

三、并发症

(1)硬结及钙化:由于注射移植不均匀或同一部位注射过多,造成脂肪颗粒聚集成块。

(2)脂肪液化或感染:注入脂肪组织过多,或注入后脂肪组织自然聚集成块,导致注入的脂肪未能成活,造成脂肪的坏死、液化;感染一般于5~7天后出现,一旦发生感染需及时就医。

(3)结节状干酪样坏死、囊性样变和脂肪瘤:手术可能会导致供区局部皮肤坏死。皮下堆积了脂肪细胞,导致脂肪瘤。

(4)严重的凹陷或不对称:为常见并发症,与医生经验不足、操作不精细、患者局部情况异常等因素有关。

(5)急性脂肪栓塞。

(王 波)

第十三章　会阴部的美容手术

第一节　应用解剖

一、男性外生殖器

（一）阴阜

阴阜位于耻骨联合前面,上方有一浅横沟,称耻骨沟,在肥胖者或小儿中较为明显,借此沟与腹部分界。阴阜两侧以腹股沟与股部分界,下方有阴茎和阴囊。阴阜由皮肤及丰富的皮下脂肪组织构成。成年人阴阜生有阴毛,较硬而弯曲,向上可蔓延到脐。

（二）阴茎的正常形态和结构

阴茎由三个阴茎海绵体组成,根部由两个阴茎海绵体脚将其固定在耻骨弓上,尿道海绵体位于两个阴茎海绵体腹侧。尿道海绵体分为球部、体部及阴茎头部,前端膨大呈蘑菇状物称为阴茎头,后端膨大物为尿道球。男性尿道全长 18～22 cm,分为前列腺部(长约 3 cm)、膜部(长约 2 cm)、海绵体部(长约 15 cm)。尿道海绵体部称为前尿道,尿道在尿生殖膈以上的部分称为后尿道,正常成人的阴茎长度(活动部分)于常态下为 4.5～11.0 cm,平均长度为 7.1±1.5 cm;周径为 5.5～11.0 cm,平均周径为 7.8±0.7 cm。勃起时长度为 10.7～16.5 cm,平均为 13.0±1.3 cm;周径为 8.5～13.5 cm,平均为 12.2±1.2 cm。阴茎的皮下组织疏松,无脂肪,皮肤有很大的伸展性和滑动性。

（三）阴茎白膜和海绵体

三个海绵体外周分别被一层致密纤维结缔组织包绕而构成白膜。阴茎海绵体白膜较厚,其厚度在 0.5～2.0 cm 之间。白膜分两层,表层为纵行胶原纤维,内层为环形弹力纤维,纤维向海绵体内伸入形成间隔。尿道海绵体的白膜较薄且富有弹性。阴茎海绵体内由平滑肌纤维、弹力纤维和自主神经纤维组成许多小梁,围绕附着于耻骨弓的同侧坐骨支,被坐骨海绵体肌所覆盖。尿道海绵体从尿生殖膈下面前行,在腹侧面有球海绵体肌覆盖形成尿道球部。

（四）阴茎筋膜和悬韧带

阴茎的皮下组织为一薄层疏松结缔组织,不含脂肪,含少量平滑肌纤维。紧贴皮肤的称阴茎浅筋膜。该筋膜是腹壁浅筋膜深层的延续。在阴茎浅筋膜与白膜之间有阴茎深筋膜,深筋膜紧贴白膜,并伸入尿道海绵体与阴茎海绵体之间,在前端止于冠状沟,在后部至三个海绵体相聚合处逐渐消失,不与其他的深筋膜相续。阴茎背浅静脉在深筋膜间走行,阴茎背动脉、神经和阴茎背深静脉位于阴茎深筋膜和白膜之间的阴茎背侧沟内,阴茎背侧沟是两阴茎海绵体背侧接合区的凹陷处。阴茎浅深两层筋膜均包绕三个海绵体。

阴茎悬韧带：阴茎除了阴茎脚固定于耻骨弓及同侧坐骨支、球部附着于尿生殖膈下面以外，尚借助阴茎悬韧带固定于耻骨联合及腹白线的下部，阴茎浅悬韧带实际上是阴茎筋膜在耻骨联合处增厚的结果。

二、女性外生殖器

女性外生殖器又称女阴，包括阴阜、大阴唇、小阴唇、阴蒂、阴道前庭、前庭球及前庭腺。女阴形态与年龄密切相关，胎儿的大阴唇不发达，阴裂开敞，其内可见大阴唇、小阴唇及阴道前庭等结构。初生儿大阴唇已较发达。成年未婚女性的左、右大阴唇密接，阴裂闭合。小阴唇呈暗紫色，阴道口狭小，处女膜清楚可见。婚后，尤其是经产妇，处女膜破裂形成处女膜痕，阴道口扩大，大阴唇失去弹力而变松弛，阴裂开大，阴道前后壁可突出于阴道前庭，前壁较为显著。唇后连合和阴唇系带由于分娩受损，常出现瘢痕。老年妇女的大阴唇、小阴唇、阴蒂海绵体及前庭腺多显著萎缩。

（一）阴阜

阴阜为耻骨联合前面的皮肤隆起，呈三角形。女性阴阜富有皮脂腺及汗腺，皮下脂肪也比较发达，外观较男性者丰满。性成熟后有阴毛，其分布呈三角形，下方延及大阴唇，上缘差不多成一直线，一般不超过耻骨沟。

（二）大阴唇

在发生学上大阴唇与男性阴囊相当。大阴唇（labium majus）为一对具有弹性的纵形皮肤皱褶，左、右侧的前、后端互相连合。前端称唇前连合，向上移行于阴阜，后端称唇后连合，位于肛门前方约3 cm。两大阴唇间的裂隙称阴裂。成年处女和肥胖女子的大阴唇多互相接触，阴裂闭合。大阴唇分内、外两面，外侧面皮肤常有汗腺、皮脂腺及色素，因此滑润而呈暗褐色，在成人还有稀疏阴毛。内侧面皮肤细薄平滑，呈淡蔷薇色，类似黏膜，含有皮脂腺但无阴毛。

（三）小阴唇

小阴唇乃一对纵形皮肤皱裂，位于大阴唇内侧，短小而薄，表面光滑无毛，富于弹性。左、右小阴唇（nympha）前端分成内、外两个皱褶。外侧褶向上，于阴蒂头上方左右连合，围绕阴蒂，称阴蒂包皮。阴蒂包皮与阴蒂头之间以环形小沟为界。内侧褶较短小，两侧均向上附着于阴蒂头下面，称阴蒂系带。未产妇的小阴唇系带后端，左、右连接形成皮肤皱褶，称阴唇系带，为阴唇前庭的后界。经产妇的阴唇系带多由分娩而被撕裂。小阴唇分内、外两面，皮肤细薄柔软，富有皮脂腺。外侧面呈暗蓝色，与大阴唇内侧面相接。内侧面滑润，富有皮脂腺，呈蔷薇色，近似黏膜。

（四）阴道前庭

阴道前庭为左、右小阴唇间的裂隙，前后两端狭窄，中部宽大。其前端较尖锐达阴蒂，后端较钝圆，后界为阴唇系带。阴道前庭（vaginal vestibule）中央有阴道口，口周有处女膜或处女膜痕。阴道口后侧与阴唇系带间有一小窝称舟状窝，此窝在未产妇较显著，经产妇多不明显。

（五）阴蒂

在发生学和组织结构上阴蒂与男性阴茎相当。阴蒂（clitoris）位于唇前连合后方，内含一对阴蒂海绵体。阴蒂海绵体分为三部。后端称阴蒂脚，呈圆柱形，起于耻骨下支和坐骨下支的骨膜，向内上方至耻骨联合下缘附近，左、右阴蒂海绵体在中线连合成阴蒂体；阴蒂体几成直角折转向前下方，其游离端称阴蒂头，为圆形小结节，突出于阴蒂包皮下面。阴蒂头下面之间也有带弹性的浅层阴蒂系韧带和深层的阴蒂悬韧带。阴蒂海绵体的构造与阴茎相类似，也可充血发生勃起，阴蒂黏膜和黏膜下富有血管和神经终末，感觉敏锐，易于勃起。

（六）阴道

阴道（vagina）呈扁管状，分为前、后两壁，上、下两端。前壁较短，长约 6 cm，后壁较长，约 7.5 cm，其横径由下向上逐渐变宽。平时前后壁相贴，故阴道下部横断面呈"H"形。上端较宽大，围绕子宫颈，后壁在子宫颈的附着线比前壁稍高。阴道壁与子宫颈阴道部之间所形成的环形腔隙，称阴道穹。阴道穹可分为四部：在子宫颈阴道部前方的称前穹，后方的称后穹，两侧者称侧穹。因为子宫颈后部突入阴道腔的部分大于前部和侧部，阴道后壁的黏膜有多数横形皱襞，称阴道皱襞，其在阴道下部密而高，少女更为明显。此皱襞在前后壁中线处较高，各形成一条纵形隆起，分别称为前、后皱襞柱。前皱襞柱较大而明显，下皱襞柱尤为显著，称阴道尿道隆凸，向下终止于尿道外口。

阴道位于骨盆腔正中、子宫的下方，大部分在尿生殖膈以上，仅小部分穿过尿生殖膈而位于会阴区。阴道长轴呈斜位，由前下斜向后上，与子宫之间形成向前开放的钝角，其角度随膀胱和直肠的充盈度而改变。阴道前邻膀胱、尿道和输尿管下端。阴道前壁与膀胱之间，借含有静脉丛的结缔组织相连，称膀胱阴道膈。阴道前壁与尿道之间由致密纤维结缔组织坚固连接，结合紧密，剥离困难，称此种纤维组织为阴道尿道膈。阴道后邻直肠，其后壁的上 1/4 段仅以一层腹膜与直肠子宫凹陷相隔，中 2/4 段含有静脉丛的疏松结缔组织与直肠壶腹密接，这种结缔组织称阴道直肠膈，是呈额状位的结缔组织薄板，下 1/4 段与肛管间有会阴体。在阴道两侧的下部，有肛体肌肌束和盆筋膜与之相接。

阴道形态与年龄相关，初生儿及幼女的阴道相对较长，阴道皱襞密，遍布于阴道壁的全部。10 岁以后，阴道迅速增长，阴道上部的皱襞逐渐消失。成年处女的阴道皱襞也很显著，阴道腔比较狭小。经产妇的阴道腔及阴道口均变广阔，长径也显著延长。老年人的阴道壁松弛失去弹性。

（七）处女膜

处女的阴道口有一环形黏膜皱襞，称处女膜（hymen），胚胎发育时阴道腔与尿生殖窦腔之间存有隔开的薄膜，其外面上皮为窦结节形成。处女膜一般于围生期破裂，阴道腔与前庭相通。处女膜位于阴道与阴道前庭分界处，由含有微细血管的结缔皱襞和黏膜形成。其形状及厚薄因人而异，常见的为半月状处女膜。另一种边缘呈伞状，又称伞状处女膜。此外尚有筛状处女膜、瓣状处女膜及隔处女膜等，但均较少见。处女膜的厚薄、大小因人而异，有的薄而柔软，有的厚而坚实，有的呈肉状处女膜，有的处女膜较窄小，甚至没有，有的则很宽大，甚至将阴道口完全封闭，称处女膜闭锁或无孔处女膜。处女膜破裂后，阴道口周围留有处女膜痕，老年妇女的处女膜痕萎缩变硬。

三、会阴

广义的会阴（perineum）呈菱形，前方为耻骨联合下缘，后方为尾骨尖，两侧界为耻骨下支、坐骨支、坐骨结节和骶结节韧带。两侧坐骨结节前缘的连线将会阴分为前、后两部：前部为尿生殖三角,男性有尿道穿过,女性有尿道和阴道穿过;后部为肛门三角,有肛管通过。临床上将肛门和外生殖器之间的区域称为会阴,即狭义的会阴。

(一)尿生殖三角的肌肉

尿生殖三角的肌肉分浅、深两层,浅层有会阴浅横肌、球海绵体肌和坐骨海绵体肌,深层有会阴深横肌和尿道括约肌。

(1)会阴浅横肌:成对,起自坐骨结节,止于会阴中心腱,有固定会阴中心腱的作用。

(2)球海绵体肌:左右各一,男性者包绕尿道球及其前方的尿道海绵体,起自会阴中心腱和尿道球下面的中缝,止于阴茎背面的筋膜。收缩时可使尿道缩短变细,协助排尿和射精,并参与阴茎勃起。在女性此肌分为左、右两部,覆盖在前庭的表面,称为阴道括约肌,作用为缩小阴道口。

(3)会阴中心腱:是狭义会阴深面的一个腱性结构,有许多肌肉附着于此,可协助加强盆底。在女性,会阴中心腱较大且有韧性,有较大的临床意义。

(4)坐骨海绵体肌:成对,男性者覆盖在阴茎脚的表面,起自坐骨结节,止于阴茎脚的表面。收缩时压迫阴茎海绵体根部阻止静脉回流,参与阴茎勃起,又称阴茎勃起肌。此肌在女性较薄,称阴蒂勃起肌。

(5)会阴深横肌:位于尿生殖膈两层筋膜之间,肌束横行,紧张于两侧坐骨支之间,肌纤维在中线上互相交织,一部分纤维止于会阴中心腱。收缩时可加强会阴中心腱的稳定性。

(6)尿道括约肌:位于会阴深横肌前方,围绕在男性尿道膜部周围,是尿道的随意括约肌。在女性围绕尿道和阴道,称尿道括约肌,有紧缩尿道和阴道的作用。

(二)会阴筋膜

会阴筋膜分为浅筋膜和深筋膜。在肛门三角,浅筋膜为富有脂肪的大量疏松结缔组织,充填在坐骨肛门窝内。在尿生殖三角,浅筋膜又分成两层:浅层富有脂肪,与腹下部和股部的浅筋膜相续;深层呈膜状,称会阴浅筋膜或 Colles 筋膜,向后附于尿生殖膈后缘,向两侧附于耻骨下支和坐骨支,向前上与腹壁浅筋膜相续,向下与阴囊内膜和阴茎浅筋膜相连续。深筋膜在肛门三角覆盖于坐骨肛门窝的各壁,衬于肛提肌和尾骨肌下面者称盆膈下筋膜,肛提肌和尾骨肌上面的膜筋称为盆膈下筋膜。在尿生殖三角,筋膜分为两层包在会阴深横肌和尿道括约肌的下、上面,分别称为尿生殖膈下筋膜和尿生殖膈上筋膜。会阴浅筋膜与尿生殖膈下筋膜之间围成会阴浅间隙,在男性间隙内有阴茎根、尿生殖三角浅层肌,在女性有阴蒂脚、前庭球和前庭大腺等。尿生殖膈上、下筋膜之间的间隙称会阴深间隙,其中有会阴深横肌、尿道括约肌、尿道膜部和尿道球腺等结构。

第二节　小阴唇肥大整形术

小阴唇由尿道褶形成,位于两侧的大阴唇之间,是两片柔软的皮肤皱褶。左右侧阴唇的后端相会合,形成一条明显的皱褶,即阴唇系带。小阴唇的前端左右分开,包绕阴蒂形成前方的阴蒂包皮和紧贴后方的阴蒂系带。小阴唇具有保持阴道口湿润和屏障功能,有防止外来污染、维持阴道自净的作用。小阴唇肥大可能属于先天性发育过度的生理现象,也可能是由于经常摩擦而使组织增生所致。小阴唇的正常宽度一般为 1.5～2 cm,高出大阴唇 0.5 cm。小阴唇发育过度肥大,高出大阴唇1 cm时,患者或有不适感,或自觉影响外观,甚至影响性生活而要求整形。

　　手术方法:手术应避开月经期及孕期施行。术前需清洗会阴部,取截石体位,采用局部浸润麻醉。小阴唇肥大可按以下两种方式进行缩小整形。

　　一种手术方式是于小阴唇外侧面作纵向菱形切口,长约2.5 cm。切除一条皮肤后,将其内脂肪软组织推向内后,严密止血后用3-0丝线或可吸收线缝合。如阴唇显著肥大,则应将部分脂肪软组织一并予以切除,或同时切除部分阴唇内侧皮肤,使小阴唇的宽度接近正常范围。术后创口暴露,局部涂敷抗生素油膏,避免过度活动,减少局部摩擦。每次排尿后用0.1%苯扎溴铵(新洁尔灭)液清洗外阴部,并用消毒纱布拭干,涂敷抗生素油膏,预防感染。丝线缝合者术后5～7天拆线。

　　另一种手术方法是于小阴唇基底部外侧和内侧分别作切口,长约2.5 cm。全层切开皮肤及皮下软组织,但在小阴唇的阴蒂包皮及阴蒂系带附着部分需保留1.5 cm左右不作切开,以保障小阴唇瓣的血供。掀起以阴蒂包皮及阴蒂系带附着部分为蒂的单蒂小阴唇瓣,根据小阴唇肥大及过宽的程度,全层切除一条上宽下窄的小阴唇组织,切除组织的宽度以使缝合后小阴唇形态接近正常范围为度。严密止血后用3-0丝线或可吸收线分别缝合小阴唇内、外侧面的皮肤切口。其他注意事项与方式一相同。

第三节　阴道紧缩术

　　缩小阴道的肌肉有球海绵体肌、肛提肌和尿道括约肌。球海绵体肌为成对肌,由前向后围绕阴道口形成环,位于浅筋膜深面;肛提肌亦成对,起自耻骨联合后方的盆筋膜腱弓,肌纤维的一部分向后绕过直肠及阴道,与对侧肌纤维形成环,位于球海绵体肌的深面;尿道阴道括约肌为位于阴道外口部的环形括约肌,由横纹肌构成。上述三种肌中,以前两者较强大,其紧缩阴道的功能也较强。多次性交后,特别是分娩,这些肌因伸长变薄甚至断裂,其紧缩阴道的功能也随之有不同程度的减弱或丧失。因此,在阴道紧缩手术中,处理好这些减弱的缩阴道肌,对增加阴道的紧缩力是十分重要的。

一、手术方法

　　阴道紧缩术有阴道黏膜部分切除缝合法与不切除黏膜下分离缝合法两种,肛门括约肌处理可在两种方法手术中根据需要进行。由于单纯切除黏膜仅仅是缩小阴道腔的直径,紧缩阴道的效果往往不够理想。而结合括约肌的处理及缩短缩阴肌,直接增强了其对阴道的紧缩力,又缩小阴道腔的直径,从而可获得比较满意的效果。不切除黏膜阴道紧缩术所形成的阴道内纵行黏膜皱褶,有利于增强阴道缩小的效果。

(一)侧壁黏膜部分切除缝合术

　　患者取截石位,黏膜下局部浸润麻醉。于阴道口的3点和9点部位由外向内在阴道两侧壁各作梭形切口,宽度根据阴道松弛程度而定。先切除一侧阴道黏膜和部分会阴皮肤后予以缝合,检查阴道的松紧度,必要时按同法处理相对侧阴道壁,使术后阴道通过两横指为度。也可以同样的处理方式在阴道口6点部位做切口,梭形切除阴道黏膜和部分会阴皮肤后缝合。阴道侧壁切口可避免手术误伤直肠,而阴道口6点部位切口切除黏膜时须注意防止直肠损伤。

（二）后壁黏膜切除阴道紧缩术

局部消毒、浸润麻醉。用两把组织钳分别夹住截石位阴道口 4 点与 8 点位置的阴道黏膜，用亚甲蓝液标示两钳间切口线，长 3～3.5 cm。再用直角拉钩向上拉起阴道前壁，将两把组织钳提起向外牵拉，显露阴道后壁。用手指伸入探查阴道后穹窿，在后壁中线距后穹窿顶 3～3.5 cm 处再夹一把组织钳，并由此点向阴道口两钳夹持点标出一等腰三角形，为拟切除的黏膜部分。沿阴道口切口线切开，用钝头组织剪紧贴阴道后壁黏膜下，钝性分离直肠与阴道后壁两侧疏松结缔组织达阴道旁沟。手指插入切口内，探查分离腔隙，将直肠推向后方。用组织钳夹持拟切除组织的两个侧角，剪除已被分离的三角形后壁黏膜。在分离面深部两侧，用手指触摸到条索状肛提肌肌束后，用 4-0 丝线从左侧肛提肌外侧缘进针，并由外侧缘出针。用左手食指把直肠壁压向后方后，再将缝针从右侧肛提肌内侧缘进针，并由外侧缘出针。缝线暂不打结，以同样的方式自内向外缝合 3～4 针，最后逐个打结。黏膜下用 1 号丝线缝合，阴道后壁黏膜与处女膜环外皮肤用可吸收线直接缝合或"Z"形缝合。阴道内填塞油纱卷保护切口并压迫止血。

（三）不切除黏膜阴道紧缩术

于阴道口处女膜环外约 0.5 cm，以截石位 6 点为中心，设计与处女膜环相平行、左右对称的皮肤切口，长为 3～4 cm，少数可达 5 cm。切口长度根据阴道口松弛情况而定，但两端应在阴道口两侧中点以下，以免损伤前庭大腺管及其开口。用含肾上腺素的 1% 利多卡因溶液黏膜下局部浸润麻醉。沿切口线切开皮肤，用钝组织剪紧贴阴道后壁黏膜下作钝性分离，宽略大于切口线。然后，用左手食指插入直肠内做导引，于后壁中线处小心切开阴道肌层达阴道直肠间隙，切勿误伤直肠壁。继续向直肠两侧钝性分离，并嘱患者做紧缩引导的动作，以观察肛提肌的位置，亦可用手指触摸确认条索状的肛提肌。小心分离直至便于准确缝合两侧肛提肌为止。

仔细止血后，用 4 号丝线将两侧肛提肌自近直肠部向阴道方向间断缝合 2～3 针，缝线暂不打结，先由创口底部向外缝合两侧阴道壁的肌层，待将肛提肌以内的创腔闭合后再将缝合肛提肌的缝线打结。缝合全部创腔使之完全闭合。并将两侧球海绵体肌缝合。此时，阴道后壁黏膜被折叠成一明显的纵行隆起皱襞，在阴道口部成直角状，将之作 30°～45° 斜形剪除。阴道口部切口用 4 号线作皮下缝合，以进一步缩小阴道外口，缩小程度以能顺利通过两横指为准。切除部分会阴皮肤或瘢痕后，用可吸收线缝合黏膜及皮肤切口。注意缝合阴道肌层时勿穿透直肠壁及阴道后壁黏膜，缝合阴道口部时应将两侧处女膜环对齐。手术结束时阴道内用碘仿油纱卷填塞加压，切口涂敷抗生素油膏。

第四节　包皮环切术

一、包皮过长与包茎

阴茎皮肤自颈处向前反折游离，形成包绕阴茎头的双层环皮肤褶皱，称为阴茎包皮。阴茎包皮系胎儿在 12～14 周时，阴茎远端的皮肤出现褶，此褶的增长超过阴茎头而成。在 14

周以后,包皮完全包在阴茎头外表,并与阴茎头融合。在出生时,包皮一般都不能翻转,到婴儿期融合面才分离。幼儿的包皮较长,包着整个阴茎头,包皮口也小。此时包皮内板与龟头粘连,内板上皮逐渐由部分表皮组织所代替,包皮与龟头粘连才分开。随着年龄的增长,包皮逐渐退缩,包皮口亦逐渐扩大。若包皮盖住尿道外口,但能够上翻露出尿道外口和阴茎头时,称为包皮过长。当包皮口过小,包皮完全包着阴茎头不能翻转时,称为包茎。1岁以内包茎属生理现象,多数小儿在3~4岁时由于阴茎生长,包皮自行向上退缩,包皮外翻露出龟头。包皮过长虽与龟头无粘连,但不能露出龟头,属假性包茎。小儿包皮过长随着发育多可自愈,到青春期后仅1%有包茎。真性包茎有先天性和后天性两种,先天性包茎包皮口窄,包皮与龟头粘连,不能上翻。后天性包茎多继发于包皮炎、包皮损伤,形成纤维环,使包皮不能上翻,故也称炎性包茎。

包皮口狭窄、包皮过长均可妨碍排尿,尤其在包茎患儿。排尿时尿液通过狭窄的包皮口受阻,充盈包皮腔,使包皮膨起呈囊泡状。包皮腔内尿液形成涡流,易积成包皮垢。长期排尿困难可导致反复发作的包皮炎症、粘连,甚至引起输尿管反流、肾积水和脱肛等并发症。当包皮上翻后不能复位时可造成嵌顿包茎,包皮水肿可加重循环障碍,严重者可导致阴茎头坏死。长期不治疗,到成人时偶可致阴茎癌。

（一）治疗原则

（1）婴幼儿包茎可反复试行包皮外翻,逐渐扩大包口,多数可治愈。严重包茎的小婴儿可先行包皮分离扩展术,暂时扩大包皮口,经常洗涤保持清洁,一般在8个月至2岁施行包皮环切术。

（2）包皮过长及包茎宜早期手术治疗,近年来主张新生儿期行包皮环切术,最迟也应在学龄前施行。包皮过长如能够容易上翻并能做到经常清洗保持洁净,也可不治疗,而真性包茎和炎性包茎则必须行包皮环切术。

（3）多数嵌顿包茎可行手法复位,水肿显著者可手握加压,待水肿减轻后复位。手法复位失败者需行阴茎背侧包皮切开复位。

（二）手术方法

（1）背侧切开包皮环切术:用两把血管钳分别夹住包皮需切除部分,注意保留部分应距冠状沟0.5~0.8 cm。背侧纵向剪开包皮,环形切除包皮组织,严密止血。然后再剪除过长的包皮内板。间断缝合包皮及其内板,打结留长缝线,切口线上置一环形油纱条,利用所留缝线打结固定。

（2）袖套式包皮环切术:此术式不损伤包皮皮下浅层血管及淋巴网结构,可保留完整的内膜,出血甚少不需结扎止血,不残留线结异物。术后组织水肿轻微,愈合快,愈合后皮肤不与阴茎白膜粘连。

包皮口狭窄及包皮龟头粘连者,先用血管钳扩大包皮口或剪一小口,同时轻柔缓慢地将包皮向上退缩,分离粘连直至露出龟头及冠状沟。清除包皮垢,用碘伏溶液消毒。再将包皮拉下复原,自冠状沟远侧0.5~1.0 cm处作一环形切口,仅切开皮肤,然后翻转包皮。在离冠状沟0.5~1.0 cm处的内板上作另一环形切口,也仅切开皮肤。最后,在背侧中线处作一纵切口连接两环形切口,用纹式血管钳分离提皮条两角,在内膜及皮下血管的浅面钝性分离皮肤与皮下内膜组织,将环形皮条整块剥脱。用5-0肠线作两环形切口间断缝合。

（3）包皮环套术:根据静止状态下阴茎的大小,选取一大小匹配的塑料套环,内径大小以能套入阴茎后稍有松动为准。一般环高约 1.5 cm,环边厚约 0.2 cm。塑料环若过大,包皮难以覆套其上,若过小,易形成嵌顿影响阴茎供血功能。在拟套于系带位置剪一梯形缺口,上底约 0.5 cm,下底约 0.8 cm,高约 0.8 cm。将塑料套环修磨圆滑,用肥皂水洗净后泡入 0.1% 苯扎溴铵(新洁尔灭)液消毒备用。单纯包皮过长无粘连者,上翻包皮露出龟头和冠状沟,将准备好的套环内、外覆盖碘仿纱布套入阴茎,缺口正对系带处。将包皮翻转覆套在塑料环的外面,调节好环的位置,在距冠状沟 0.5~0.8 cm 处用 1-0 或 4-0 丝绒将包皮捆扎在塑料套环上。注意结扎线在系带处要压在塑料环的缺口以上,拉紧缝线结扎后必须完全阻断远端包皮血供使之呈缺血性苍白。包茎者,先用两把血管钳夹提背侧中线包皮,纵行剪开包皮至距冠状沟 0.5~0.8 cm 处。如有包皮与龟头之间的粘连,用纹式钳轻轻将之分离。再按上述切除,也可不作切除,任其自然枯死脱落。术后 6~8 天,被阻断血供的包皮枯死脱落,给予拆环、换药后创面可自行愈合。

(4)阴茎根部皮肤环切术:适用于包皮松弛过长,可容易向上翻转而不会造成包皮嵌顿者。用手将近端阴茎体皮肤向根部推送,使龟头全部暴露,判断需切除的皮肤宽度,并以亚甲蓝液标出远侧环形切口线。在阴茎根部但不要超过与阴囊交界线处,标示出近侧环形切口线。近、远侧切口线在阴茎腹侧中线上作成倒 V 形,且此处切除皮肤的宽度宜略小于其他部位。以免术后环形瘢痕挛缩及包皮系带部的牵拉。切除设计线范围内的皮肤,止血后将远、近侧皮肤切缘拉拢间断缝合。

(三)注意事项

(1)包皮环切是一个简单的小手术,同时又是一个精细的手术。止血必须严格,否则术后容易出血发生血肿。最好采用电凝止血,如用丝绒结扎,宜用 5-0 线结扎,且线结不可过大,否则术后有可能发生疼痛,并可触到线结,造成不良心理影响。

(2)切除包皮皮肤大小应适度,过多切除可造成包皮过短。在系带处尤需保留较充分的皮肤组织,否则将引起阴茎勃起障碍。

(四)主要并发症

(1)出血:施行传统式包皮环切除术时,皮下血管切断后容易回缩,如不妥善止血,术后可发生出血或形成血肿,在血肿内寻找血管断端有时比较困难。包皮环切后,应将包皮外板向近侧退缩,寻找血管断端予以电凝或结扎。包皮系带处血管比较丰富,常需作跨过系带 U 形缝合,用皮肤缝线结扎出血点。

(2)感染:伤口感染多继发于术后血肿,或因敷料被尿液浸湿后发生。术后宜早期暴露伤口,注意局部清洁,应用预防性抗生素,可防止感染发生。

(3)皮肤坏死:局麻药中加入肾上腺素,可使血管收缩引起皮肤坏死。电凝烧灼过度,有可能发生组织坏死。此外,敷料包扎过紧,也可引起阴茎头皮缺血坏死。

(4)包皮口狭窄:包皮环切时内板保留过多或采用同时切除包皮的环套法时术后结扎线滑脱复位,愈合后发生环形瘢痕挛缩可导致包皮口狭窄。发生后需再次施行手术,切除狭窄环,保留足够的包皮皮肤以供缝合。

(5)包皮过短:包皮环切手术中切除过多包皮导致过短,可使阴茎勃起受限,或歪向一侧,引起疼痛,影响性生活。发生后需行皮肤移植术。

(6)包皮象皮肿:传统方式包皮环切术后,由于包皮内板保留过多,切口与白膜间发生纤维粘连,引起远侧包皮内板淋巴循环障碍,发生慢性炎症,久之组织增生形成象皮肿。也可因术后伤口反复、经久的感染，发生慢性炎症，最终导致局部血液淋巴循环障碍、组织增生而形成象皮肿。包皮环切术后象皮肿需手术整形，环形切开靠近冠状沟的包皮内板，去除皮下的象皮肿组织，沿白膜分离至正常的阴茎皮肤。在靠近象皮肿处再环切阴茎皮肤，彻底切除象皮肿组织。创面出血点用电凝止血，尽量减少线头异物，用 5-0 肠线间断缝合两环切口的皮下组织，然后缝合创缘皮肤。术后用敷料将阴茎稍加压包扎，3～5 天后去除敷料，但仍保留网状套 2～4 周，以防阴茎皮下水肿。

第五节　阴茎延长术

一、阴茎发育障碍的常见因素

1. 小阴茎　妊娠第 6 周开始出现原始性腺，第 8 周原始性腺分化成功能性睾丸，具备了分泌睾酮的能力。性器官进一步分化的方向取决于胎儿在发育过程中有无一定数量的睾酮水平，即使是男胎儿，也必须要有适量的睾酮，才能保证胎儿性器官朝着男性分化发育。如果在胎儿发育过程中，由于母体服用某些药物或患慢性疾病，可使胎儿性器官发育受到抑制，如原发性细精管发育不全征的小阴茎，但这也可能是某些遗传基因的影响，常有一条额外的 X 染色体，在男性婴儿中其发生率约为 1/500，这种阴茎在解剖上是正常的，只是阴茎、睾丸都特别小，并伴有不育和性欲低下，睾酮缺乏的患者长期应用睾酮治疗后，可使患者性欲增强，性交能力改善且自信心增强。但在儿童期，如过多使用雄激素治疗，可引起骨骼过早愈合，甚至影响以后的长骨生长，成年后可行阴茎再造或阴茎延长和加粗手术，以进一步改善性功能。

2. 后天发育迟缓　出生后在性器官发育期间，由于患慢性疾病致全身性营养不良，造成全身发育迟缓，性器官发育也受到抑制，成年后阴茎发育稍差，但功能正常。另一种是肥胖儿童，由于血睾酮含量稍低，阴茎发育迟缓，与同龄儿童相比差异明显。从 13 岁起适当给予小剂量睾酮，提高血睾酮浓度，有利于性器官的发育，与此同时必须节食，并加强身体锻炼以利于减肥。成年后若阴茎发育稍差，同时影响夫妻性生活时，可作阴茎延长术。

3. 包茎或包皮过长　学龄前儿童认为包茎或包皮过长时，将阻碍阴茎的正常发育，有些国家将每年的 5 月某日定位包皮节，凡是年满 5 岁的男孩若有包皮过长征，必须作包皮环切术，据统计，在青壮年阴茎发育不良的 647 例患者中，曾患包茎或包皮过长者有 462 例，阴茎的发育分为三个阶段，胎儿分化发育，出生后至 6 岁为幼儿期发育，6 岁后至 12 岁阴茎发育基本停滞，至 13 岁进入青春期发育阶段，20 岁阴茎发育成熟，家长应密切观察孩子阴茎的发育增长情况，并定期进行测量以作为观察阴茎发育数据的比较，若在 12～18 岁期间，阴茎仍未见正常发育应适当给予小剂量丙酸睾酮 25～30 mg，每周 2 次，每年治疗 2 个疗程，以促进阴茎的发育，若注射两个疗程仍无效时，应检查性染色体、血睾酮、促卵泡成熟素、黄体生成素、24 h 尿 17-酮类固醇及孕三醇的含量，以便排除 Klinefelter 综合征或性别畸形，成年后或阴茎勃起短于 10 cm 时，宜行阴茎延长术。

二、阴茎延长术的原理

通过阴茎尸解可见，当切断阴茎浅悬韧带后可使阴茎延长 3～5 cm。由于阴茎海绵体脚附着于耻骨弓和同侧的坐骨支，且有坐骨海绵体肌及腱膜覆盖，从而保持了阴茎海绵体脚的稳定性。

三、手术适应证

（1）根据阴道解剖和女性性生理特征及中国成年男子阴茎正常长度测量，常态下为 7.1 +1.5 cm，勃起时为 13.0+1.3 cm。若阴茎发育不良，勃起时阴茎长度不足 10 cm，且不能满足女方性要求者，可做阴茎延长术。

（2）阴茎大部分缺损，勃起时长度一般仅为 3～5 cm，既往常规作阴茎再造术，然而再造的阴茎目前尚无正常的勃起和感觉功能，采用阴茎海绵体延伸术，切断阴茎浅、深悬韧带至趾骨弓处使埋藏于耻骨联合前方的海绵体成为游离部分，从而增加阴茎的有效长度，再用腹股沟岛状皮瓣修复海绵体被延长后的皮肤缺损创面，这种术式不仅可使阴茎延伸至接近正常的长度，而且具备有意义的勃起和感觉功能。

（3）小阴茎勃起时，其长度和周径在 5～8 cm 之间，睾丸体积大于 6 cm 时，在做阴茎加粗术的同时作阴茎延长术，有利于阴茎的形态接近正常。

（4）先天性阴茎异位畸形，可根据病情采用阴茎延长术，使阴茎延长并复位。

（5）对阴茎静脉性阳痿，在做阴茎背深、浅静脉结扎的同时做阴茎延长术，常能取得更好的疗效。

四、手术方法与步骤

（一）阴茎残端延伸法

阴茎大部分损伤后造成阴茎残端瘢痕畸形，为使阴茎残端皮肤延伸，瘢痕松解，可采用阴茎根部皮瓣转移，使阴茎残端延伸。

（1）术前设计：于阴茎残端根部作环形切口，基部两侧各设计一个方向相反的三角形皮瓣。两个三角形皮瓣的面积等于延长阴茎皮肤缺损的范围。

（2）阴茎根部作环形切开并松解瘢痕，将阴茎海绵体拉出。

（3）切开并分离两侧三角形皮瓣。

（4）将两个三角皮瓣分别包绕阴茎海绵体创面，使残端稍有延伸。

（二）切断阴茎浅悬韧带脂肪瓣填塞法

（1）于阴茎根部作"十"或"十十"字皮肤切口。

（2）分离筋膜、切断浅悬韧带，取耻骨联合处脂肪瓣填塞浅悬韧带断端间隙，防止切断的韧带再粘连。

（3）原位缝合皮肤切口。

（三）趾骨弓前阴茎海绵体延长法

自 1984 年创立此种术式后，在 14 年内共作阴茎延长 1200 余例，术后阴茎延长 3～4 cm 者占 78%。由于手术未涉及阴茎背神经和背动脉，术后未见性功能受损。又因术中结扎部分阴茎背浅静脉，多数患者于术后 1 年内勃起强度和性功能均有不同程度的增强。在切口设计方面，根据不同患者的情况又进行了多次改进，以尽可能使缝合完善。

1. 切口设计的改进和完善

（1）于耻骨联合处作"M"形切口，切口行"Y""Z"形缝合或"X"形缝合。

（2）于耻骨联合处作倒"V"形切口，倒"Y"形缝合。

（3）于耻骨联合处作双翼"V"形切口，"X"形缝合。

2. 手术方法与步骤

（1）按切口设计线切开皮肤，显露阴茎浅悬韧带后，分离韧带两侧的浅筋膜和疏松结缔组织。

（2）切断浅悬韧带，分离至深悬韧带并完全切断，将阴茎海绵体剥离至耻骨弓。在剥离过程中显露阴茎背深静脉，必要时可以切断结扎。

（3）皮肤切开后，因深悬韧带完全被切断，耻骨弓下留下空虚，将耻骨弓两侧的结缔组织和脂肪组织向中央拉拢缝合，衬垫于耻骨弓的最低处，并将阴茎根部两侧的皮肤缝合固定于耻骨弓处的脂肪垫上，这样不仅可以防止韧带切断后的再度粘连，而且也是延长阴茎的最佳缝合方法（"X"形缝合法）。由于切口在阴茎根部，所以毛发生长难以看出手术切口线。

五、手术并发症的防治

（1）"M"形切口，行"Y""Z"形缝合时，由于"Z"切口在阴茎背根部，少数患者可产生增生性瘢痕，增生性瘢痕较硬，偶尔影响性生活，对有瘢痕增生倾向者或切口炎症易引起切口瘢痕增生者应及时处理，或选择其他方法缝合切口。

（2）倒"V"形切口，由于"A"形三角瓣为逆行三角瓣，如三角瓣设计过长，长宽比例超过 $1.5：1$ 时，偶尔会发生三角瓣尖端缺血性坏死，若坏死面积未超过 $1.0\ cm^2$，可通过换药使其愈合，否则宜作清创缝合或用阴囊上部带蒂皮瓣转位，修复坏死组织缺损创面，为防止三角瓣尖端坏死，三角瓣尖端应修剪成钝圆形；"A"形两边不宜太宽，最好不超过阴茎外侧 $1.0\ cm$，尽可能避免误伤阴部外浅动脉至阴茎皮肤的分支。三角瓣的脂肪太厚时，可修剪部分脂肪，但不宜超过浅筋膜，另外，在三角瓣尖端缝合后置入一小橡皮片，以引流手术创伤的组织液及渗血，可以避免产生分离腔积液而增加三角瓣张力，影响其血供。至于三角瓣上的毛发，一般不影响日后的性生活，若有碍其形态美，可用去毛机除去。

（周 羽）

第十四章 毛发移植整形术

第一节 头皮及毛囊解剖

学习毛发移植整形术,首先需要了解的是头皮及毛囊的解剖结构,这样才能科学合理地针对不同患者进行毛发移植整形术。

一、头皮解剖结构

(一)头皮分层

头发由外向内分为五层:表皮层、真皮层、疏松结缔组织、帽状腱膜、骨膜。其中,很多纤维性隔膜从帽状腱膜一直延伸到真皮(图 14-1)。

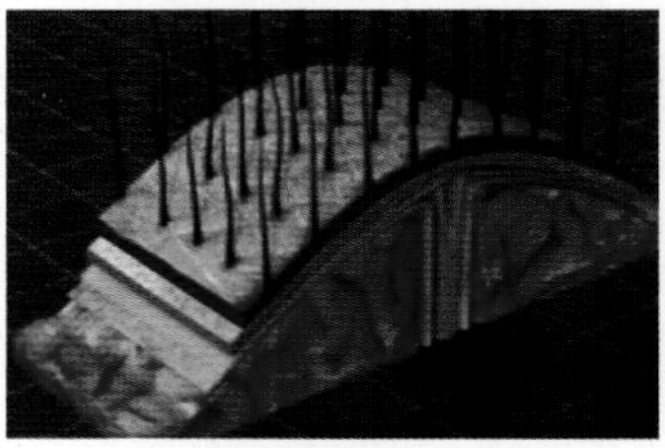

图 14-1 头皮的结构

注:从外向内分别为:表皮层、真皮层、疏松结缔组织、帽状腱膜、骨膜。

帽状腱膜将前方的额部肌肉及后方的枕部肌肉连在一起,从而形成颅顶肌。两侧以耳为中心近似圆周状分布有耳前肌、耳上肌和耳后肌三块肌肉。帽状腱膜下间隙是帽状腱膜与骨膜间的潜在间隙,又称 Merkel 间隙,间隙中的疏松结缔组织使其上层能够柔韧地移动。此外,该间隙内血管很少。因此,行头皮手术时应在此层进行分离,减少出血。

在皮下组织深部,位于帽状腱膜上方,存在小动脉的血管网,血管丰富,可保证头皮血液供应。

(二)头皮血管分布

头皮血液由 5 对动脉供应:前方是眶上动脉和滑车上动脉,两侧是颞浅动脉和耳动脉,后方是枕动脉。所有动脉与同侧和对侧的血管都有丰富的吻合,因此,即使只有 2 条动脉保持完好,也能保证头皮血液供应。静脉系统与相应动脉网伴行并汇入颈静脉,其中有一些导管静脉,从头皮经颅骨进入颅内。

(三)头皮神经分布

1. 运动神经 头皮由感觉神经和运动神经共同支配。运动神经支配肌肉运动,使之与帽状腱膜拉近。额肌受面肌神经的颞支支配,枕肌由面神经的耳后支支配,颞肌由三叉神经下颌支的颞前支和颞后支支配,耳前肌和耳上肌由面神经颞支支配,耳后肌由面神经耳后支支配。

2. 感觉神经 头皮前部及前额由眶上神经和滑车上神经支配,它们为三叉神经眼支的终末感觉支。颞前区由颞颧神经支配,为三叉神经上颌支的分支;颞顶区由耳颞神经支配,为三叉神经下颌支的分支；耳后区由耳大神经支配，为颅神经的延续；大部分的枕后区由枕下神经支配（图 14-2）。

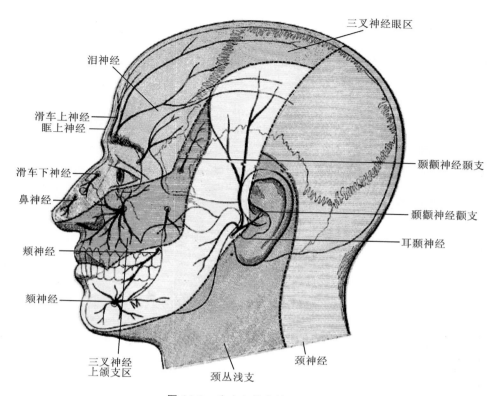

图 **14-2** 头皮血管和神经分布

二、毛囊解剖及组织学特点

（一）毛囊的生长发育

毛囊由外胚层和间质细胞发育而来。在形态学上，毛囊的形成首先表现为胎儿表皮的基底细胞散在增厚，被称之为"基板"。来自于真皮的促进生长的或抑制生长的信号相互作用，共同调节着基板的形成和发育。基板形成后就向基板下方聚集，形成"真皮细胞凝聚体"，进一步发育形成毛囊的毛乳头。基板的上皮细胞不断地向真皮分裂增殖，形成毛囊的"胚芽"，沿着初始毛囊生长的长轴，形成两个球部：上方的球部将发育成皮脂腺，下方的球部会发育成立毛肌附着处及假定的毛囊干细胞所在地（图 14-3）。

（二）毛发的类型

根据毛干的直径和长度，可将毛发分为毳毛和终毛两类。毳毛在出生后代替胎毛，肉眼不易观察，质地软，无髓质，色淡，直径小于 0.03 mm，长不足 1 cm，其毛球一般位于真皮浅层。终毛长而粗，常有髓质，色深，直径一般大于 0.06 mm，长度超过 1 cm，毛球位于皮下组织和真皮深层。此外，有些毛发的形态介于毳毛和终毛之间，称为中间型毛发。

出生时人体大约有 500 万个毛囊，尽管毛囊大小在雄激素影响下可以随时间变化，但出生后不会再形成新的毛囊。正常人头皮中有 10 万~12.5 万个终毛毛囊。

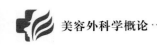

（三）头皮的毛囊分布

头皮的毛发一般成簇分布，将每一簇这样的毛发称为毛囊单位（follicular unit，FU）。毛囊单位包括长出头皮表面的毛干，还包括位于头皮内的毛囊结构。每个毛囊单位含 1～5 根终毛，但大多数毛囊单位只含 2～3 根终毛。

毛囊单位的密度和头皮的密度是两个不同的概念，毛囊单位的密度是指单位面积内毛囊单位的数量（FU/cm^2）（图 14-4），头皮的密度是单位面积内头发的数量（根/cm^2）。

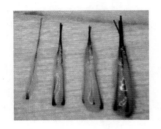

图 14-3　毛囊单位

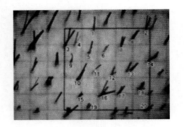

图 14-4　毛囊单位密度的测量

注：每一个数字代表一个毛囊单位。

（四）毛囊单位的解剖学特点

毛囊单位由终毛、毳毛及其相应的附属皮脂腺和立毛肌组成，围绕在毛囊单位周围的是环状排列的胶原，称之为外囊。毛囊单位成簇分布的特点在立毛肌附着点以上的部位较为明显；在立毛肌附着点以下水平，毛囊在皮下脂肪层中呈分散分布，失去成簇分布的特点。

（五）毛囊的组织学

典型的生长期终毛的毛囊从上向下可分为 3 个部分。

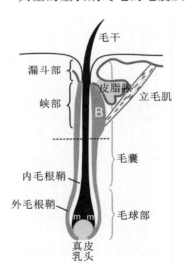

图 14-5　生长期终毛毛囊的毛球部

（1）上端称为毛囊漏斗部，从毛囊孔延伸至皮脂腺导管开口处。

（2）中段称毛囊峡部，从皮脂腺管开口一直延伸到立毛肌附着点。

（3）下段称毛囊下部，从立毛肌附着点延伸至毛囊基底部。其底部的球状部分又称毛球，由毛母质和毛乳头组成。

毛囊由上皮部分和真皮部分组成。毛囊的上皮部分由毛母质和呈同心圆排列的结构组成，从内到外分别为毛干、内毛根鞘、伴随层和外毛根鞘（图 14-5）。毛母质是毛发的生长活跃部位，由快速分裂增殖的上皮细胞组成，它们在向上移动的过程中，不断分化成熟形成毛干。

内毛根鞘由 3 层环形排列的柱状细胞组成，从内向外为鞘小皮、Huxley 层和 Henle 层。外毛根鞘与皮肤表皮相延续，由多层立方形上皮细胞组成，含大量糖原。在内毛根鞘和外毛根鞘之间为扁平细胞组成的单层细胞，为伴随层。

（六）毛发生长周期

头皮的生长周期分为生长期、退行期和休止期（图 14-6）。发育成熟的生长期毛囊以每天

0.35 mm 的速度保持毛干持续生长,身体各部分的毛发生长周期有差异。成人的头发生长期约 3 年,退行期为 3 周,休止期为 3 个月。有研究者提出在休止期后存在停滞期,在停滞期毛囊内是空的,没有毛干,此期为 2～5 个月,但不是所有毛囊都有停滞期。正常人的头发,84%～90% 的头发处于生长期,2% 处于退行期,10%～16% 处于休止期。假设有 10 万根头发,按照 10% 头发处于休止期来计算,平均每天脱发量为 100 根左右。

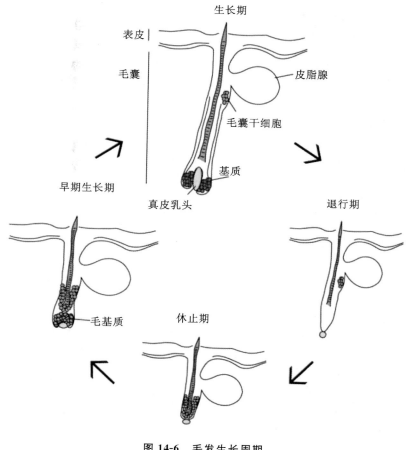

图 14-6　毛发生长周期

第二节　毛发移植术

毛发移植术最早用于治疗头皮区脱发,随着手术技术的不断改善,其适应证逐步扩展,可治疗眉毛、睫毛、胡须及阴毛区的毛发缺失。其中,烧伤、外伤及手术等原因导致的瘢痕性脱发也可纳入适应证,但尚存在争议。胸毛移植术效果见图 14-7、图 14-8。

一、手术方法

目前,亚洲人常用的毛发移植的方法为毛囊单位移植法。

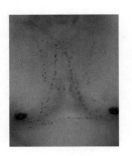

图 14-7　胸毛移植术前

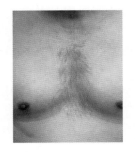

图 14-8　胸毛移植术后

二、术前设计

目前,毛发移植术最主要的适应证是雄激素性脱发患者的头皮部移植,因此我们以此类手术为例,介绍毛发移植的设计方案、手术过程及术后护理等。

由于雄激素性脱发是一种持续进展的疾病,手术设计要充分考虑患者当前状况和将来的进展情况。如手术医生应有意识地考虑目前仍有头发生长,但将来可能脱发的区域,因为很难精确预算将来的脱发情况。发际线设计不要过低,额颞部退缩的角度不能太钝(图 14-9)。自然的发际特征:一片羽毛形状区域内稀疏、纤细、不规则分布的毛发逐渐密度增加,从额部到头顶,头皮逐渐变得粗而密。根据患者的年龄和脱发情况测量并计算所需移植的毛囊数量(图 14-10)。

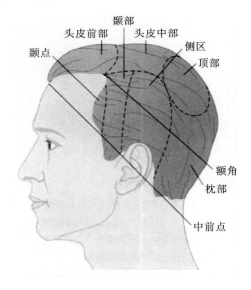

图 14-9　头皮的分区及解剖标记

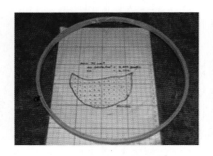

图 14-10　植发区面积的测量

对于作为供区的枕部头皮,应保护好此区的"永久性"毛发,以备将来再次移植之需;获取头皮时要注意位置和宽度的要求。

三、术前准备和麻醉

修剪供区毛发,保留 1.0～1.5 cm 长,术前仔细评估毛发供区状态,利用密度测量计精确估算从条状供区能够分别得到多少含有 1 根毛发、2 根毛发和 3 根毛发的毛囊单位。

手术前夜和当天用洗发水清洗头皮。术前体检血常规、尿常规;检测 HIV、HBV、HCV 抗原;还要进行充分的病史询问和体格检查。术前照相,术前 30 min 服用 10 mg 地西泮,缓解患者焦虑和降低麻药毒性作用;准备心电血氧监护仪检测。

患者取俯卧位,铺巾,用纸胶带固定避免毛发干扰手术视野。供区注射 1% 利多卡因和 1:100000 肾上腺素混合缓冲溶液,用 30 号针头缓慢注射,让头皮膨胀隆起,使供毛区变硬。

四、手术过程

(一)供区毛发获取

经典供区从枕部中线延至侧壁,最终到达颞后部,对侧区域可作为第二次移植供区。皮片宽 1.2～1.5 cm,长度为 10～14 cm。通常可以获得约 2000 根毛发(图 14-11)。

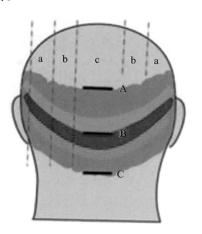

图 14-11　切取头皮的原则

注:A 为供皮区上缘;C 为供皮区下缘;
B 为 A 和 C 的中点。

术中,首先用刀片在头皮表面轻轻划开,然后再深切。供区皮片在皮下脂肪层水平游离切割(图 14-12)。供区皮片底面尽量避免被血污染,因为脂肪层污染后会影响毛囊分离。年轻患者应尽量设计窄而长的供区皮片,闭合伤口通常采用 3-0 单股丝线(图 14-13)。年龄大的患者常切取宽而短的供区,与年轻患者相比,他们炎症反应较轻,形成病理性瘢痕的可能性较小。

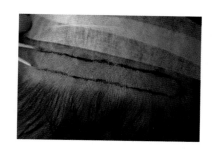

图 14-12　供区头皮的标记

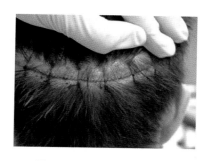

图 14-13　供区头皮的缝合

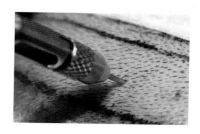

图 14-14　毛囊单位钻取术

(二)毛囊单位的分离及保存

迄今为止,毛囊单位移植后的毛发外观效果最好,被认为是毛发移植的金标准。而除了传统的切取条状头皮分离毛囊,毛囊单位钻取术(follicular unit extraction)是另一种获取毛囊的新技术(图 14-14)。

毛囊分离的操作应在显微镜下进行(图 14-15)。将切取的供区皮片置于一块专用木块上,先将组织分割成小块,注意刀片的方向、角度应与可见毛囊方向一致。然后将每块组织切割成毛囊单位。仔细修剪毛囊单位,去掉不需要的真皮及皮下组织。修剪干净的毛囊单位比带有真皮组织的毛囊单位移植密度更高。分离好的毛囊应置于平皿内的纱布,浸满低温盐水(图 14-16)。4 ℃比室温更利于毛囊成活,移植过程中避免毛囊干燥。

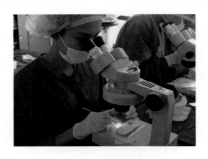

图 14-15　显微镜下分离毛囊单位

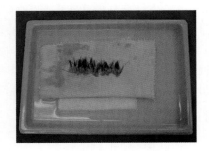

图 14-16　分离好的毛囊置于低温盐水中

（三）受区准备

2%利多卡因混合 1:100000 肾上腺素沿发际线进行环状阻滞麻醉,并对受毛区域进行阻滞麻醉。分离毛囊的同时,术者进行受区准备。用 1.2 mm 刀片在受区切割出可植入毛囊单位的裂隙。由发际线开始(图 14-17,图 14-18),通常植入密度为 20~25 FU/cm²。

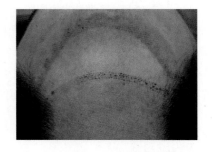

图 14-17　受毛区准备(从发际线开始)

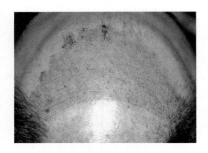

图 14-18　受毛区准备完成

（四）植入毛囊单位

用 Jeweler 镊子(图 14-19),将毛囊单位插入受毛区裂隙(图 14-20);或者可用植毛器进行植入(图 14-21,图 14-22),以恰当的角度将植毛器的针刺入受皮区头皮,推栓,植毛器的针自动回缩,留下整齐的毛囊单位于皮下。

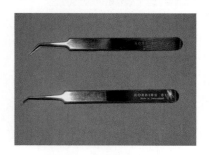

图 14-19　Jeweler 镊子

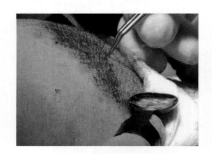

图 14-20　植入毛囊单位

发际线首先要用单根毛发植入,在发际线之后插入毛囊单位保留原来的轮廓。对于多数患者,将有限的毛囊单位植入脱发的前 2/3 区域内更合理,也更符合美学需求,后 1/3 区域只需植入较低密度的毛发。

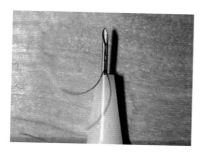

图 14-21 植毛器

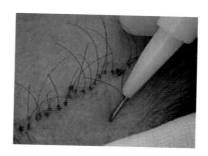

图 14-22 用植毛器将毛囊单位植入

五、术后护理

受毛区头皮无需包扎,通常保持开放,这样可以使移植区暴露于空气中尽快干燥。嘱患者术后口服激素、镇痛药和抗生素。术后第 2 日,医生用洗发水仔细清洗头发,也有术者用生理盐水及 1.5% 双氧水进行清洗。

六、并发症

并发症是任何外科手术都不可避免的。毛发移植手术需要不断地改进,讨论并发症是必不可少的。其实,毛发移植手术是非常安全的,只要仔细认真地进行毛囊单位移植,并发症的发生率很低。水肿是常见的并发症,多数患者在术后 1～2 天发生,持续 3～5 天,少数患者水肿情况较重,可以涉及上睑(图 14-23);供毛区可能发生感觉减退,通常 3～6 个月能恢复;少数患者可发生增生性瘢痕(图 14-24)。

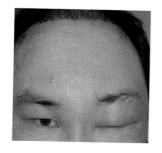

图 14-23 毛发移植术后水肿

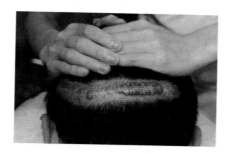

图 14-24 供皮区出现增生性瘢痕

七、患者的选择标准

对于毛发移植术,即使手术效果良好,也可能出现患者对术后效果不满意,这是术者尤其需要避免的问题。因此,如何选择手术患者和手术时机尤为重要。以下是关于患者选择的几点标准。

(一)年龄

最好为 30 岁以上。在 15～25 岁的人群,往往不太容易预测以后脱发的程度。而且这些年龄较小的患者通常会希望在移植手术后头发能够完全恢复到以前的水平,甚至有些老年患者也希望发际线可以设计得低一些,对术后效果要求过高。

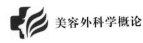
（二）毛干的直径

毛干的直径对于术后效果非常重要，毛干直径＞80 μm 的患者头发覆盖要比毛干细的患者好，头发直径增加时，头发的表面覆盖则会呈指数增加。

（三）供区头发

可以用特殊的仪器对头发进行计数，从而测量供区毛囊单位的密度，如果患者供区毛囊单位的密度＞80 FU/cm²，则认为该患者是较差的候选者。

（四）脱发程度

脱发程度可能是选择合适候选者的重要因素，非常理想的候选者是额部头发脱落，顶部头发尚未脱落，因为很少会对顶部进行毛发移植。对额部进行毛发移植后，术后会有明显改善。

（五）患者的期望值

咨询问诊非常重要，通过问诊可以了解患者的实际期望，许多不现实的期望源于患者想得到非常高的移植密度，这对于毛发细的患者很难达到。应告知患者，随着脱发的继续进展，必要时可以再次进行毛发移植。

第三节 植 眉 术

眉毛不仅是额部和面中部的分界，而且对面部表情交流起着重要的作用。因此，眉毛的浓密程度和位置对外貌有一定影响。随着年领增长，眉毛会逐渐变细及稀疏；另外，由于拔眉、激光祛眉等方法造成的创伤，使越来越多的人要求进行眉外形的改善。

随着毛囊单位移植技术的发展和应用，使重塑眉外形成为可能。植眉术已经逐步开展，主要适用于眉毛的美学改善（图 14-25，图 14-26），以及外伤或烧伤后眉的重建。

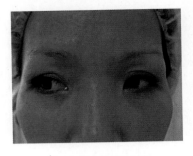

图 14-25　植眉术前

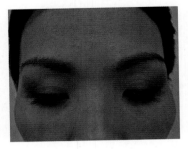

图 14-26　植眉术后

一、供区选择

传统毛发移植的供区为枕部头皮，但在植眉术的应用中并不理想。枕部头皮过于浓密，且生长长度远远超过常人眉毛长度。

近年来，另一供毛区开始被应用于植眉术，即腿部。此前，腿部毛发已成功用于改善男性发际线。相比于头皮毛发，腿部毛发更细，而且长度与眉毛相似，术后患者不需频繁地修剪。

二、术前设计

术前设计应遵循眉的解剖特点和生长方向。

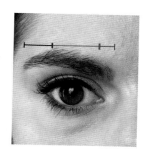

图 14-27　眉的分区

眉由内向外可分为三部分：眉头起自内眦，毛发为垂直方向，宽5～7 mm。眉体约 2.5 cm，为眉最粗的部位，眉体毛发呈水平方向，并形成网状交织。眉体的末端为眉弓，位于瞳孔外缘上方。眉末端的 2 cm 为眉尾，毛发向外侧生长，不形成网状交织（图 14-27）。此外，眉的外形有性别差异，女性眉呈拱形，男性眉趋于平直，在眉弓处更为浓密。每侧可植入 100～300 根。

三、术前准备

眉毛修剪至 1 cm 长，用碘伏消毒眉区。术前用 1％利多卡因加 1∶100000 肾上腺素局部麻醉，不需注入肿胀麻醉液。

四、注意事项

术中植入毛发时，要充分考虑不同部位眉的生长方向。此外，按照移植毛发的大小植入不同的部位也是非常必要的。单根毛囊单位可用于移植眉头及外侧眉尾，双根毛囊单位适合植入眉体，因为可形成毛发网格交织的效果，而三根或含更多毛囊的毛囊单位并不适用于眉的移植，可分离为单根毛囊单位进行移植，不过同时也会使移植毛囊成活率下降。

可选用 23G 或 24G 针头在眉部刺孔，在不同部位应调整刺入的角度（图 14-28）。

植眉术的难点之一是如何保证双侧眉的对称性。由于麻醉作用会在其中一侧首先消失，引起额肌和眼轮匝肌的收缩，由此可能导致眉外形不对称。为了减小此问题的可能性，在准备植入之前应再进行麻醉，并且在追加麻药之前重新评估眉形。

在亚洲人中，尽量应用单根毛囊单位，修剪多余的毛根部脂肪（图 14-29），植入时角度较平。

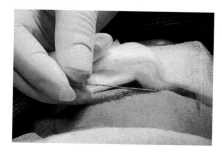

图 14-28　枕部刺入的角度

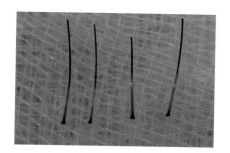

图 14-29　修剪多余的毛根部脂肪

五、术后护理

术后 5 天内应保持植入眉毛的干燥，然后进行正常清洗，清洗掉毛囊周围形成的痂。此后 14 天内，眉毛开始脱落。移植后 4～5 天后眉毛开始重新生长，20％～25％的眉毛不会再生长。术后 8～10 个月达到最大眉毛生长密度。

第四节 植 睫 术

睫毛作为眼部的一道屏障,能保护眼球免受微小外来物的伤害及减轻辐射,并参与闭眼反射。除此之外,睫毛也具有重要的美学意义,参与面部表情及眼神交流。

外伤、手术、稳定型瘢痕及免疫性疾病(斑秃、红斑狼疮、甲状腺疾病等)原因可导致睫毛缺失或睫毛稀疏。植睫术的开展可以在不同程度上改善以上患者的睫毛问题。

一、适应证

目前适于植睫术的人群主要有以下两类。

(1)睫毛重建,纠正外伤或疾病(斑秃、先天性疾病、拔毛癖等)引起的睫毛缺失(图14-30,图 14-31)。

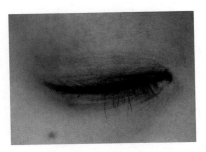

图 14-30 睫毛缺失

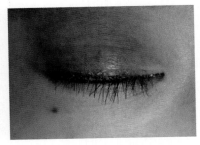

图 14-31 睫毛缺失患者行睫毛移植术后

(2)美容性睫毛移植。

二、手术方法

常用术式有反向毛囊单位移植、毛干移植、毛囊单位钻取术、单根毛囊单位纤维移植,以眉毛为供区的单根毛囊单位纤维移植。

三、供区选择

植睫术的供区中应用最早的是头皮侧部毛发,颈背部毛发也可作为移植睫毛的来源,然而,这些供区无法提供类似睫毛的弯曲毛发,且发质较硬,生长迅速。后来还应用枕后部、耳上部及眉毛作为供毛区,不过眉毛作为供毛区易残留明显的瘢痕,故应用较少。

近年来开始将腿部毛发作为睫毛移植的供区,术后不残留明显瘢痕(图 14-32,图 14-33),而且多数女性有意愿去掉或减少腿部毛发。

四、术前准备

患者在小剂量镇静剂作用下进行手术,用 1% 利多卡因、1∶100000 肾上腺素行局部麻醉。

五、手术过程

用 Jeweler 镊子仔细地将毛囊植入,通常沿睑缘呈曲线植入 1～2 排。植入过程中,应用

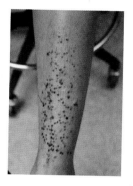

图 14-32 腿部供毛区术后即刻

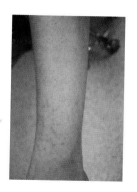

图 14-33 腿部供毛区无明显瘢痕残留

"两步法"可以有效预防睫毛"挤出现象",增加移植毛囊的数量。首先,间隔式植入毛囊单位,然后进行第二轮植入,填补余下的裂隙,完成全部部位的植入。术中不需应用角膜保护板。

正常人的上睑睫毛数量约为 100 根,下睑睫毛约 60 根。然而,睫毛植入时,平均植入上睑睫毛 40 根左右,下睑处除非睫毛重建时,否则不进行移植。

六、注意事项

术中植入毛发时,注意毛发的方向和密度,如植入不当可造成术后倒睫。

七、术后护理

如选用大腿部毛发进行移植,术后 3 个月内,移植睫毛重新生长。前 4 个月患者不需要修剪睫毛,之后每 5~6 周修剪一次(图 14-34,图 14-35)。

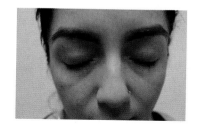

图 14-34 腿-睫毛移植术前

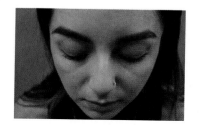

图 14-35 腿-睫毛移植术后

如选用颈背部毛发,术后 2 个月即需要修剪,之后每 2~3 周修剪一次。

(兰珊珊)

第十五章 常见皮肤肿物

第一节 色 素 痣

一、病因与发病机制

黑色素细胞痣简称色素痣,其病因与发病机制尚不十分明确。最主要的特征是由黑色素细胞形成巢状排列,可能与黑色素细胞的特殊性及其黑色素代谢有关。黑色素细胞具有特殊的细胞器,能合成酪氨酸酶,而酪氨酸酶能将酪氨酸氧化成多巴,使多巴进一步氧化并逐渐形成黑色素体,使其黑色素化,产生不溶性的黑色素,并分泌到周围的上皮细胞。黑色素代谢的动态过程:黑色素细胞的树枝状突分泌入邻近的角朊细胞,随着角朊细胞的分化,黑色素体不断向上转运,最终脱落于皮面。这一动态过程是由无数个表皮黑色素单位来完成的。每个表皮黑色素单位基本又由一个黑色素细胞与其邻近的大约 36 个角朊细胞组成。

二、病理

痣细胞多排列成巢状,由于制片的影响而皱缩,与周围间质分离。痣细胞可分为:①透明痣细胞:比正常黑色素细胞略大,多位于表皮-真皮交界处。②上皮样痣细胞:多位于真皮上部,可含有少量色素。③淋巴细胞样痣细胞:多位于真皮中部,较小,可含色素。④纤维样痣细胞:多位于真皮下部,呈长梭形,极少含有黑色素。

根据黑色素细胞巢在皮肤组织层次上的分布色素痣可以分为三类:①交界痣:痣细胞巢位于表皮深层或向下突入真皮,但上部仍在表皮基底呈滴落状,细胞内含大量色素。②混合痣:痣细胞巢见于表皮内和真皮内。③皮内痣:痣细胞巢位于真皮内,真皮上部的痣细胞呈巢状或条索状,常含中等量黑色素。真皮中下部的痣细胞以梭形细胞为主,排列成束,很少含黑色素。

三、临床表现

可分为先天性和后天性,两岁后开始出现较常见。可发生于身体任何部位的皮肤和黏膜。皮损为扁平或略隆起的斑疹,也可呈半球状隆起、乳头瘤状或有蒂,表面光滑,可有或无毛发,数目可单一,数个至数十个。因痣细胞内色素种类及含量不同,皮损可呈棕色、褐色、蓝黑色或黑色,无色素皮损多呈皮色。

根据痣细胞在皮肤内的层次不同,色素痣可分为交界痣、混合痣和皮内痣。其临床表现存在差异。

（1）交界痣多为扁平皮损,大多在婴幼儿期或儿童期出现,表现为界限清晰的、淡棕色至黑色的斑块或轻度隆起的丘疹,直径多在 0.6～0.8 cm,圆形或椭圆形,边缘光滑,无毛发。到青春期以后大多数可转化为皮内痣,通常不发生恶变。发生在手掌、足底和外生殖器等部位的交界痣,其交界活性可保持到成年,存在恶变可能。

（2）混合痣多为略高起的皮损,为交界痣向皮内痣演变的过渡表现。表现为隆起于皮面的、褐色至黑色的丘疹或斑丘疹,界限清晰,常生有毛发,周围见色素弥漫性减淡。

（3）皮内痣则多为乳头瘤样皮损及几乎所有半球状和带蒂皮损,为成年人痣的常见类型,表现为半球形隆起的淡褐色或皮色小肿物,直径多在 1.0 cm 以内,表面光滑,中央可有毛发。

本病进展缓慢,多无自觉症状。

四、治疗

由于每个正常成人全身平均可有 15～20 个痣,因此这是一种常见的疾病。通常除了美容的目的外,绝大部分的色素痣可以不治疗。

色素痣分布于面颈部等暴露部位时(图 15-1,图 15-2),有碍美观,有些病灶因为生长位置醒目、面积过大、色泽过深、表面毛发生长等,影响患者日常生活和心理,并且为了预防恶变的可能性,一般由患者本人及家属提出治疗要求。对于一些恶变可能较大的色素痣,则应该严格把握适应证,及早治疗。对于儿童特殊暴露部位较大的色素痣有时甚至应在学龄前治疗,以防影响患儿心理发育。

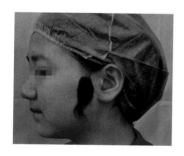

图 15-1　左侧耳前色素痣

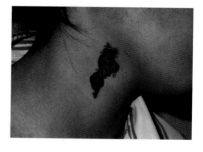

图 15-2　颈部色素痣

发生在掌趾、腰周、腋窝、腹股沟等易摩擦部位的交界痣、混合痣亦应考虑手术切除。色素痣若出现以下恶变体征亦应手术切除:①体积突然增大。②颜色改变。③表面出现糜烂、溃疡、出血或肿胀。④自觉疼痛或瘙痒。⑤周围出现卫星病灶等。

治疗方法如下。

1. 非手术治疗

（1）激光治疗:多用 CO_2 激光、局部消毒、浸润麻醉后,用激光进行扫描气化,边治疗边用无菌盐水棉球擦拭,至肿物消失,基底呈正常皮肤组织颜色即可。一般 5～7 天愈合。

（2）电离子治疗仪:治疗方法与激光治疗类似。

（3）其他方法:如冷冻治疗、化学烧灼等。因难以严格控制及难以明确是否为一次彻底治疗,所以不是理想的治疗方法。

非手术治疗适用于诊断明确,无恶变表现的较小色素痣(如直径<3 mm),避免遗留明显疤痕。非手术治疗方便快捷经济,但是失去病理检查机会,因此尽量不要有残留病灶导致反

复治疗,刺激细胞痣。

2. 手术治疗 一般对于直径大于 3 mm,用非手术治疗可能导致较明显疤痕的细胞痣,建议梭形手术切除(图 15-3(a)、(b)),或分次切除(图 15-4(a)、(b)、(c))。对于面积较大或特殊位置病变,可根据具体情况选择不同的局部皮瓣(图 15-5(a)、(b))或植皮闭合皮肤缺损,同时手术治疗还适用于存在恶变体征、特殊部位痣,如睑缘痣、分裂痣、眉毛内细胞痣。手术切除细胞痣同时送病理检查明确诊断。

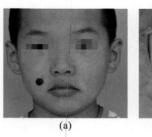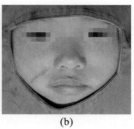

图 15-3 色素痣梭形切除术

(a) 右侧面颊部色素痣;(b) 术后即刻

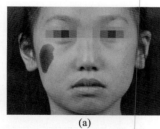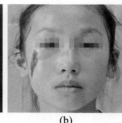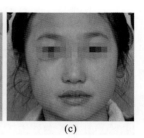

图 15-4 色素痣分次切除术

(a) 右侧颧部色素痣;(b) 第一次术后即刻;(c) 第二次术后半年

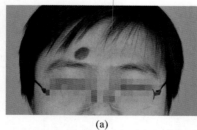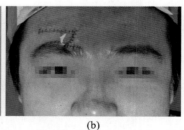

图 15-5 色素痣切除术

(a) 额部色素痣;(b) 局部推进皮瓣修复术术后即刻

第二节 睑 黄 疣

一、病因与发病机制

睑黄疣又称睑黄瘤,是黄色瘤病的一种常见皮肤表现。通常是指真皮内因含有脂质的组织细胞积聚而形成的黄色皮肤丘疹,为脂肪代谢障碍性皮肤病,可分为原发性与继发性两大类。原发性患者可伴有家族高脂蛋白血征,除皮肤黄色瘤外,还可同时伴有心血管、肝、脾、视网膜、胰腺等器官受累,伴或不伴有家族遗传倾向。继发性患者是指由各种其他病因导致真皮内含有脂质的细胞积聚,血脂可以增高或正常。主要病因包括胰腺炎、肾病综合征、甲状腺功能低下、糖尿病等。

二、病理

镜下组织特征是表皮正常或压迫性变薄,真皮中有富含脂质的组织细胞,常被称为泡沫细胞,空泡为细胞质内的脂质成分被溶解所致,同时有多核巨细胞(杜顿细胞)和胆固醇裂隙在真皮内不同程度地聚集。

三、临床表现

圆形、椭圆形或形态不规则的扁平黄色或褐黄色丘疹或斑块,边界较清晰,表面光滑,大小不等,好发于上睑偏内侧,常对称发病,质地柔软,严重者可累计内眦和下睑内侧皮肤,生长缓慢,皮疹持久,呈进行性多发,可互相融合,患者无自觉症状。

四、诊断

根据患者皮肤病损的临床表现即可做出临床诊断,确诊依靠病理检查。

五、预后

易复发。可有部分患者自行消退。

六、治疗

多因影响美观就诊。部分原发性家族性患者,可接受内科治疗,包括注意饮食调配、药物降脂等,改变生活状态,增强运动。对于部分患者可考虑局部手术切除病损,切除时要包括全层的皮肤,有时需要包括部分眼周肌肉。关闭伤口时需要兼顾避免发生眼睑外翻和眼睑闭合不全,直接缝合或局部皮瓣转移修复(图 15-6(a)、(b)、(c)),或者采用新型的 CO_2 激光和铒激光治疗,逐层气化至完全清除黄色组织。

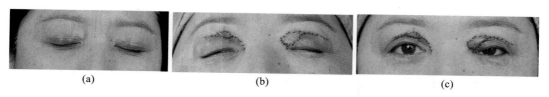

(a)   (b)   (c)

图 15-6 睑黄疣切除术,取以眼轮匝肌为蒂的风筝皮瓣修复缺损

(a)睑黄疣;(b)术后即刻闭眼,无眼睑闭合不全;

(c)术后即刻睁眼观

第三节　皮脂腺囊肿

一、病因

皮脂腺囊肿是指因皮脂腺导管堵塞后,腺体内分泌物聚积而形成的常见囊肿,又称粉瘤。多见于皮脂腺分泌旺盛的青年。

二、病理

镜下组织学表现:囊肿位于真皮内,囊壁由数层角化上皮细胞组成,基底层可呈栅栏状排列,其上可见几层肿胀的细胞,再上为厚而均匀的嗜酸性角质层、囊周围纤维细胞。

三、临床表现

多为单发,圆形,质地较软,高出皮面,推动时与表面粘连,与基底无粘连,活动度较好,表皮光滑,可见脐形开口,可由此挤出灰白色内容物,脐形开口为皮肤表面的皮脂腺导管开口。表面皮肤颜色可正常或呈淡蓝色,增大过快时,表皮发亮。伴发感染后,表皮红,病损有波动感,内容物有臭味。

四、诊断

根据临床表现及病史多可明确诊断。彩超检查有助于明确诊断。确诊需依靠病理检查。

五、治疗

手术治疗,局部做皮肤肿物切除术,局部消毒,无菌亚甲蓝标记肿物范围和梭形切口线,局部浸润麻醉,术中可沿皮纹设计梭形切口,见皮脂腺导管开口时需连同导管开口一同梭形去除,分离时需紧贴囊壁,尽量完整摘除囊肿,分离要仔细轻柔,囊壁较薄易破(图 15-7(a)、(b))。如囊壁残留,则易复发。如果患者就诊时,病损存在红肿痛等感染表现,需先控制炎症,后期安排手术。如果炎症控制效果不佳,或者已有波动感和局部破溃,需及时做切开引流术。

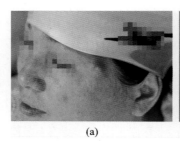　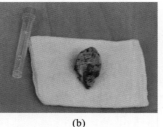

(a)　　　　　　　　　　　　　　(b)

图 15-7　皮脂腺囊肿切除术

(a) 左侧颞部皮脂腺囊肿;(b) 完整摘除的皮脂腺囊肿,含囊壁及梭形去除的导管开口

六、预防

注意皮肤的清洁保湿，避免皮脂腺开口堵塞。

第四节 皮脂腺痣

一、病因

皮脂腺痣属局限性表皮发育异常，以皮脂腺增生为特点，是由皮脂腺构成的一种错构瘤。

二、病理

组织象随年龄变化而呈现不同征象。婴儿期或儿童期表现为表皮轻度增生，不完全分化的毛囊结构，常见似胚胎期毛囊的未分化细胞索，皮脂腺发育不良，大小和数目减少。青春期则真皮内可见大量成熟或接近成熟的皮脂腺，表皮呈乳头瘤样增生，在皮脂腺小叶下方的真皮深部或皮下脂肪内可见充分发育的大汗腺。

三、临床表现

较常见，常发生于新生儿期或幼儿期。好发于头面部和颈部，尤其好发于头皮。皮损呈局限性稍隆起的圆形小结节，淡黄或黄褐色，边缘清楚，常为单发，偶见多发或泛发，可呈线状排列；头皮皮损处可部分或完全秃发。儿童期皮损隆起不明显，呈蜡样外观，缓慢增大；青春期皮损增厚扩大呈疣状，有密集乳头瘤样隆起；老年期皮损多呈结节状增殖，质地坚实，可继发其他皮肤附属器肿瘤。有10%～15%的病例可发生基底细胞癌。

四、治疗

皮损较小者可考虑冷冻、电烧灼、激光等方法，较大者多选择手术切除后直接闭合或切除后局部皮瓣转移或植皮术（图15-8(a)、(b)，图15-9(a)、(b)）。

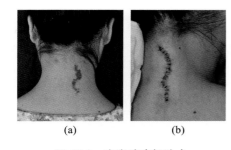
(a)　　　(b)

图 15-8　皮脂腺痣切除术
（a）颈部皮脂腺痣；（b）术后即刻

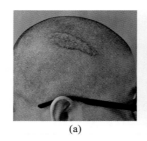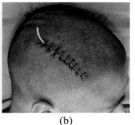
(a)　　　(b)

图 15-9　皮脂腺痣切除术
（a）头皮部皮脂腺痣；（b）术后即刻

第五节　脂　肪　瘤

一、病因与发病机制

脂肪瘤通常被认为是由成熟脂肪细胞组成的一种常见良性软组织肿瘤。其性质是真性肿瘤、错构瘤，还是局部脂肪的过度堆积，尚不明确。由于绝大多数的脂肪瘤不导致直接的症状和并发症，常为体积增大至影响美观或偶然发现就诊。主要在成人期发现，一般到个体开始出现脂肪沉积时，才逐渐表现出来。

二、病理

镜下脂肪瘤主要由成熟的脂肪细胞组成，其间夹杂少量核大、空泡小的脂肪母细胞，有时病灶内可见黏液变形、囊性变或者钙化。

三、临床表现

好发于躯干，如肩背、颈部、乳房、腰腹部、臀部。其次也见于面部、头皮与外生殖器。通常表现为单发或多发的皮下扁平圆形肿块，或呈分叶状、蒂状，质地柔软，表面皮肤大多无明显异常。肿块大小不一，黄豆至拳头大小，脂肪瘤的生长具有一定的自限性，大多数脂肪瘤仅在最初表现为隐匿性生长，到一定体积以后则几乎没有明显变化，终身存在，有时也偶见自发萎缩现象。脂肪瘤本身多无自觉症状，较大者可影响美观，甚至行动障碍。好发于皮下，可由较薄弱的纤维结缔组织包绕，也可无明显包膜。

四、诊断

根据临床表现及彩超检查多可临床诊断。确诊依靠病理检查。

五、治疗

一般无自觉症状，如不影响外观与功能，可不治疗。出现囊性变或有碍美观与功能者，需手术治疗。有包膜者，尽量连同包膜完整取出（图 15-10(a)、(b)），手术切除时尽量不使用电切仪切除，以防脂肪液化，影响愈合。

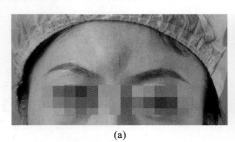
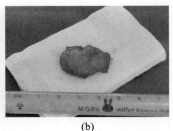

(a)　　　　　　　　(b)

图 15-10　脂肪瘤切除术

（a）额部脂肪瘤；（b）完整切除的脂肪瘤，含包膜

第六节 粟 丘 疹

一、病因

粟丘疹是表皮或皮肤附属器上皮增生所致的潴留性囊肿,可发生于任何年龄、性别,分原发性及继发性两种。前者有遗传因素,可由新生儿期开始,由未发育的皮脂腺或毳毛漏斗部下端的上皮所形成,可自然消失。后者可能与汗管损伤有关,可继发于曝光、大疱性类天疱疮、营养不良性表皮松解性大疱病、迟发性皮肤卟啉病、疱疹样皮炎、Ⅱ度烧伤、皮肤磨削术后、擦伤、搔抓后及面部炎症性丘疹之后。

二、病理

与表皮囊肿相似,仅大小不同而已。囊壁由多层扁平上皮细胞构成,囊腔为排列成同心圆的角蛋白板层所充填。连续切片可见原发性粟丘疹仍以上皮蒂与毳毛囊相连,继发性粟丘疹则与毛囊、汗腺导管、皮脂腺导管或表皮相连接。

三、临床表现

原发者好发于颜面,特别是眼睑、颊部及额部,继发者则发生于基础病变部位。典型皮损为黄白色,针头至米粒大小,坚实的球状丘疹,表面光滑,顶部尖圆,无融合,上覆极薄表皮,可挤压出坚实的角质样球状颗粒。个别病损可有钙化沉积,硬如软骨,增大时呈暗黄色。一般无自觉症状。皮损发展缓慢,可持续多年,偶见自然脱落消失,无疤痕形成。

四、治疗

本病为良性病变,一般无自觉症状,影响美观者,可局部消毒后用针挑破表皮,剔出黄白色小颗粒,或用无菌手术尖刀片划破表皮,用精细平钩镊夹出黄白色小颗粒(图 15-11)。

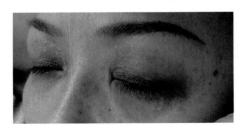

图 15-11 眼周粟丘疹,黄白色米粒样丘疹

第七节 扁 平 疣

一、病因

人类乳头瘤病毒感染皮肤引起的皮肤良性赘生物。

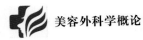

二、病理

病理上以颗粒层及棘层上部空泡细胞为特征,核深染和电镜下以核内病毒颗粒为特征。

三、临床表现

好发于青少年的颜面、手背、颈部、胸部、前臂及下肢屈侧。典型皮损为米粒至黄豆大小的扁平稍高出表皮的丘疹,圆形或椭圆形,表面毛玻璃样,正常肤色或淡褐色,自觉症状轻微或无,数目较多且密集。搔抓后皮损可呈串珠状排列,即自体接种反应(图 15-12)。

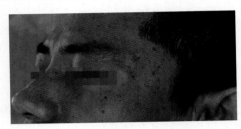

图 15-12 面部扁平疣,稍高出皮面的形状不规则毛玻璃样丘疹,呈淡褐色

四、诊断

本病根据病史及典型皮损即可作出诊断,必要时结合组织病理检查。

五、预后

病程慢性,多可自行消退,但可复发。

六、治疗

主要采用外科药物治疗和物理治疗。

1. 外科药物治疗 适用于皮损较大或不宜用物理治疗者,常用药物包括:0.05%~0.1%维 A 酸乳膏或阿达帕林霜,每天 1~2 次外用;干扰素凝胶,外用。

2. 物理治疗 包括冷冻、电灼和激光等治疗方法,适用于皮损数目较少者。

第八节 汗 管 瘤

一、病因

汗管瘤为表皮内小汗腺导管的一种腺瘤。

二、病理

真皮内可见较多小导管,腔内含无定形物质,管壁由两排上皮细胞构成,大多扁平,但内排细胞偶有空泡化。近表皮处可见囊样导管腔,管腔内充满角蛋白,囊壁衬以含透明角质颗粒的细胞。

三、临床表现

多累及青年女性,部分患者有家族史。常对称分布于眼睑周围,亦见于前额、两颊、颈部、腹部和女阴,偶见单侧分布者。皮损呈肤色、淡黄色或褐黄色半球形或扁平丘疹,直径 1～3 mm,密集而不融合。常无自觉症状,发生于女阴者常可伴剧痒。病程慢性,很少自行消退。有人将组织学上与眼睑汗管瘤相同,而皮损广泛分布者称为发疹性汗腺瘤或汗管瘤(图15-13)。

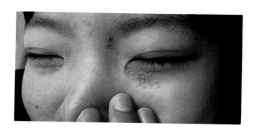

图 15-13　下睑汗管瘤,密集而不融合

四、治疗

一般不需治疗,必要时可采用电解法、冷冻法、超脉冲 CO_2 激光逐个处理。

第九节　腋　　臭

一、病因

腋臭是一种常染色体显性遗传疾病,青年女性多见,是由于腋下真皮深部及皮下顶泌汗腺发育旺盛,汗腺分泌排出后受到皮肤表面的细菌分解,产生短链脂肪酸及氨而产生臭味,受性激素影响,故多在青春期发病,老年期逐渐减轻或消退,同时受种族和遗传因素影响。

二、临床表现

腋下可闻及特殊刺鼻臭味。天热汗多或运动后明显,可伴有色汗,以黄色多见,腋毛区毛发较重,亦可有黄色结晶,青年女性多见,可有家族史,部分患者的耳部有耵聍,外阴、足底受累。

三、诊断

目前本病仍以闻及特殊刺鼻臭味作为诊断标准。

四、鉴别诊断

本病需与多汗症进行鉴别。多汗症是指正常生活环境和条件下局部或者全身皮肤异常多汗,是小汗腺分泌汗液过多导致。主要系各种因素导致交感神经冲动增加,乙酰胆碱分泌增多,乙酰胆碱增强了小汗腺的兴奋性而产生多汗。患者腋窝出汗明显,但无明显特殊刺鼻

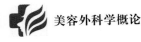

臭味。

五、治疗

注意个人卫生,经常洗澡同时换洗衣物。可刮去腋毛,减少局部寄生菌数量。

手术治疗:由于大汗腺位于真皮深部及皮下,有效治疗必须基于彻底破坏或清除大汗腺组织及阻止汗腺分泌。

(1)腋窝区局部皮肤梭形切除缝合法:是腋臭治疗的传统方法。梭形切除腋窝局部生长腋毛的皮肤及皮下组织,此方法因最大程度地去除了大汗腺及其导管,因此疗效最确切,但是,因产生的术后并发症较重,如延迟愈合、术后线形瘢痕挛缩、影响美观和肩关节活动,现已逐渐被淘汰。

(2)皮瓣法:行小切口真皮血管网皮瓣大汗腺剪除术,术区备皮,用亚甲蓝沿腋毛区边缘扩大 0.5~1 cm 标记手术范围。沿腋皱襞设计 1 或 2 个平行切口。局部肿胀麻醉生效后,尖刀切开皮肤全层至皮下浅筋膜层,皮缘缝牵引线,沿浅筋膜层分离全部手术范围,翻转皮瓣,直视下剪除粉红色颗粒状大汗腺,同时保护真皮下血管网,用无菌生理盐水冲洗术区,电凝仪充分止血后,闭合皮肤,留置负压引流管,用无菌敷料打包覆盖术区,应用弹力绷带打"8"字适度加压包扎术区。此方法因为保留了真皮下血管网,因此具有术后易愈合,皮瓣柔软、不挛缩、不变色等特点,且由于切口平行于腋皱襞,无明显瘢痕挛缩,术后美观,上臂活动不受限。但是此方法不能全部去除真皮深部大汗腺,存在残余味道的可能(图 15-14(a)、(b)、(c))。

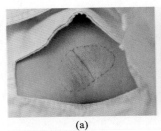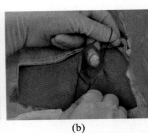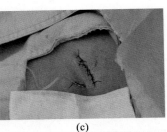

(a)   (b)   (c)

图 15-14 腋臭切除皮瓣法

(a)术前用美兰标记手术范围及切口;(b)术中可见保留的真皮下血管网;(c)术后即刻

(3)局部肉毒素注射治疗:肉毒素稀释后于腋下汗毛区进行多点注射,注射到皮内或皮下浅层。肉毒素的生物学作用是在神经肌肉接头处阻滞神经末梢释放乙酰胆碱,从而用于治疗各种痉挛、强直以及震颤性疾病,由于腋臭的发生和人体大汗腺分泌功能异常有关,而汗腺的分泌受胆碱能神经支配,皮内或皮下注射肉毒素,可以通过阻断局部神经节后胆碱能神经纤维的作用,使汗腺的分泌减少或停止,达到治疗腋臭的目的。

物理治疗:近年来亦有采用高频电针、超脉冲 CO_2 激光及黄金微针破坏顶泌汗腺及其导管以达到治疗目的的方法,但一次治愈率不高,需要多次治疗且易出现皮肤坏死、瘢痕及治疗不彻底的并发症。

(郑春梅)

第十六章　文　刺　术

第一节　简　介

　　现代眉眼唇美容文刺术是文眉、文眼线、文唇三种现代美容技术的统称,是由古老的文身术演变而来。20世纪70年代以来,现代"美容热"的巨大洪流把文身技术与现代科技、医学技术、容貌美学等融为一体,并集中施于眉、眼、唇三个部位,从而形成了一种新的美容技术——现代眉眼唇美容文刺术。

　　眉眼唇美容文刺术实际上是一种创伤性皮肤着色术,是用文刺器械将色料植染于皮肤组织内,形成长期不褪色的新的眉形、眼线和唇色。其根本目的是在眉眼唇原有形态基础上,利用现代美容手段掩饰瑕疵、祛除缺陷、扬长避短、修饰美化、创造出更理想的眉眼唇形态,以达到增强其局部美感和容貌整体之美的效果。

　　眉眼唇美容文刺术是现代修饰、美化眉眼唇,增添容貌美的一项新的美容技术,是一项技术性很强的工作,它不同于一般的眉眼唇生活美容化妆技术。它是一种永久或半永久性的美容医疗操作,需要专门的器械工具、消毒卫生设备和训练有素的操作技巧。它具有高度的科学性、实践性、艺术性和严肃性,是美容技术中不可缺少的组成部分。它的正确实施对于增进受术者的容貌美感和整体生命活力的美感都具有重要意义。

　　随着美容事业的兴起和发展以及生活水平的逐渐提高,这项源于远古文身术,并以此为基础,集现代科技与艺术创作为一体的新技术,已逐渐从民间走向专业(正规),从社会步入医院,被越来越多的人所接受、重视,同时,因其刺破皮肤这一特殊性,越来越多的人开始意识到它是一种医疗美容行为,需要正规操作,以防传染性疾病的播散。

第二节　仪器设备及药品

一、美容文刺术仪器设备

　　1. 电动文刺机　目前市售机器种类较多,主要分为直流电式、交流电式和充电式。少数为笔芯内注药水式,绝大多数为蘸药水式。

　　较好的文刺机应具备以下几个特点:

　　(1)噪音小、速度快、无抖动,平稳耐用,可调速。

　　(2)具有自动控制的安全针压设计,适当的针压设计可以使针尖保持在皮肤内一定深度。针尖具有牢固、安全,插针、取针容易,不脱针(飞针)的优点。

(3) 全包式金属插针设计,防止色料回流,增加机器耐用性。

(4) 所配针、针套、药杯等均系无菌包装,符合无菌要求。

(5) 可360°调整机器,长时间使用轻巧自如、方便。

(6) 机身轻巧、精密度高、按钮控制方便、重心稳定。

2. 手工文刺笔 根据锁口所置文刺针的种类不同主要分为三类:针片式、圆针式和两用式。

3. 文刺针 随着文刺技术的发展,文刺针的种类越来越多,主要分为单针和多针,而多针又可分为圆针、针片、排针。

二、常用药品

1. 无菌药品 0.5%碘伏、生理盐水、盐酸利多卡因注射液、复方盐酸利多卡因乳膏、盐酸肾上腺素注射液。

2. 色料 选用专业无毒、经过无菌处理的色料。纯正的色料应是:浓度适中,颜色纯正,色泽稳定,永不褪色,无毒,浸透力强,附着性好,不脱色,不扩散,无需多次补色,术后效果自然逼真。

第三节 无菌文刺术

一、文眉术

眉在眼的上方,横位于上睑与额部交界处,为面部重要结构之一。双眉的形态及活动变化对眼形美、容貌美具有举足轻重的作用,是眼部美容修饰的重要部位之一。

(一)标准眉形

标准的眉形给人以舒展、大方、优美的感觉。

理想的标准眉形应该是眉头在眼睛内眦上方,应略偏向内侧,眉梢位于眼睛外眦角与鼻翼外侧的连线的延长线上,若将眉长分三等份,眉峰的位置应在自眉梢起的中、外1/3的交点处。

(二)文眉的适应证和禁忌证

文眉术的原理是先绘出理想的眉毛形态,再用文眉器械将各种颜色植染于皮肤表层,形成长期不褪色、不消失的色彩装饰而维持于皮肤内的一项技术。所以文眉术对于一些天然眉型欠美,如眉毛稀缺、眉形欠佳或因老化致眉毛脱落以及专业人员需要特殊眉形的人而言,确实是一种比较适用的美容技术。

1. 文眉的适应证

(1) 由于疾病或其他原因引起的眉毛脱落症。

(2) 眉毛稀缺不全。

(3) 眉毛稀疏、色浅。

(4) 外伤性眉毛缺损、眉中瘢痕。

（5）两侧眉形不对称。

（6）眉形不理想或对其原眉形不满意者。

（7）因职业需要而无时间化妆者。

2. 文眉的禁忌证

（1）眉部有炎症、皮疹者。

（2）眉部有新近外伤者。

（3）传染病急性期者。

（4）过敏性体质、瘢痕性体质者。

（5）精神状态异常或精神病患者。

（6）对文眉犹豫、亲属不同意也应列为暂时性禁忌证。

（7）患有糖尿病、某些皮肤疾病者（如银屑病、白癜风有同形反应）及严重心脑疾病者。

3. 文眉应遵循的原则

（1）修文并用：为保持眉的立体感、动态感和生理功能，不主张文眉前将眉毛全部剃掉，而主张在原有眉形基础上修剪、美化后再行文眉。

（2）宁浅勿深：其中有两层含意，一是刺入皮肤的深度，二是色料的浓度。假如深度超过真皮层就会使色料与组织内蛋白酶发生化学变化而变色。色料浓度过深，将影响眉与肤色、发色的协调。原则上眉色尽可能与发色协调，避免文后眉色过于浓黑而造成凶相。最好使用黑咖啡或咖啡色加上一些黑色调和后再文，如此文出的眉色较自然、适宜。

（3）宁窄勿宽、宁短勿长：一方面因为文得过宽和过长，不但褪色修正困难，而且还将会使受术者再受洗眉之痛苦。因此首次文刺时掌握"淡、窄、短"的原则，留有余地实为上策之举。当然若能一次文出上乘之眉形最为理想，另一方面因为初文者脱痂期内颜色较重，易产生视觉差，使其看上去比实际宽而长，心理上接受不了，因此，在第一次文眉时，尤其对于初学者，更应注意掌握"宁窄勿宽、宁短勿长"的原则。

（4）宁繁勿简：对那些平时不常化妆或对文眉没有充分心理准备的人，切忌一来就文。特别是中老年人，他们的心理负担比较重，我们的经验是在确信其有文眉的迫切要求后，先画眉、修眉，让其适应 2～3 天，多征求其周围人的意见后，再接受文眉，往往容易收到良好的效果。

（5）宁慢勿快：操作要认真，不能只图速度而不顾质量，由于每个人的皮肤弹性、质地、颜色不同，对色料的吸收程度也不同，对部分上色困难者，需反复文刺，切不可急躁。

（6）淡浓相宜，注意整体：在文眉过程中，应时刻注意眉毛的自然生长形态，要按其长势和色泽规律文出浓淡相宜、富有立体感的眉。原则上眉头、眉梢、眉峰、眉身上下边要淡，而眉身要文得色深些。如果不按自然生长形态规律去文，各部位浓淡不分，黑色一片，显然达不到增添美感的目的。

（三）设计与操作

（1）设计：接诊时选择光源均匀自然的环境，面对面，在相互交谈中仔细观察受术者脸型、眼型及其对称性，观察面部活动，了解其年龄、职业、性格、爱好等客观因素，构思出较适合的眉形，并用眉笔在原眉基础上描绘，反复修正，在双方均满意的前提下，确定眉形。修掉多余眉毛。

（2）消毒：用 0.5％碘伏棉球轻蘸眉部，并同时做全面部消毒。

（3）麻醉：2％注射用利多卡因溶液做眶上神经阻滞麻醉或利多卡因乳膏外敷行表面麻

醉。需要注意的是如选择眶上神经阻滞麻醉者,一定要先标记眉形设计线,避免在麻醉后影响眉部活动的前提下设计眉形。

(4)物品准备:准备无菌文刺包、文刺针、文刺笔,放置色料的器皿必须消毒灭菌,做到一人一针,避免交叉感染,医生穿无菌手术衣,戴帽子口罩,操作过程严格遵守无菌原则。

(5)操作:文刺操作过程中,一定要遵循眉毛的自然生长方向,眉头及眉梢颜色勿深,线条要柔和、稀疏,向眉腰眉峰处自然过渡,线条渐浓密,边缘略浅,有立体感,衔接自然,做到双侧同时操作,双侧对称。

(6)术毕:局部涂少量抗生素眼膏。

(7)术后:应注意局部护理、卫生,防止感染。术后1周左右自然脱痂,若着色不满意者可酌情择期再次文刺。

二、文眼线术

(一)文眼线的适应证

(1)睫毛稀疏脱落,眼睛暗淡无神者。

(2)倒睫术后及眼袋术后为掩饰、遮盖疤痕。

(3)重睑术后过宽,通过文眼线,可产生缩小重睑宽度的效果。

(4)要求文眼线的求美者一般年龄在18岁以上。大眼睛、双眼皮者文眼线后,会使双眼更加炯炯有神;小眼睛、双眼皮者文后可起到扩大眼型、增添美感作用。

(二)文眼线的禁忌证

(1)患有眼病尤其是患有睑缘炎或患有其他炎症者不宜文眼线。

(2)眼睑有内外翻、眼球外突明显、上睑皮肤松弛明显、下垂或睑眼袋明显者。

(3)患有皮肤病(如银屑病、白癜风)、传染病急性期者。

(4)瘢痕体质者、过敏体质者。

(5)精神状态异常或精神病患者。

(6)期望值过高或抱有不切实际要求者。

(7)亲属不同意,本人犹豫不决,心理准备不充分应列为暂时禁忌证。

(8)对于单眼皮者,应劝其先做重睑术后,再行文眼线,才能获得最佳效果。

(三)设计与操作

(1)设计:按原则设计、确定眼线形态,画出前征得求美者同意。

(2)局部消毒:用0.5%碘伏棉球轻蘸睑缘及睑部,并同时做全面部消毒。注意消毒棉球要略干,避免消毒液进入眼睛引起不适,如不慎消毒液进入眼睛,要立即用无菌0.9%氯化钠注射液反复冲洗。

(3)麻醉:用复方利多卡因乳膏行睑缘部表面麻醉。麻醉时做好防护措施,避免药膏进入眼睛。一般情况下不主张行局部浸润麻醉。

(4)器械准备:必须保证一人一针,一人一份色料和针套,文刺针、针套和文刺笔做到消毒灭菌,安好针套(针尖留出0.5~1 mm为宜),接通电源试机,调节转速。备好色料。

(5)文刺手法和注意事项:文刺针蘸少许色料,沿眼线形态,依次按先上后下,从内侧向外侧文刺次序进行,文刺可采用点刺、点划手法进行。要求运针有力准确,力度一致,深浅掌握适度,力求文出光洁平滑、均匀、曲线流畅的眼线。文刺过程中嘱受术者微闭双眼,防止突然抬头移动位置或用手接近眼睛以减少恐惧感和防止事故发生。操作过程中,应随时注意清除多余色料和渗液,以利于观察和文刺。若受术者疼痛难以忍受时,可暂停操作并酌情追加麻醉药。特别要提醒的是操作过程中文刺针方向,绝不能朝向眼球,以防万一出现"飞针"误伤眼球,造成意外事故。

(6)文刺后处理:文刺术毕清洁创面,并涂以少许抗生素眼膏,结膜囊内滴抗炎眼药水。同时要向受术者交代,术后3日勿用热水擦洗眼部,并继续滴用抗炎眼药水2~3天。

(7)文刺后恢复过程:眼线文刺后,一般1~2天内局部可有轻度肿胀、不适现象,不必处理,5~7天自然脱痂。文后眼线色泽一般较黑,经过半个月后才逐渐定型。若文后出现色泽不均,掉色明显等现象,半个月后可酌情再次文刺补色。

三、文唇术

(一)文唇的适应证

(1)唇部外伤后瘢痕致唇红线不清或错位者。

(2)先天性唇裂修补术后唇缘对位不好或留有瘢痕者。

(3)正常人凡唇红线条不明显、不规则、不整齐,要求加重唇线,改变唇色,使其更有立体感和美感效果者。

(4)凡唇型和唇色不美者。

(二)文唇的禁忌证

(1)皮肤病、传染病急性期、过敏性体质、瘢痕体质者。

(2)唇部有炎症者。

(3)精神状态不正常或精神病患者。

(4)犹豫不决或要求过高,亲属不同意者。

(三)文唇的方法及注意事项

文唇手法以采用点划和斜划的文刺手法为佳。

(1)器具准备:安放好文刺针,接通电源,调好转速,试机后再开始文刺。

(2)色料配制:文唇色料选择应依据肤色和唇色及患者喜好而定。

(3)唇型设计:文刺前一定要设计好唇型并用唇笔描画唇线,征得受术者同意。

(4)清洁消毒:局部用0.5%碘伏棉球消毒,等待3 min后用无菌盐水纱布擦净。

(5)麻醉:一般可采用利多卡因乳膏外敷表面麻醉或阻滞麻醉,文刺过程中,可酌情随时补加麻醉。

(6)操作:操作时将文刺针蘸少许色料,按预先设计出的唇型,先文刺出一轮廓痕迹,避免在操作过程中擦拭将画线擦掉而影响观察,失去依据。继而在唇红中往返文刺、加工、边文边用无菌盐水棉球擦拭,利于观察,直到满意为止。

(7)文刺深度:因唇部血管丰富,故文唇时一定要掌握好文刺深度,一般不应超过1 mm为宜。过深易出血,既影响操作观察,又影响着色,甚至有导致染料晕染蔓延之可能。

(8)术毕:局部涂少量抗生素眼膏。

(9)术后:应加强局部护理,注意局部卫生,防止感染。术后1周左右脱痂,若着色不满意者可酌情择期再次文刺补色。

第四节 术后护理

文刺术后,术区应用无菌生理盐水棉球做清洁处理,局部涂抹少许抗生素眼膏。

注意局部护理和卫生,3 日内勿碰水。术后防止手部、头发直接接触术区,预防感染。

术后 1～3 日内局部微红水肿属正常现象,而后逐渐形成结痂,1 周左右表皮结痂开始逐渐脱落,勿用手剥除结痂,应使其自然脱落,若着色不满意者可酌情 1 个月后择期再次文刺补色。

第五节 并发症的处理

一、文眉并发症的处理

(1)局部感染:发生感染后局部清洁换药,给予抗生素等治疗。

(2)交叉感染:发生交叉感染后请专科医生处理。

(3)眉色不理想:眉色明显异常者,可洗去后待 2～3 周改换文眉液重新文刺。眉色异常,不太明显者可改换合适的文眉液重新文刺覆盖。

(4)两侧眉形不对称:文前再检查双侧眉形是否对称,文后发现不对称,若当时能处理则及时处理。若当时不能处理,应在脱痂后重新修补矫正。

(5)各种怪眉:文后眉形不美者应根据具体情况于术后 1 周后予以再次文刺矫正,或补色或洗眉后重新文刺。

(6)脱色:脱痂后如果脱色较重,可进行补色,如果普遍脱色严重,说明文刺过浅,补色时应增加深度。

(7)眉区肿胀、周围皮肤发红:一般 1～2 天恢复正常,不需特殊处理,若局部有淤血、出血等说明文刺过深或刺破血管,应尽量避免。

(8)"飞"针损伤:如果因文眉针安装不牢,文眉针脱落(飞针),或者操作疏忽,误伤角膜或眼球应就诊眼科及时处置。

(9)过敏:发生麻药或消毒液过敏应及时处理,对文眉液过敏者,应尽快将文眉色料洗掉,并且不应再行文刺。

二、文眼线并发症的处理

(1)眼线颜色变蓝:术后 2 周,选择质量好的药水再次文刺覆盖,或者将原来眼线洗掉,1～3 个月后再次文眼线。

(2)眼线晕色:一旦发生晕色,处理十分困难,目前尚无彻底消除方法。可酌情应用脱色、遮盖手术等方法。也可对晕色处用调 Q 激光行脱色治疗。若上睑缘处晕色伴有眼袋者,可行眼袋矫正术并同时去除晕色区皮肤。

(3)两侧不对称:文刺 2 周后,可对不对称的部位进行修补,对多出部分可用调 Q 激光行脱色治疗。

（4）熊猫眼：对于过宽的眼线从外侧向内侧用调 Q 激光行脱色治疗，上下眼线相接处也要进行脱色治疗。

（5）"眼睑外翻"：将下眼线往内侧补文，如果眼线过宽，用调 Q 激光对外侧过宽的眼线行脱色治疗。

（6）眼线不流畅：不流畅者于文刺后 2 周文刺补色。

（7）"眼裂缩小"：此种情况应以预防为主，矫治方法可用调 Q 激光行脱色治疗。

（8）怪异眼线：根据情况手术治疗，或用调 Q 激光行脱色治疗。

（9）皮下淤血：文刺 2 日后热敷，有利于淤血吸收。若出血明显影响文刺应暂放弃，待出血吸收后再文。

（10）眼睑肿胀：一般 1～3 天多可恢复正常。文刺术后 2 天内可局部冷敷。

三、文唇并发症的处理

1. 唇形不美　能够修补者可于术后 2 周修补，不能修补者可行激光脱色或手术切除。

2. 唇色彩不适宜　激光脱色，能改色者可重新调色。

3. 唇左右不对称　根据情况，进行补色或激光脱色治疗。

4. 感染、交叉感染和过敏反应　局部外用无菌抗菌药膏涂抹，严重者口服或静脉输注抗菌药物或抗过敏药治疗。

（郑春梅）

参考文献

CANKAOWENXIAN

[1] 高景恒.美容外科学[M].2版.北京:北京科学技术出版社,2012.

[2] 鲁昌盛,刘长慧.外科护理[M].2版.北京:北京出版社,2014.

[3] 刘依琳,谭平,王田田.整形美容行业的历史及发展现状[J].中国美容医学,2013,22(5):1127-1129.

[4] 王炜.整形外科学[M].杭州:浙江科学技术出版社,2008.

[5] 李世荣.整形外科学[M].北京:人民卫生出版社,2010.

[6] 陈孝平.外科学[M].2版.北京:人民卫生出版社,2010.

[7] 孙增勤.医学整形美容麻醉[M].北京:科学技术文献出版社,2009.

[8] 李世荣.现代美容整形外科学[M].北京:人民军医出版社,2006.

[9] 鲁开化,马显杰.进一步提高皮肤扩张术的修复质量[J].实用美容整形外科杂志,2001,12(6):281-282.

[10] 马显杰,马晓光,鲁开化,等.皮肤软组织扩张术在四肢的应用[J].实用美容整形外科杂志,2002,13(5):253-255.

[11] 马显杰,孙雷,鲁开化,等.扩张后皮瓣修复面部瘢痕的手术设计[J].实用美容整形外科杂志,2003,14(3):115-117.

[12] 黄明欢.透明质酸填充注射在医学美容中的临床应用和并发症[J].中国美容医学,2012,21(5):866-869.

[13] 于建涛.浅析整形外科中生物材料的运用[J].航空航天医学杂志,2012,23(7):884-885.

[14] 上官文松.软组织注射美容材料应用进展[J].西部医学,2012,24(12):2439-2441.

[15] 郝立君,于冬梅,生物材料在医疗美容领域中的应用[J].中国医疗美容,2012(2):43-46.

[16] 李冬梅.眼部整形美容手术图谱[M].北京:人民卫生出版社,2008.

[17] 黎冻.美容外科学概论[M].北京:人民卫生出版社,2010.

[18] Nahai F.美容外科学[M].曹宜林,祁左良,李站强,译.北京:人民卫生出版社,2014.

[19] 朴大焕.现代韩国眼部美容成形术[M].北京:人民军医出版社,2009.

[20] 李世荣.现代美容整形外科学[M].北京:人民军医出版社,2006.

[21] 马显杰,艾玉峰,鲁开化.应用头皮扩张术治疗小儿瘢痕性脱发[J].实用美容整形外科杂志,2001,12(6):286-288.

[22]　王海平.面部分区解剖图谱:手术原理与整形实践[M].沈阳:辽宁科学技术出版社,2011.

[23]　于江,朱灿,曹思佳.微整形注射美容[M].北京:人民卫生出版社,2013.

[24]　曹思佳,张建纹.微整形注射并发症[M].沈阳:辽宁科学技术出版社,2015.

[25]　胡静,王大章.正颌外科[M].北京:人民卫生出版社,2006.

[26]　侯在恩.手术美容学[M].北京:科学出版社,2002.

[27]　顾劲松,刘林嶓,杨加峰.美容外科学概论[M].2版.北京:科学出版社,2015.

[28]　王志军.美容外科学[M].北京:人民卫生出版社,2012.

[29]　苑凯华,余文林,李勤.激光美容外科治疗学[M].北京:人民军医出版社,2011.

[30]　张学军.皮肤性病学[M].北京:人民卫生出版社,2006.

[31]　杜洁,曹彦,陈辉.腋臭的外科治疗现状[J].中国美容医学,2008,17(10):1555-1557.

[32]　林茂昌.现代眼部整形美容学[M].西安:世界图书出版西安公司,1997.

[33]　(美)纳埃.美容外科学[M].曹宜林,祁左良,李站强,译.北京:人民卫生出版社,2014.

[34]　范先群.眼整形外科学[M].北京:北京科学技术出版社,2009.

[35]　朱洪荫,张涤生.整形外科手术失误及处理[M].昆明:云南科技出版社,2000.

[36]　郑东学.现代韩国鼻整形术[M].沈阳:辽宁科学技术出版社,2005.

[37]　酒井成身.美容整形外科手术的基本操作——适应证与手术方法[M].台北:合记图书出版社,2013.

[38]　Mauricio de Maio,Berthold Rzany.肉毒杆菌毒素美容[M].北京:人民卫生出版社,2011.

[39]　高益秀.微整形副作用[M].首尔:一角出版社,2015.

[40]　(美)莫伊,(美)芬彻.面部提升术:美容皮肤科实用技术[M].王志军,张晨,译.北京:人民军医出版社,2009.

[41]　刘依琳,谭平,王田田.整形美容行业的历史及发展现状[J].中国美容医学,2013,5(22):1127-1129.

[42]　鲁开化,马显杰.进一步提高皮肤扩张术的修复质量[J].实用美容整形外科杂志,2001,12(6):281-284.

[43]　Robert S Haber,Dowling B Stough.毛发移植[M].范卫新,译.北京:人民军医出版社,2010.

[44]　Park J. I. 东亚人面部美容手术[M].李航,刘立强,译.北京:北京大学医学出版社,2009.

[45]　Rebecca Small,Dalano Hoang.肉毒杆菌毒素注射美容实用指南[M].郑罡,周成霞,孙林潮,等,译.北京:北京大学医学出版社,2014.

[46]　Park TH,Seo SW,Kim JK,et al. Clinical experience with Hyaluronic acid-filler complications [J]. Plast Reconstr Aesthet Surg,2011,64(7):892-897.

[47]　W Tan,L Gui,M Wang,et al. Changes in occlusal force after intraoral one-stage curved osteotomy of the prominent mandibular angle[J]. Aesthetic Plast Surg,2010,

34:330-334.

[48] C Zou,F Niu,J Liu,et al. Midface contour change after reduction malarplasty with a modified L-shaped osteotomy: a surgical outcomes study[J]. Aesthetic Plast Surg, 2014,38:177-183.

[49] S Yousuf,M Loukas,R Shane Tubbs,CT Wartmann. A review of the gross anatomy, functions,pathology,and clinical uses of the buccal fat pad[J]. Surg Radiol Anat, 2010,32:427-436.

[50] M Loukas,T Kapos,RG Louis Jr,et al. Gross anatomical,CT and MRI analyses of the buccal fat pad with special emphasis on volumetric variations[J]. Surg Radiol Anat,2006,28: 254-260.

[51] D Pathomvanich,K Imagawa. Hair restoration surgery in Asians[M]. New York: Springer,2010.

[52] Sanusi Umar. Eyebrow transplantation: Alternative body sites as a donor source[J]. J AM ACAD DERMATOL 2014,71(4):140-141.

[53] Christa M Tomc,Peter J Malouf . Eyebrow restoration: the approach,considerations, and technique in follicular unit transplantation[J]. Journal of Cosmetic Dermatology, 2015,14:310-314.

[54] Sanusi Umar. Eyelash transplantation using leg hair by follicular unit extraction[J]. Plast Reconstr Surg Glob Open,2015,3:1-3.

[55] M. J. Kristine Bunagan, Nusrat Banka, Jerry Shapiro. Hair transplantation update procedural techniques, innovations and applications[J]. Dermatol Clin, 2013, 31: 141-153.

[56] Flynn TC. Update on botulinum toxin [J]. Semin Cutan Med Surg,2006,25(3): 115-121.

[57] Heckmann M, Plewig G. Low-doseefficacy of botulinum toxin A for axillary hyperhidrosis: randomized,side-by-side,open-labelstudy [J]. Arch Dermatol,2005,41 (10):1255-1259.

[58] Tae-Hwan Park, Sang-Won Seo. Clinical experience with Hyaluronic acid-filler complications[J]. Plast Reconstr Aesthetic Surg,2011,64:892-897.

[59] Alexis L, Dougherty MD. Angioedema-type swelling and herpes simplex virus reactivation following hyaluronic acid injection for lip augmentation[J]. Am Acad Dermatol,2011,65(1):21.

[60] Rod J Rohrich, William P Adams Jr, Jamil Ahmad. Dallas Rhinoplasty [M]. 3rd ed. Boca Raton: Taylor & Francis Group, 2014.

[61] Jung I Park. Asian Facial Cosmetic Surgery [M]. Philadelphia: Elsevier, 2007.

[62] Sherrell J Aston, Douglas S Steinbrech, Jennifer L Walden, et al. Aesthetic Plastic Surgery[M]. Philadelphia: Elsevier, 2009.

［63］ Judy L Ward，Joe I Garri，Anthony Wolfe. The Osseous Genioplasty［J］. Clin Plastic Surg，2007，34，485-500.

［64］ Cheney ML. Facial Surgery：plastic and reconstructive［M］. Baltimore：Williams & Wilkins，1997.

本书写作过程中使用了部分图片，在此向这些图片的版权所有人表示诚挚的谢意！由于客观原因，我们无法联系到您。请相关版权所有人与出版社联系，出版社将按照国家相关规定和行业标准支付稿酬。